知っておくと役に立つ
まれな呼吸器関連疾患
ケースファイル 50

[編集] 酒井 文和

克誠堂出版

序

　本書は、雑誌「日本胸部臨床」に連載され好評であった「比較的まれな肺疾患の画像診断」に加筆訂正を加えて単行本としたものです。本シリーズの連載を企画した際に、その目的として、たとえまれな疾患であっても画像上特徴のある疾患を記憶しておくことは、重要であると考えたからです。胸部画像診断は、理論的かつ解析的に行われるべきで、画像診断所見から病変の場を推定し、病理所見や病態を推定しつつ診断に迫るための所見を積み上げることによって論理的に鑑別診断を行うべきであると考えています。しかし、実臨床の場においては、極めて特徴的な画像や臨床所見から、一見して診断が可能（at a glance diagnosis）な疾患があり、胸部画像診断にあたる医師が、たとえ珍しい疾患であっても、特徴のある疾患を知っておくことの有用性はここにあると思います。

　まれな疾患であればあるほど、日常の臨床の中でこれにあたる可能性は比較的低いので、本書のような書物を通読し、1回はその疾患の画像に触れておくのが、最も役に立つと思います。多くの先生が、実際にその疾患を経験された先生と体験を共有することができます。本書を単行本化する意義、有用性はここにあると思います。

　臨床医学の世界では、多くの症例報告が行われています。臨床医が症例報告することの意義は、多くの医師が、希少症例の経験を共有して、各自の診療にまた学術活動に利用することだと思います。その意味で、本書は貴重な症例集として役立つであろうと思っております。

　希少症例が多く、単行本化にpriorityなどの問題がある部分については、改訂をしていただくか、差し替えなどの処理を行っていただき、著者の先生方にはお手数を煩わせることが多かったと思います。読者の先生方は、ある程度気軽な気持ちで、画像を眺めていただければと思います。その内容が、頭のどこかに残っていれば、将来きっと役に立つことがあるだろうと思いますし、時間があればその記載内容を一読いただき、その疾患に関する知識の再整理にも役に立つであろうと思います。

　なお本文中の疾患名などの記載方法は、著者の意向を優先し、統一が取れていない部分もありますが、これは一重に編者の責任であることを申し添えておきます。

2012年12月

埼玉医科大学国際医療センター画像診断科　酒井文和

執筆者一覧（執筆順）

佐藤　功	香川県立保健医療大学看護学科	白井　剛	東京医科歯科大学呼吸器内科
室田真希子	香川大学医学部放射線科	山崎　進	埼玉医科大学病院呼吸器内科
原　眞咲	名古屋市立大学大学院共同研究教育センター	小山信之	埼玉医科大学国際医療センター呼吸器内科
小澤良之	名古屋市立大学大学院放射線医学分野	金澤　實	埼玉医科大学病院呼吸器内科
中川基生	名古屋市立大学大学院放射線医学分野	高橋雅士	滋賀医科大学附属病院放射線部
下平政史	名古屋市立大学大学院放射線医学分野	佐藤秀一	横浜旭中央総合病院放射線科
森谷浩史	財団法人大原綜合病院附属大原医療センター放射線科	室井美穂	東北厚生年金病院呼吸器センター呼吸器科
中川　学	財団法人厚生会仙台厚生病院放射線科	氏田万寿夫	国立病院機構西群馬病院放射線科
高瀬裕子	財団法人大原綜合病院内科	楠本昌彦	国立がん研究センター中央病院放射線診断科
植松　学	福島県立医科大学呼吸器内科	酒井文和	埼玉医科大学国際医療センター画像診断科
加藤勝也	岡山大学病院放射線科	宇留賀公紀	国家公務員共済組合連合会虎の門病院呼吸器センター内科
中山理寛	旭川医科大学放射線科	黒崎敦子	国家公務員共済組合連合会虎の門病院呼吸器センター放射線診断科
高橋康二	旭川医科大学放射線科		
栗原泰之	聖マリアンナ医科大学放射線医学教室	岸　一馬	国家公務員共済組合連合会虎の門病院呼吸器センター内科
小野修一	弘前大学大学院医学研究科放射線学講座	小倉高志	神奈川県立循環器呼吸器病センター呼吸器内科
小林　健	石川県立中央病院放射線診断科	岩澤多恵	神奈川県立循環器呼吸器病センター放射線科
貞門克典	聖路加国際病院放射線科	杉浦弘明	慶應義塾大学医学部放射線診断科
飛野和則	飯塚病院呼吸器内科	長濱久美	順天堂大学医学部呼吸器内科
富山憲幸	大阪大学医学部放射線統合医学講座	瀬山邦明	順天堂大学医学部呼吸器内科
高柳　昇	埼玉県立循環器・呼吸器病センター呼吸器内科	高橋和久	順天堂大学医学部呼吸器内科
瀬戸口靖弘	東京医科大学内科学第1講座（呼吸器内科）	川上　聡	信州大学医学部放射線科
叶内　哲	埼玉県立循環器・呼吸器病センター放射線科	松下美奈	信州大学医学部放射線科
岡村　樹	がん・感染症センター都立駒込病院呼吸器内科	藤永康成	信州大学医学部放射線科
徳田　均	社会保険中央病院呼吸器内科	長沢研一	旭川赤十字病院放射線科
吉川充浩	社会保険中央病院呼吸器内科	丸山雄一郎	JA長野厚生連小諸厚生総合病院放射線科

知っておくと役に立つ
まれな呼吸器関連疾患ケースファイル50
── Contents ──

A 先天形成異常による疾患 …… 1

- Case 1 気管支閉鎖症 …… 2
- Case 2 先天性嚢胞状腺腫様奇形 …… 8
- Case 3 肺分画症 …… 13
- Case 4 左肺底区動脈大動脈起始症 …… 18
- Case 5 シミター症候群 …… 23
- Case 6 肺動静脈瘻 …… 28
- Case 7 肺動脈欠損症 …… 33

B 遺伝子異常に関連する疾患 …… 39

- Case 8 ポーランド症候群 …… 40
- Case 9 肺リンパ脈管筋腫症 …… 44
- Case 10 MNPH …… 49
- Case 11 Birt–Hogg–Dubé 症候群 …… 54
- Case 12 肺胞微石症 …… 59
- Case 13 血管型エーラス・ダンロス症候群 …… 64
- Case 14 ヘルマンスキー・パドラック症候群 …… 70
- Case 15 嚢胞性線維症 …… 77
- Case 16 原発性線毛運動機能異常症 …… 82

C 炎症性疾患 …… 87

- Case 17 結核性肺炎 …… 88
- Case 18 慢性細葉性散布肺結核症（岡病型ⅡB）…… 93
- Case 19 再発性多発軟骨炎 …… 98
- Case 20 Granulomatosis with Polyangiitis（ウェゲナー肉芽腫症）…… 104
- Case 21 MPO-ANCA 関連血管炎 …… 109
- Case 22 Eosinophilic Granulomatosis with Polyangiitis（チャーグ・ストラウス症候群）…… 114

Case 23	ポリマーヒューム熱	120
Case 24	ベーチェット病	124
Case 25	ヒトアジュバント病	128
Case 26	幼虫移行症	133

D 腫瘍ないし腫瘍類似疾患 139

Case 27	原発性肺癌（大細胞神経内分泌癌）	140
Case 28	原発性肺癌（粘表皮癌）	145
Case 29	肺多形細胞癌	150
Case 30	腺様嚢胞癌	155
Case 31	腫瘍塞栓 PTTM	159
Case 32	カポジ肉腫	164
Case 33	硬化性血管腫	169
Case 34	肺 MALT リンパ腫	174
Case 35	血管内リンパ腫症	179
Case 36	肺原発性悪性リンパ腫（非ホジキンリンパ腫，MALToma）	184
Case 37	慢性膿胸続発悪性リンパ腫	189
Case 38	メトトレキサート関連リンパ増殖症	194
Case 39	ランゲルハンス細胞組織球症	199
Case 40	Erdheim-Chester 病	204

E 代謝疾患・間質性肺炎・その他 211

Case 41	剥離性間質性肺炎 DIP	212
Case 42	気腫合併肺線維症（CPFE）	217
Case 43	超硬合金肺	222
Case 44	アミロイドーシス	227
Case 45	肺胞蛋白症	232
Case 46	IgG4 関連疾患	237
Case 47	閉塞性細気管支炎	242
Case 48	肝肺症候群	246
Case 49	傍隔壁性肺気腫	251
Case 50	慢性出血性膿胸	256

索　引 261

A

先天形成異常による疾患

- Case 1　気管支閉鎖症
- Case 2　先天性嚢胞状腺腫様奇形
- Case 3　肺分画症
- Case 4　左肺底区動脈大動脈起始症
- Case 5　シミター症候群
- Case 6　肺動静脈瘻
- Case 7　肺動脈欠損症

Case 1 気管支閉鎖症

Bronchial Atresia

佐藤　功　室田真希子

症例提示：考えてみよう

15歳，女性。
学校の定期健診で異常陰影を指摘され受診した。自覚症状はない。
図1-aに胸部単純X線正面像，図1-bに肺野条件CTを示す。

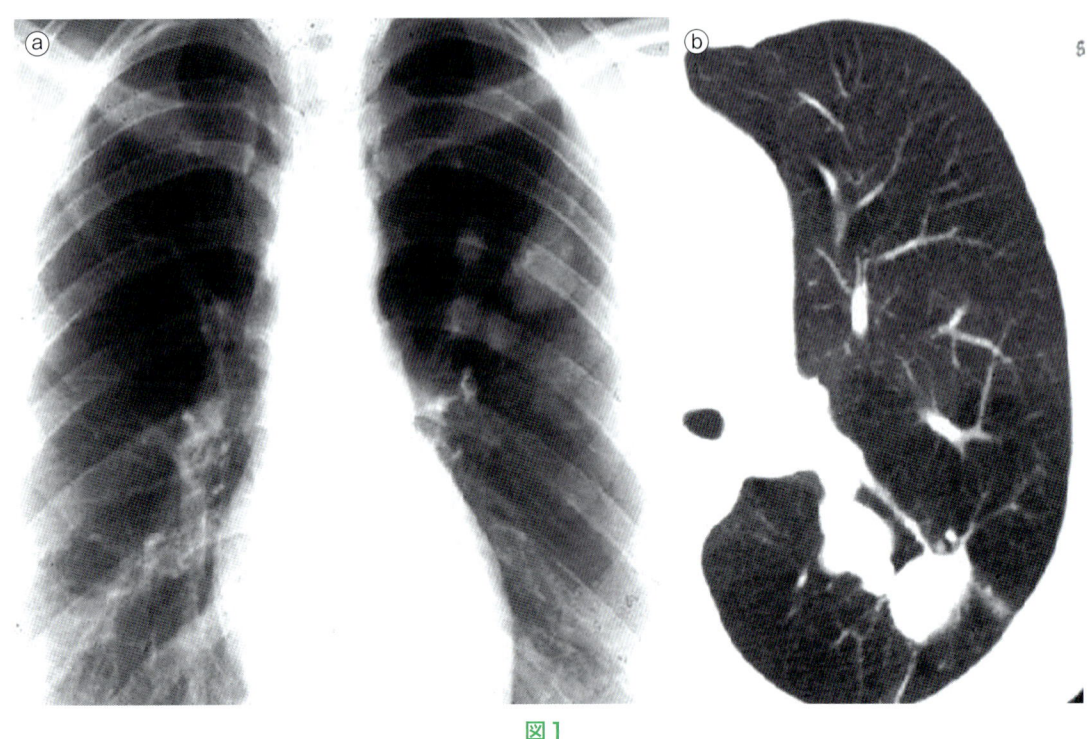

図1

Case 1 症例解説

　図1-aでは左上肺野の透過性が亢進（⇨）し，多発結節影が（→）認められる。その他の肺野には異常陰影を認めない。図1-bでは左上葉のS^{1+2}を中心とした気腫性病変の内部に連続する結節影（→）を認める。結節影は閉鎖した気管支内の粘液の貯留（粘液栓子）を示す。上下の連続スライスを観察し，B^{1+2}の分岐は認められない。

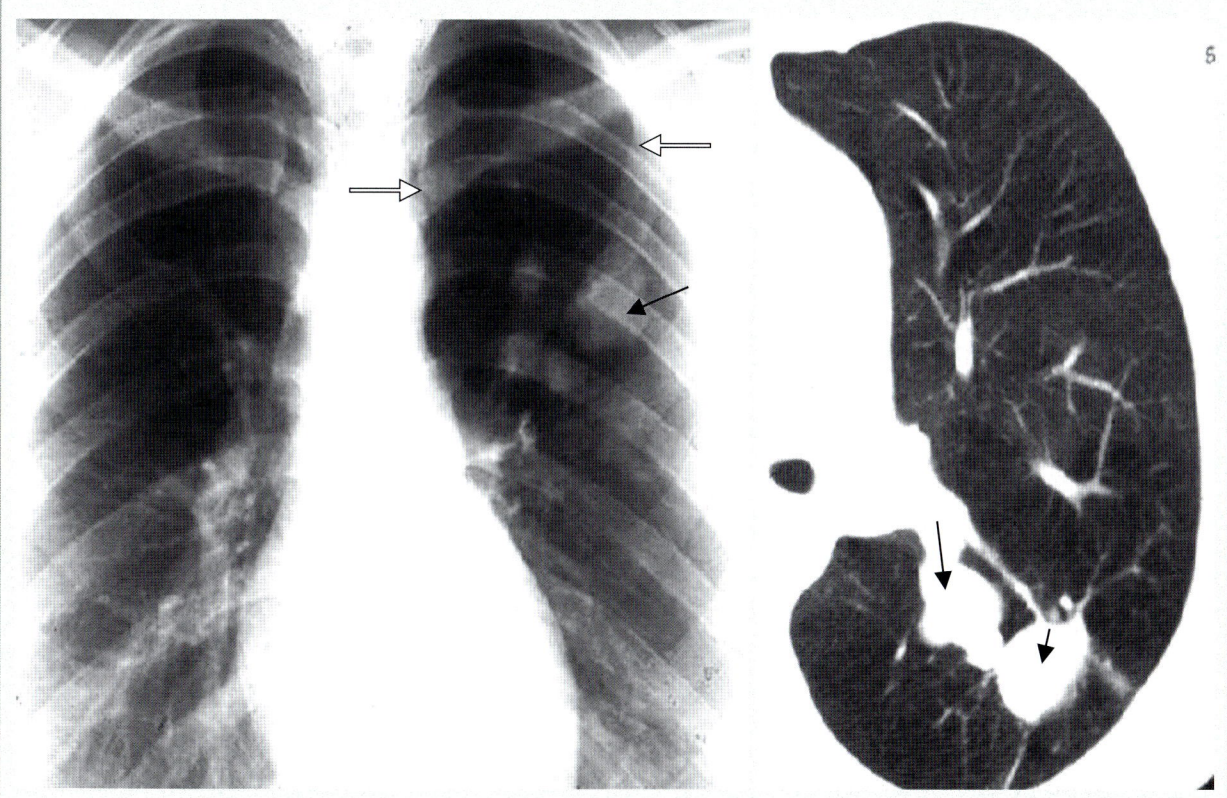

図1-a　胸部単純Ｘ線正面像　　　　　図1-b　胸部単純CT（肺野条件）

気管支閉鎖症とは？

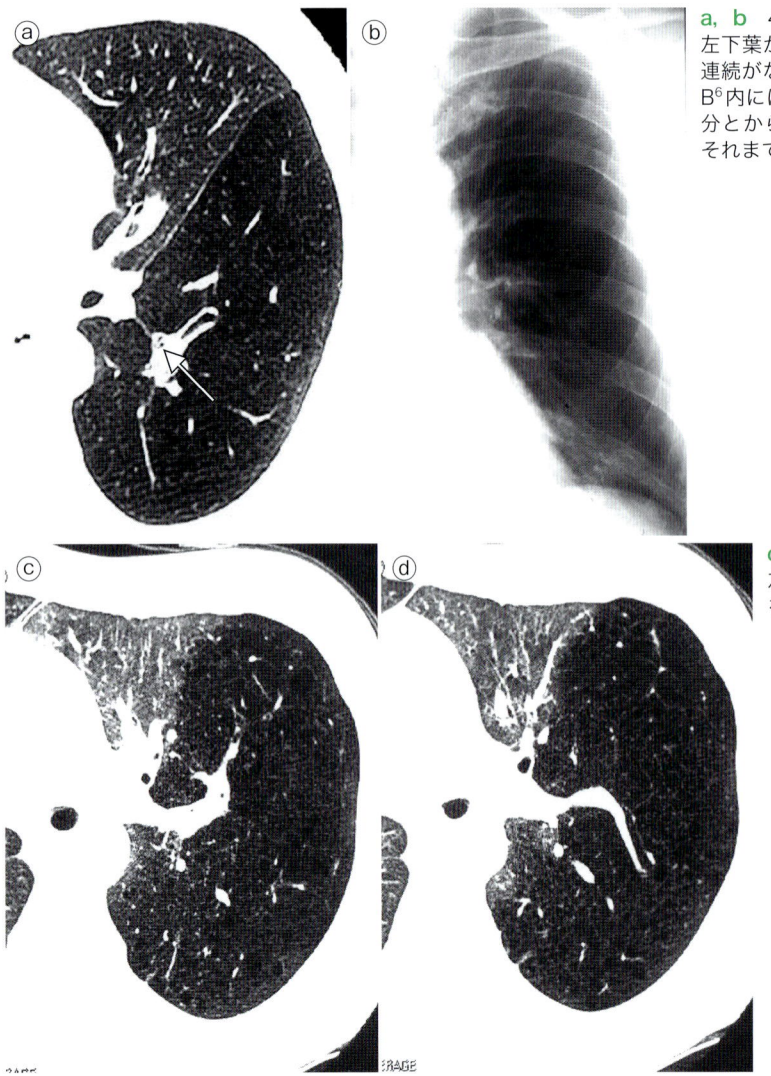

a, b　44歳, 男性。
左下葉が広範に気腫性病変を呈し, B^6 (⇨) の下葉支との連続がなく, 通常の B^6 の存在部位に索状影が認められる。B^6 内には気管支透亮像と粘液栓子による高濃度を呈する部分とからなる。(b) では左中下肺野の透亮像を認めるが, それまでに健診などで指摘されなかった。

c, d　3歳, 男児。
左上葉内の広範な気腫性病変と B^{1+2} 内の粘液貯留を認め, B^{1+2} の開存は認められない。

図2　ほかの気管支閉鎖症

　本症は胎生期の障害を原因とした限局的な気管支閉鎖とされている。この末梢気管支内に分泌物が貯留し拡張するとともに, 直接気管支と交通しないにもかかわらず末梢肺は無気肺とはならない。無気肺とならない理由は隣接する肺葉からの側副換気のためで, air trapping による過膨張を呈し, また血流の低下も伴う。
　そのため胸部単純X線正面像とCTでは, 透過性亢進の領域を認め, その内部に閉塞部位の末梢に粘液貯留による結節影, 棍棒状, あるいは樹枝状の陰影を認めるのが特徴である。CTでの読影ポイントのもう一点は図1や図2-c, dのように, 気管支内腔と結節影や棍棒状陰影との連続性を読影すると, 区域気管支（区域支）, 亜区域支が中枢気道との連続性を欠くことである。また図2-a, bで示されるように閉鎖された気管

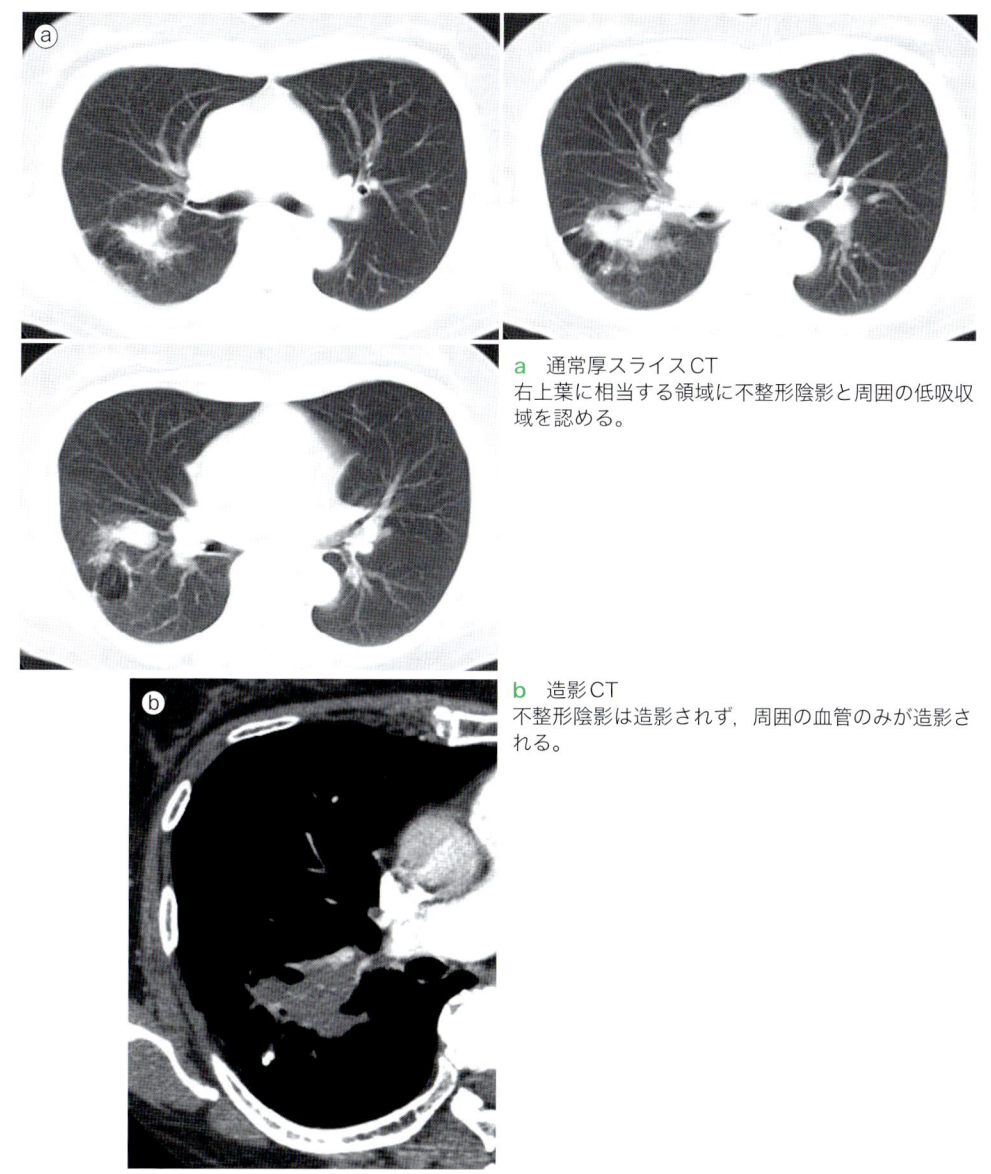

a 通常厚スライスCT
右上葉に相当する領域に不整形陰影と周囲の低吸収域を認める。

b 造影CT
不整形陰影は造影されず，周囲の血管のみが造影される。

図3 71歳，女性

支が肺内に遺残した状態，すなわち中枢気道と離れて存在する例もみられる。図3でも中枢気道の連続性を読影する場合，B^1の背側へ分岐する亜区域支B^1aをB^2と誤って読影しないことが重要である。通常，70％以上の症例で中心静脈が存在することから，右上葉の読影する場合のポイントの1つと言える。このことは本例のように矢状断像が，B^3とB^2が中心静脈を挟んで反対側に位置することを把握するためには有用である。閉塞した気管支の末梢の粘液貯留は粘液栓子（mucoid impaction）として種々の形態を呈するが，この像のみでは本症のほかに囊胞性線維症，アレルギー性気管支肺アスペルギルス症，気管支結石や異物吸引，過誤腫などの良性腫瘍，肺癌やカルチノイドなどの悪性腫瘍など多くの疾患で認められる[1]。

本症の好発部位は左上葉に多い[2]とされるが，右下葉に優位であった報告もある[3]。症状は繰り返す肺炎，気管支炎，あるいは膿瘍など[2,3]で，胸部単純X線正面像やCTで診断に至ることが多いが，近年ではMDCT

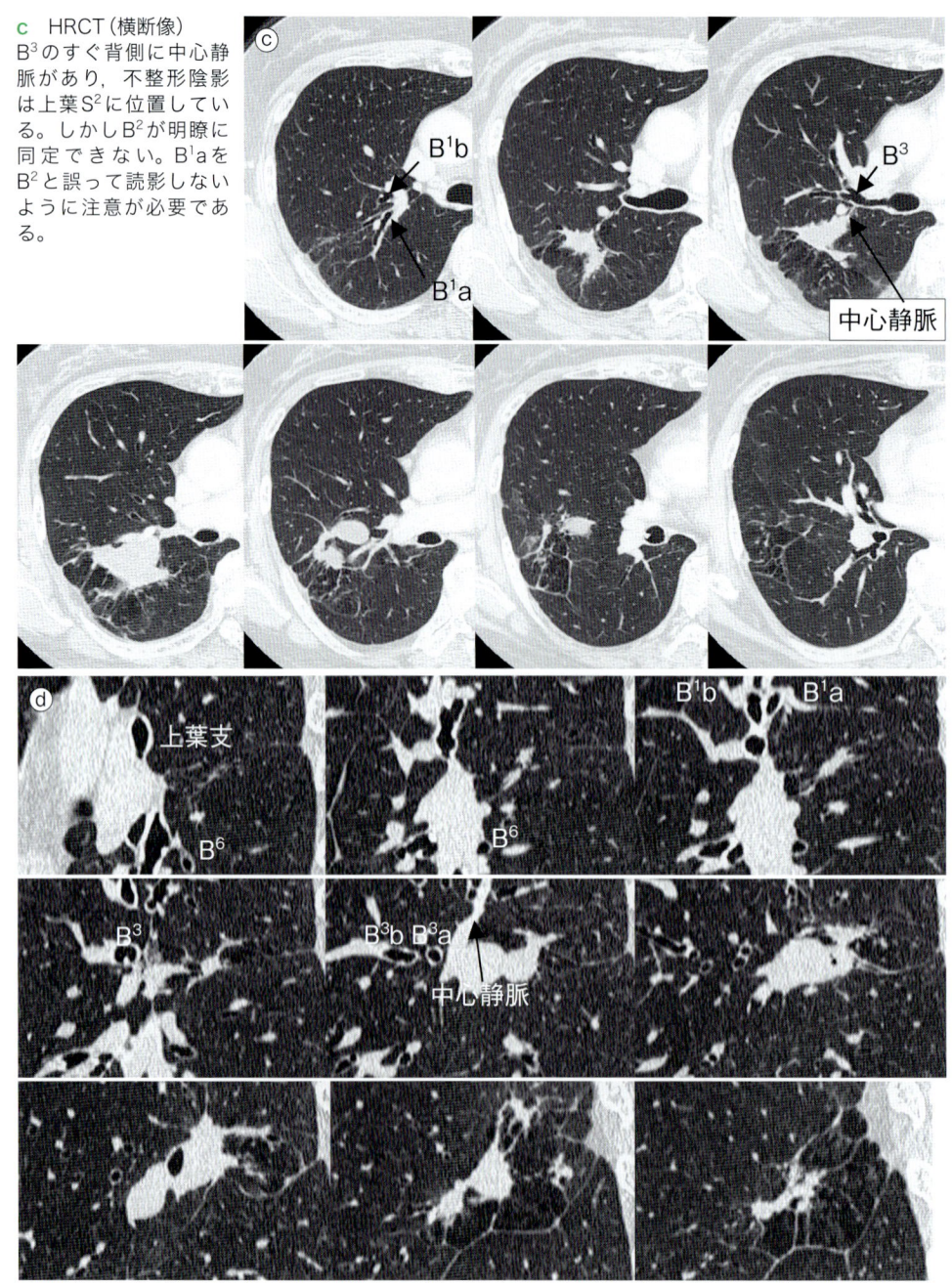

c　HRCT（横断像）
B³のすぐ背側に中心静脈があり，不整形陰影は上葉S²に位置している。しかしB²が明瞭に同定できない。B¹aをB²と誤って読影しないように注意が必要である。

d　縦隔側からみた矢状断像
中心静脈を挟んでB³の後方にあるべきB²が認められず，その位置に不整形陰影が存在する。背側下方の低吸収域が葉間胸膜との関係でS²に限局することが認められる。

図3　71歳，女性

により詳細な読影が可能となっている。合併症を有する場合には手術適応を考える必要がある。

　発症は好発部位と特徴的な陰影で診断は可能であるが，無症状で非特異的な領域に存在すると診断がなされない場合がある。異常陰影を認めた場合の鑑別点として年齢があり，若年者胸部検診で対象となる疾患は主として結核であろうが，サルコイドーシス，縦隔腫瘍，血管性疾患などとともに本症も念頭に置くべき疾

患である[4]。

文献

1) Martinez S, Heyneman LE, McAdams HP, et al. Mucoid impactions : finger-in-glove sign and other CT and radiographic features. Radiographics 2008 ; 28 : 1369-82.
2) Redicelli G, Ciarpaglini LL, De Santis M, et al. Congenital bronchial atresia (CBA). A critical review of CBA as a disease entity and presentation of a case series. Radiol Med 2005 ; 110 : 544-53.
3) Morikawa N, Kuroda T, Honna T, et al. Congenital bronchial atresia in infants and children. J Pediatr Surg 2005 ; 40 : 1822-6.
4) 佐藤雅史. 胸部写真の読み方と楽しみ方. 東京：秀潤社, 2003：90-1.

Case 2 先天性嚢胞状腺腫様奇形

Congenital Pulmonary Airway Malformation

原 眞咲　小澤良之　中川基生　下平政史

症例提示：考えてみよう

日齢1日，女児。
主訴は特になし。妊娠21週に施行された超音波検査で胎児の右肺に異常を指摘された。図1-aに妊娠35週に施行されたMRI，T2強調画像，図1-bに出生後の単純X線写真正面像，図1-cにCT横断像（肺野条件）を示す。

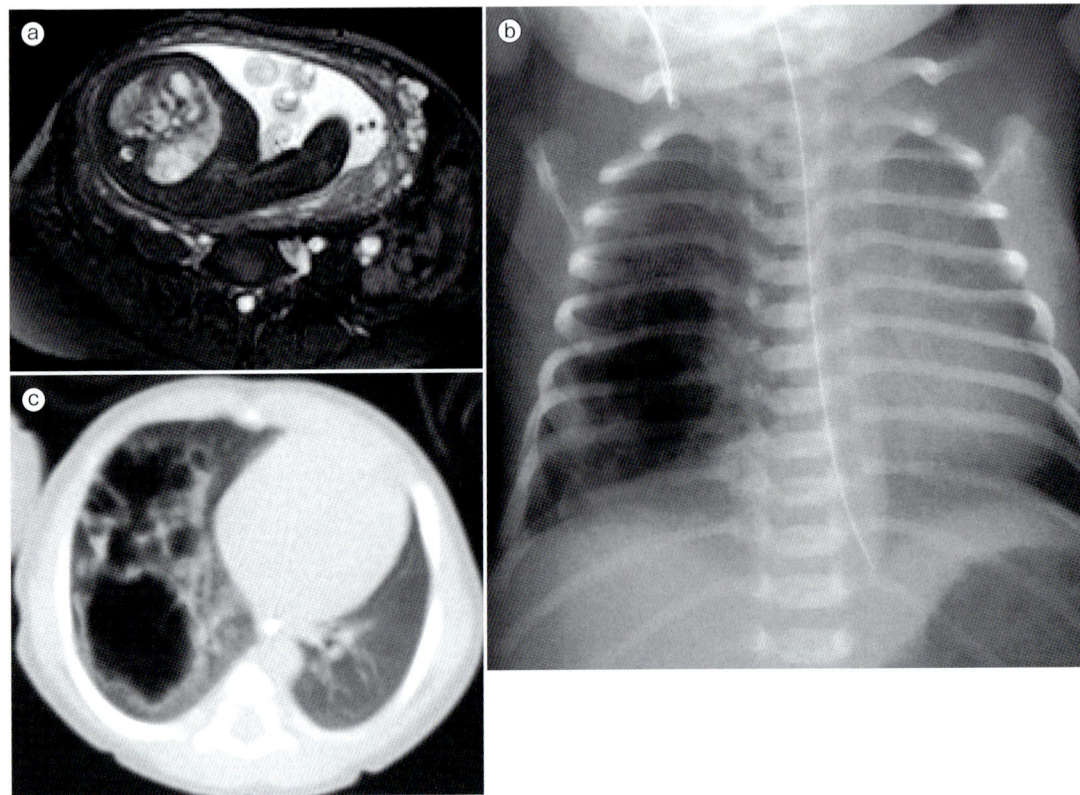

図1

Case 2　症例解説

　出生前の画像（図1-a）では，心臓の対側（右側）の肺野背側優位に多数の液体貯留層が集簇している（→）。出生後の画像（図1-b）では右中下肺野に囊胞状の透過性亢進領域が重なって投影されている（→）。図1-cでは右肺下葉52×26mmにわたり，27×22mmを最大として（→），多発する壁の厚い囊胞性病変が認められる。Stocker分類のtype 1または4に相当すると考えられた。右肺下葉切除術が施行され，病理学的に，従来congenital cystic adenomatoid malformation（CCAM；先天性囊胞状腺腫様奇形），最近ではcongenital pulmonary airway malformation（CPAM）という名称に代わりつつある疾患の中で，Stocker Type 1と診断された。

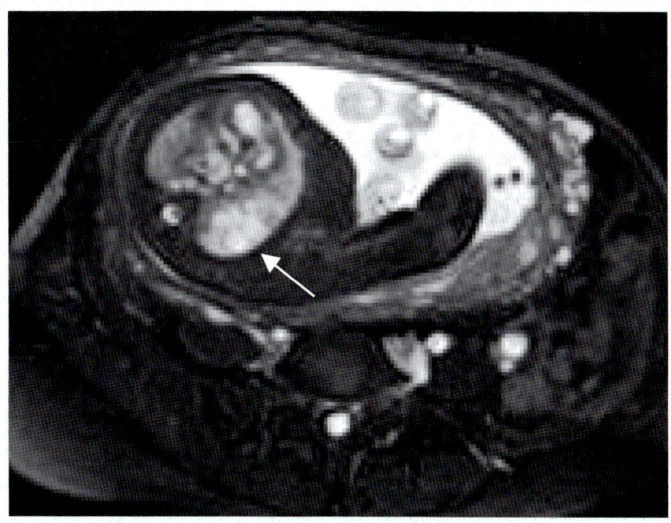

図1-a　胎児MRI，T2強調画像

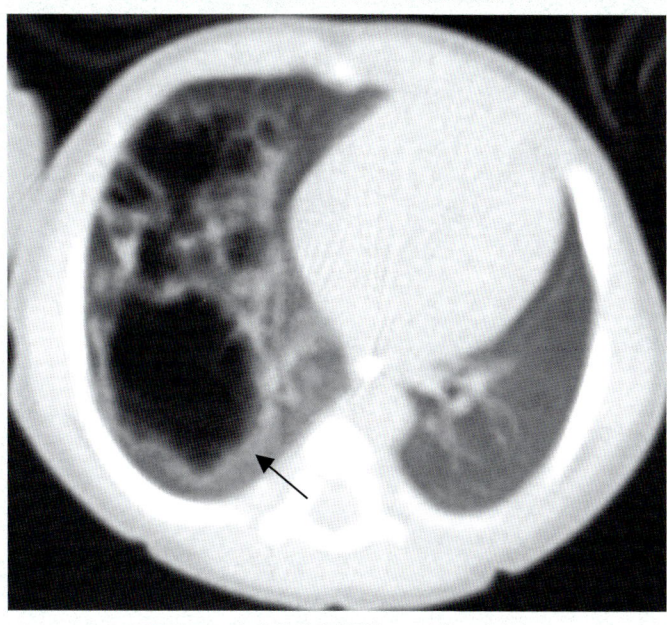

図1-c　出生後胸部単純CT（肺野条件）

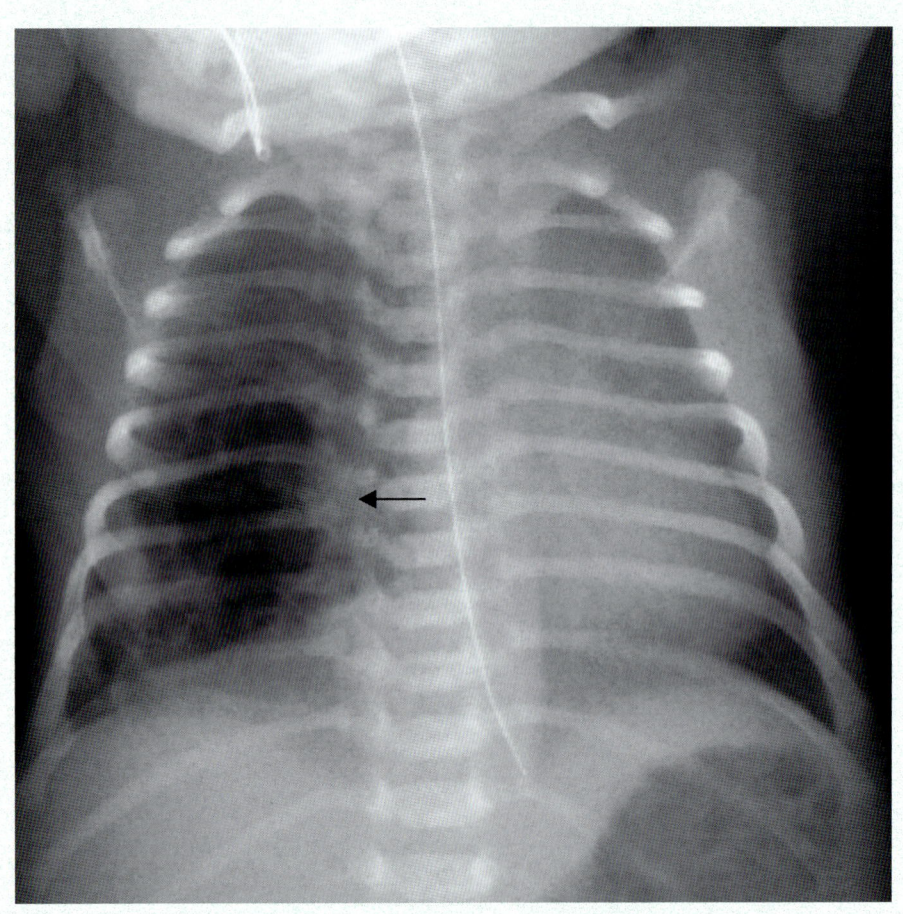

図1-b　出生後胸部単純X線正面像

CPAMとは？

　CPAMは肺の形成異常で，従来，先天性嚢胞状腺腫様奇形（congenital cystic adenomatoid malformation：CCAM）とされていた疾患である[1]。多くは幼児，新生児に呼吸困難で発症する。Stockerは肉眼および組織所見よりCCAMを3つに分類したが後に5つに細分し，名称もCPAMに変更した[2]。病変が発生する気管気管支の部位によって分類されている。Type 0は最も近位であるproximal tracheobronchial treeから発生する。Type 1, 2, 3はそれぞれproximal acinus (bronchial/bronchiolar), midacinus (bronchiolar), and alveolar duct/alveolar saccular regionsから発生する。Type 4はthe most distal portion of the acinusと最も末梢の気管支よりの発生とされている[2]。疾患名が変更されたのは，いくつかの理由があり，1つにはType 0と3は嚢胞状ではないこと，Type 0, 1, 2, 4は腺腫様ではないこと，また，Type 0～4への移行が，解剖上も病理上も気道が変化していく性状とよく対応していることが挙げられている[2]。

　最近は，生後無症状である新生児において，胎児US，胎児MRで出生前に診断されていることがしばしば経験されるようになった[3]。この場合，多房性の液体で満たされた病変としてとらえられる。生後発症例における症状としては，繰り返す肺炎，喀血が挙げられる[4]。

　CPAMは気道と交通しているため，典型的には生後吸入した空気がチェックバルブ現象により貯留するため含気が増加する。この所見はCPAMの診断に有用である。単純X線写真所見としては，嚢胞と充実成分が混在する陰影が典型像である。CTを用いると，より詳細に病変の数，分布，充実性や嚢胞性の成分の割合が確認できるため，Stocker分類を推定する際に有用性が高いと考えられる[5]。CPAMは大きくなると肺，縦隔を圧排して無気肺，縦隔偏位を来す。典型的なCT所見は片側性で，air trappingにより生じる多房性の空洞性病変である[6]。

　最も重要な鑑別診断は胸膜肺芽腫（pleuropulmonary blastoma：PPB）である。この疾患の嚢胞型はCPAMのType1, 4と非常に類似しており，画像上の鑑別が困難と考えられている[7,8]。

　治療法については，放置すると再発性の肺炎を併発すると考えられており，さらに画像診断でPPBとの鑑別が困難なこと，CPAMから悪性腫瘍が発生したという報告があることから，ほかの先天性奇形の合併がなく手術が可能であるならば摘出術の適応とされる。CPAMのうち本例と同じ，Type1の予後が最も良好であり高頻度（65％以上）である。Type 2の頻度が次いで多い（20～25％）。15～42％で心血管，尿路，骨に奇形を伴うことが多く，予後は良くない傾向である。Type 3（8％程度）は最も予後が悪く，胎児期にCPAMの増大により，肺の低形成，縦隔偏位，羊水過多，胎児水腫が引き起こされる[9]。このため，胎児期のUS，MRでの各型の鑑別診断が，出生後の診断でもType 1と2との鑑別が重要である。Type 0と4はまれである。

　CTで2.5cm以上の嚢胞性病変である場合はほぼType1と推測することが可能である[5]。しかし，小さな嚢胞性病変である場合はType 1, 2, 4間の鑑別が，充実性であった場合はType 0, 2, 3の鑑別に際してさらなる情報が必要となる[5]。また，CT上，小さな嚢胞性病変，充実性病変であった場合はほかの合併奇形の有無を評価する必要がある。

文 献

1) Stocker JT, Madwell JE, Drake RM. Congenital cystic adenomatoid malformation of the lung. Classification and morphologic spectrum. Hum Pathol 1977 ; 8 : 155-71.
2) Stocker JT. Congenital and developmental diseases. In : Hammar Sp, et al, editors. Pulmonary pathology. New York : Springer-Verlag, 1994 : 155-90.
3) Winters WD, Effmann EL. Congenital masses of the lung : prenatal and postnatal imaging evaluation. J Thorac Imaging 2001 ; 16 : 196-206.
4) Dalto P, Fricke BL, Kuroki I, et al. CT of congenital lung Lesions in pediatric patients. AJR Am J Roentgenol 2004 ; 183 : 1497-506.
5) Shimohira M, Hara M, Kitase M, et al. Congenital cystic adenomatoid malformation CT-pathologic correlation. J Thorac Imaging 2007 ; 22 : 149-53.
6) Rosado de Christenson ML, Stocker JT. Congenital cystic adenomatoid malformation. Radiographics 1991 ; 11 : 865-86.
7) Federici S, Domenichelli V, Tani G, et al. Pleuropulmonary blastoma in congenital cystic adenomatoid malformation : report of a case. Eur J Pediatr Surg 2001 ; 11 : 196-9.
8) Naffaa LN, Donnelly LF. Imaging findings in pleuropulmonary blastoma. Pediatr Radiol 2005 ; 35 : 387-91.
9) Akrivis C, Varras M, Demou A, et al. Prenatal diagnosis of congenital cystic adenomatoid lung malformation : case report and review of the literature. Clin Exp Obstet Gynecol 2003 ; 30 : 259-62.

Case 3

Bronchopulmonary Sequestration

肺分画症

森谷浩史　中川　学　高瀬裕子　植松　学

症例提示：考えてみよう

49歳，女性。

胸部X線検診で左下肺陰影を指摘され，来院した。咳・喀痰・発熱はない。血液・生化学検査・腫瘍マーカー（CEA，シフラ，proGRP）はいずれも正常範囲だった。

既往歴：15年前，肺化膿症で入院治療を受け，その後，検診で左肺野の瘢痕影を指摘されていた。

図1-aに胸部単純X線正面像，図1-bに肺野条件表示CTを示す。

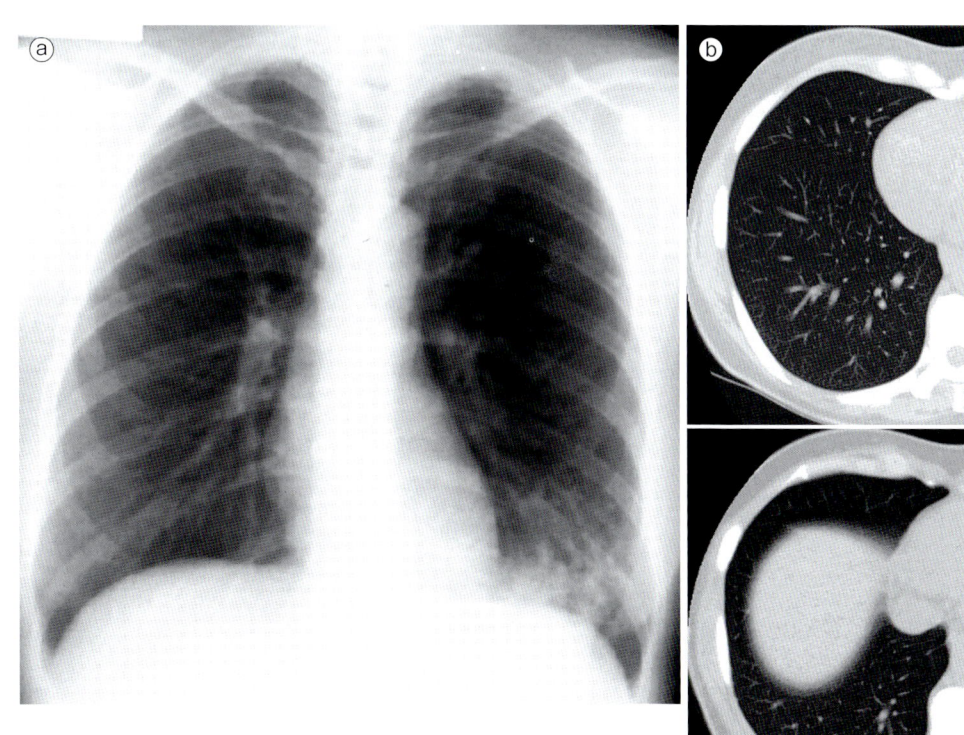
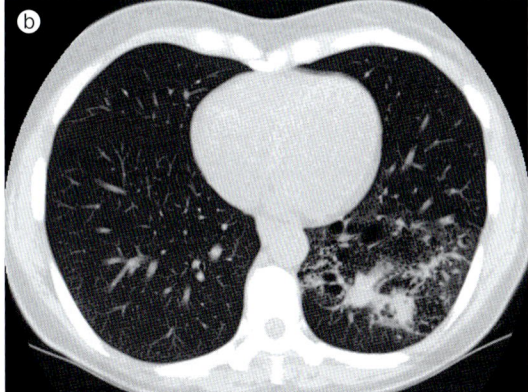
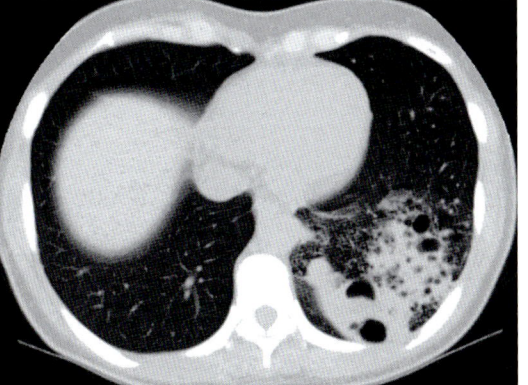

図1

Case 3 症例解説

図1-aでは，左下肺野に境界不鮮明な濃度上昇を認める。輪郭は不鮮明で斑状に分布し，心左縁・左横隔膜の輪郭は認識できる。

図1-bでは左S^9〜S^{10}に気腫変化と浸潤影を認める。濃厚陰影内部にも多数の大小の円形の気腔開大が混在している。提示画像のみではわかりにくいが，CT画像を連続して追っていくと，陰影内部に正常の気管支・肺動静脈を認めない。また，陰影内部に索状の構造を認め，下行大動脈から連続している。

次項の図2-aでは下行大動脈左側から起始する血管を認め，同部が索状物へ連続している。図2-bや図3で異常血管の走行が明瞭である。

本例は感染の反復があり，外科的切除を行った。Pryce II型の肺分画症であった。切除時の所見では肺底区は腫瘤としては触知せず発赤と気腫変化を認めた。

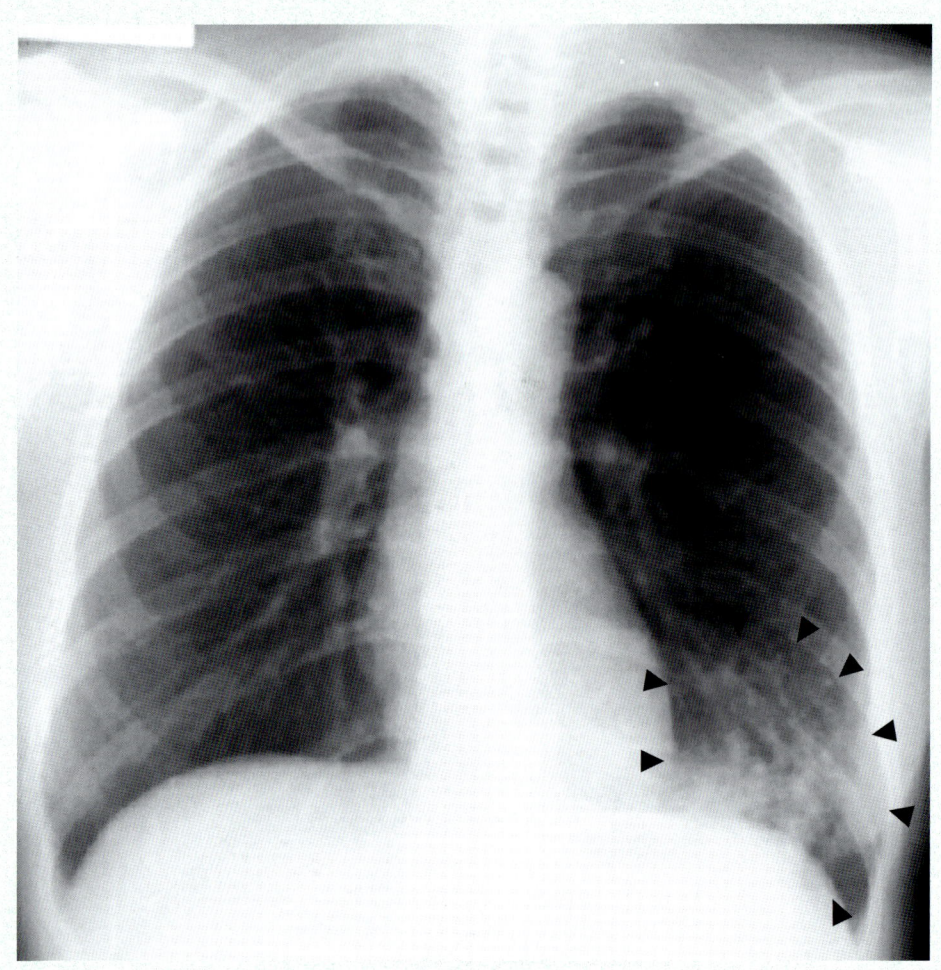

図1-a　胸部単純X線正面像

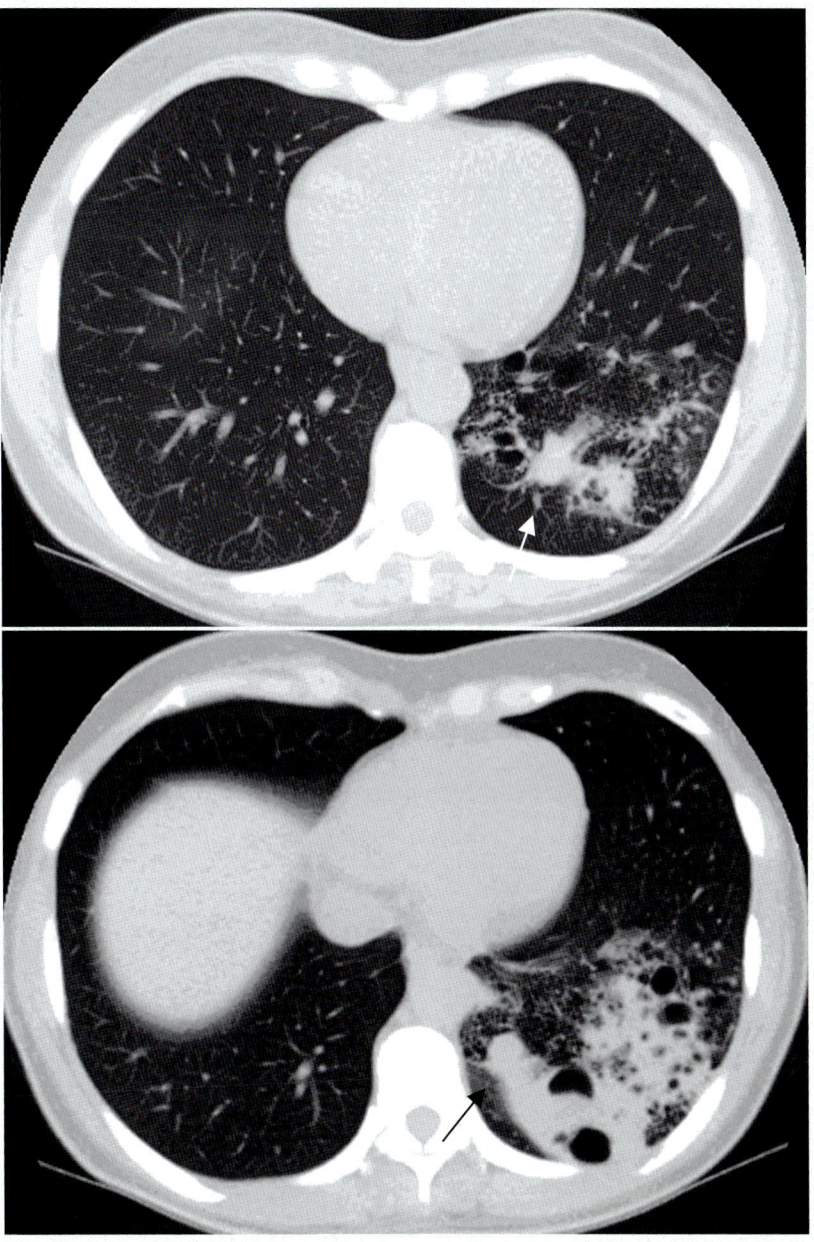

図1-b　CT

肺分画症とは？

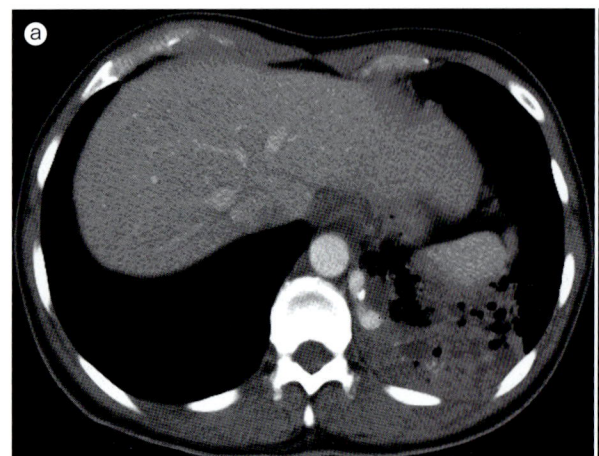
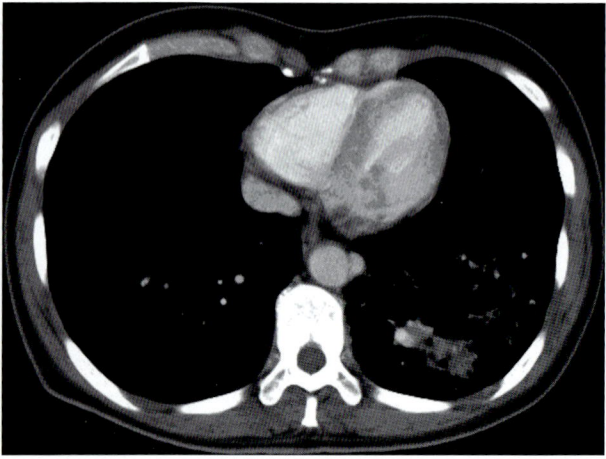
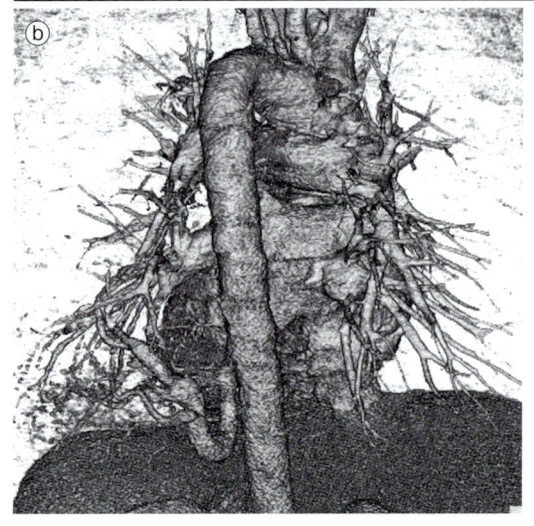

図2　胸部造影CT
a　胸部造影CT：第9胸椎レベルで下行大動脈左側から異常な動脈の分枝を認め，左肺底部の陰影内に流入している。
b　3次元画像（背側面）：CTから作成した3次元画像では異常血管の走行および肺静脈への還流が明瞭である。

　肺分画症（bronchopulmonary sequestration）は，1946年にPryceが命名して以来，広く知られた疾患であるが，疾患概念・成因など議論の多い疾患でもある。定義は，①正常気管支との間に交通を持たない，周囲から隔絶された肺葉構造を有する組織（分画肺）で，②大動脈系から分岐した異常動脈より血液供給を受けているもの，とされる。明確な病因はわかっていないが，胎生期における発生過程で形成されるとする先天説と感染などにより気管支・肺動脈の閉塞と大動脈系からの血管の発達を来すとする後天説などが考えられている。

　肺葉内型と肺葉外型に分類される。肺葉内肺分画症は分画された異常肺組織が肺内にあるものであり，肺内に限局し，正常肺と胸膜を共有する。好発部位は下葉後肺底区で左側に多い（60〜90％）。静脈は肺静脈へ還流する。

　肺葉外肺分画症は分画された異常肺組織が肺外にあるものであり，それ自身の胸膜により囲まれている。

下葉と横隔膜間あるいは横隔膜下に存在する。好発部位は横隔膜の上下であり，90％が左側である。異常血管は奇静脈，半奇静脈，門脈へ還流する。消化管との交通や横隔膜ヘルニアなど合併する場合もある。

Pryceは肺葉内型を分画肺の有無と異常血管の流入形態から，Ⅰ型：分画肺は存在せず，異常血管が正常肺組織に流入する，Ⅱ型：異常血管が分画肺ならびに隣接する肺組織に流入する，Ⅲ型：異常血管が分画肺内にとどまり正常肺との間に嚢胞を形成する，に分類したが，Ⅰ型は分画肺が存在しないことから，肺底区動脈大動脈起始症など血管異常として独立した疾患とされている。

通常無症状であるが，分画肺自体への感染の併発（肺葉内型）や分画肺の圧迫による2次症状（肺炎，呼吸障害など）の併発（肺葉外型）などを来す。

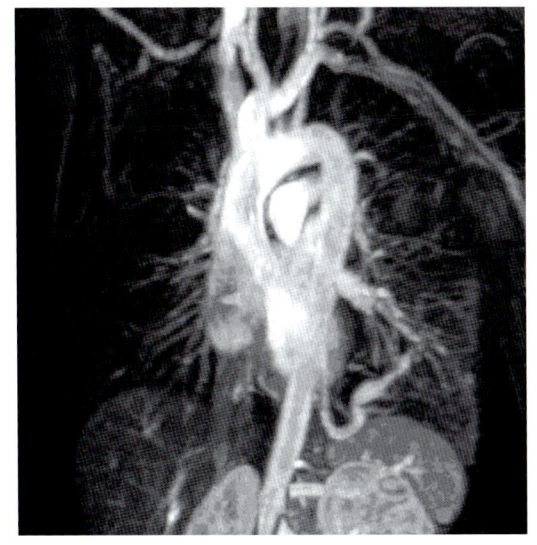

図3　胸部造影MRI（正面）
Dynamic造影撮影では下行大動脈左側から分枝する異常動脈が左下肺静脈へ還流している。

胸部写真では腫瘤影や嚢胞状陰影を生じる。椎体近傍の腫瘤影や下葉の肺炎様陰影を呈し，内部に液面形成することもある。X線パターンからは後肺底区の病変は肺葉内分画症の可能性を考慮する必要がある。

分画肺は肺実質か嚢胞よりなり，含気を失った肺実質は実質性の辺縁不規則な濃度を呈す。CT所見でも実質性陰影・嚢胞・気腫が混在して認められる。分画症に合併した感染は，肺膿瘍，fungus ball，気管支拡張症類似の像を呈する。正常の気管支は病変部には入らないため，本症を疑った場合は陰影内に正常気管支系の連続があるかどうかを読影する必要がある。また，異常血管そのものが描出される場合もある。肺底区の感染症と分画症とは，しばしば画像上鑑別が困難である。その鑑別には，病巣内部の気腔・拡張気管支・粘液栓と正常気管支との連続の有無が役立つ。鑑別診断としては，肺底区の肺炎・腫瘍・無気肺，後縦隔腫瘍，食道裂孔ヘルニア，congenital cystic adenomatoid malformation，気管支閉鎖などが挙げられる。

確定診断には大循環系からの異常血管を証明する必要がある。異常血管は下行大動脈下部か腹部大動脈上部から分枝する。放射線診断の手法としては血管造影・造影CT・造影MRIなどが用いられる。近年，高速CTが普及し，精度の高い造影CTが簡便に撮影できるが，本症を疑って造影CTを行う場合は，胸部から上腹部まで撮影範囲に含める必要がある。

肺分画症が肺炎などの原因となる場合には肺葉切除（肺葉内型）・分画肺切除（肺葉外型）が行われる。

文　献

1) 原　裕子，石田治雄，林　奐，ほか．肺分画症とその類縁疾患．画像診断 1995；15：1178-87．
2) 渡辺秀幸．胸部単純X線写真．林　邦昭，中田　肇，編著．東京：秀潤社，2000：135-6．
3) Felson B．臨床胸部X線診断学．石川　徹，蜂屋順一，訳．東京：廣川書店，1977：179-88．

Case 4 左肺底区動脈大動脈起始症

Systemic Arterial Supply to the Basal Segments of the Left Lower Lobe

森谷浩史　中川　学　高瀬裕子　植松　学

症例提示：考えてみよう

49歳，男性。

職場の検診で胸部単純X線写真上に左下葉に異常陰影（線状影）を指摘され，紹介された。以前から検診で指摘されていたが，陰影が増強したとのことで要精検となった。

既往歴：12〜13年前，咳と血痰により，CT・気管支鏡等検査を受けたが，原因不明であった。その後，症状は認めない。喀痰細胞診・血液検査は有意所見はない。

図1-a に胸部単純X線正面像，図1-b に肺野条件表示CTを示す。

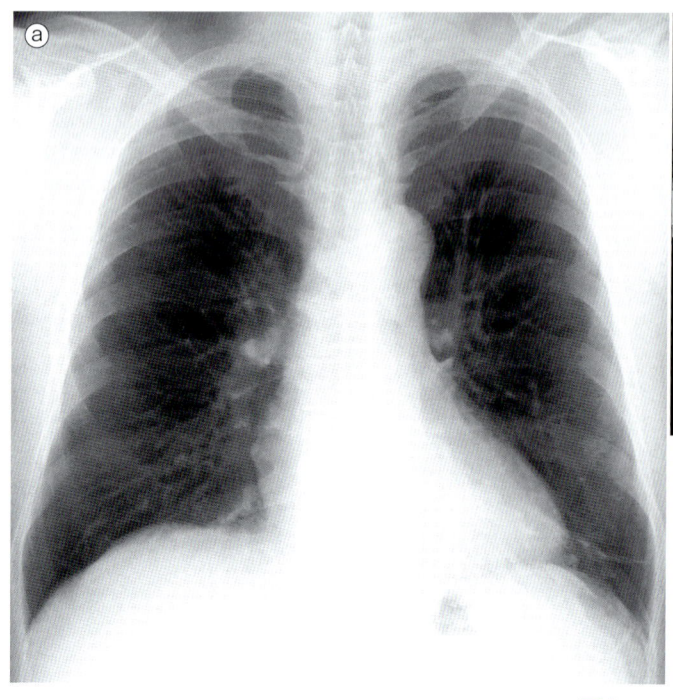
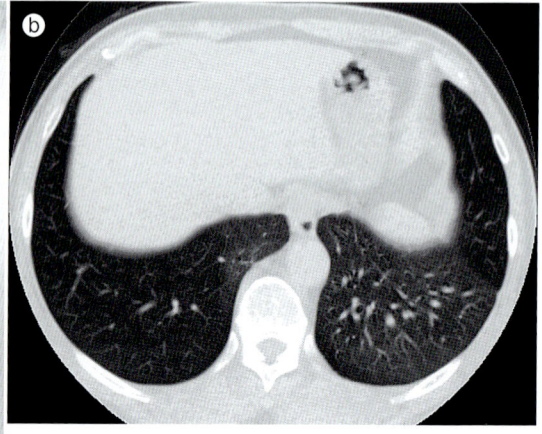

図1

Case 4　症例解説

　図1-aでは，左下肺野に線状の陰影を認め，心陰影背側に連続している。右下肺野と比較すると左下肺野の濃度が上昇している。図1-bでは左下葉底区の血管影の増強を認める。気管支系には異常は認めず，図2-aで正常の気管支分岐が確認できる。左肺動脈はA^6を分岐した後，底区動脈と連続していない（矢状断図2-b）。

　図3では，下行大動脈から分枝した異常血管が底区動脈に連続している。

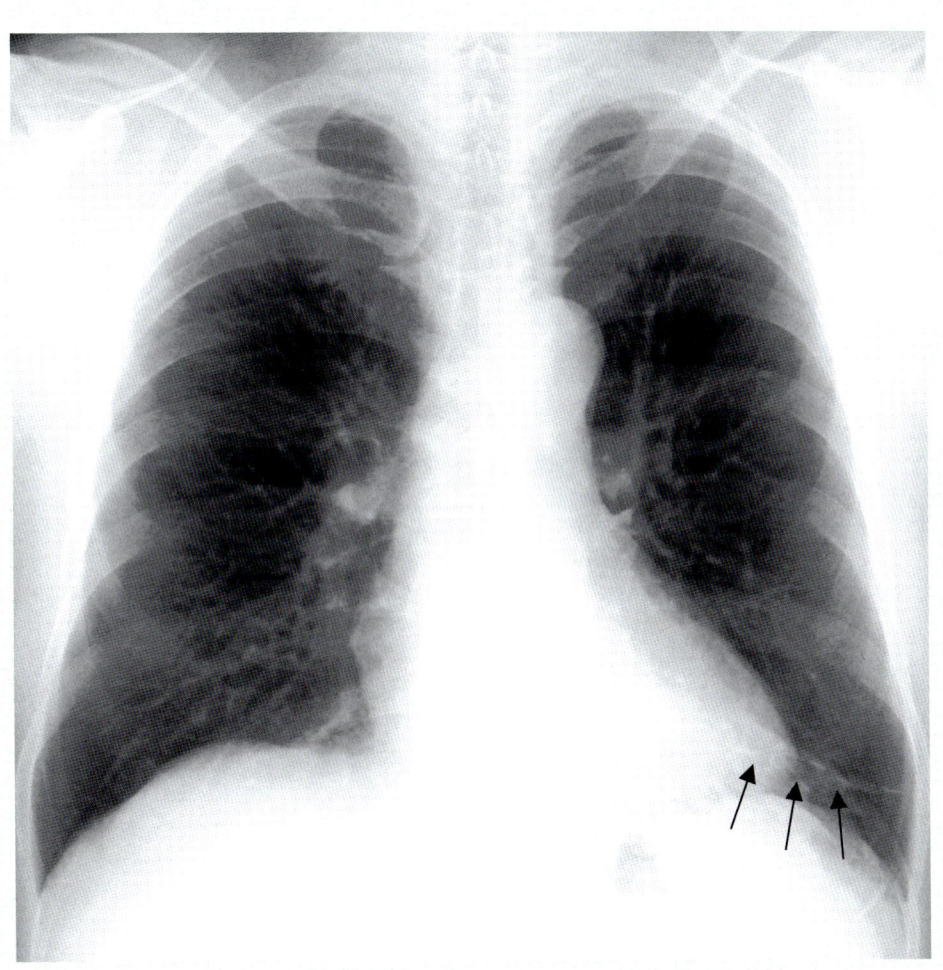

図1-a　胸部単純X線正面像
左下肺野外側に線状の異常陰影を認める。

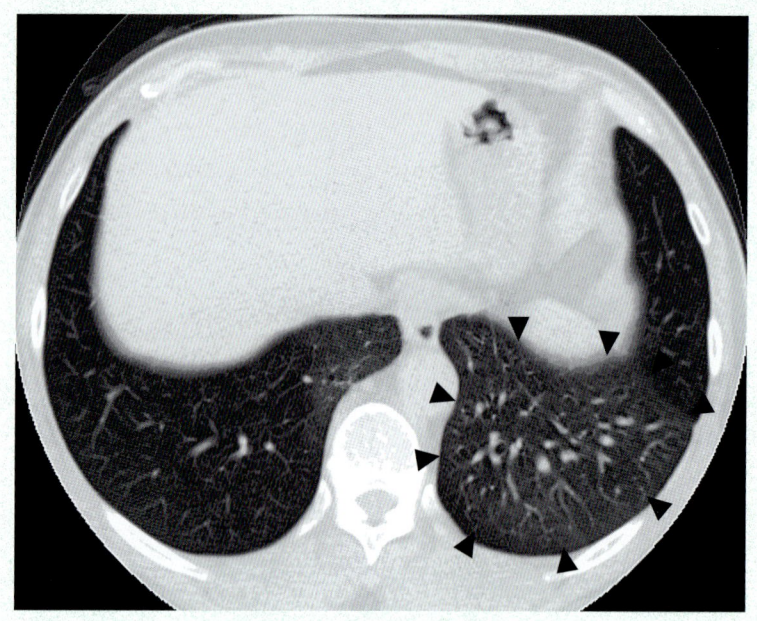

図1-b　肺野条件表示CT
左下葉に血管影の増強を認めるが，気管支系には異常を認めず，明らかな分画肺は認めない。

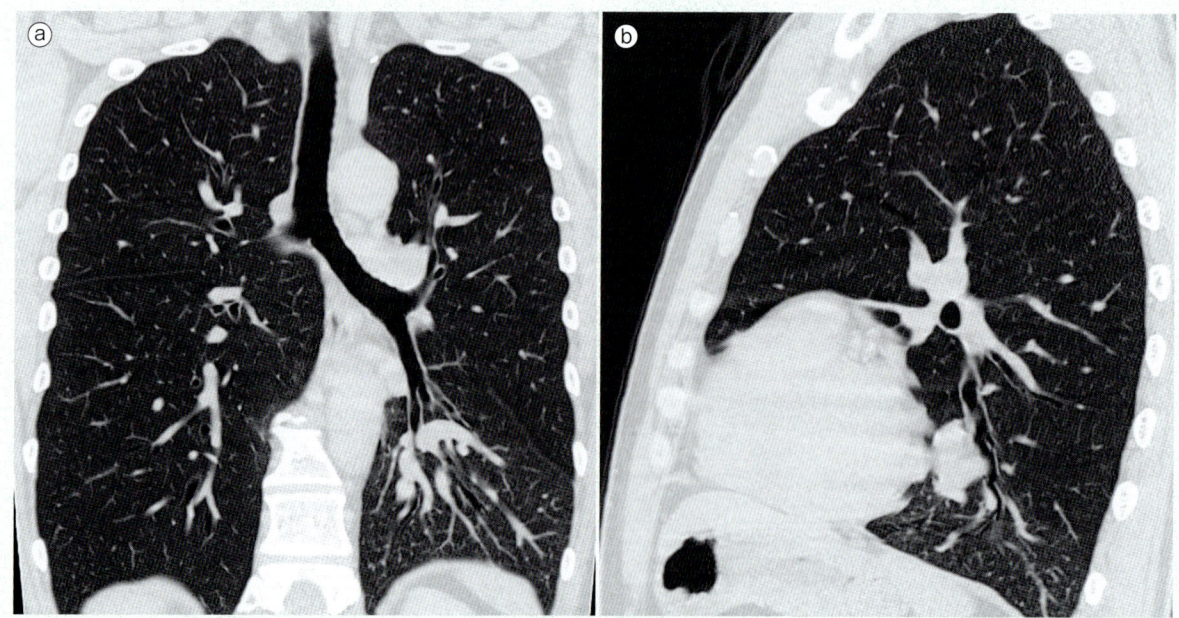

図2　多断面再構成画像
a　肺野条件表示CT（冠状断）：左下葉下部（肺底区）に血管の拡張と肺野濃度の増強を認めるが，気管支の分布に異常を認めず，腫瘤や囊胞を認めない。左S^{6}肺野は正常である。また，肺底区の拡張した血管は左肺門の肺動脈根部と連続していない。
b　肺野条件表示CT（矢状断）：左肺動脈はA^{6}を分岐した後，気管支と伴走する血管を認めず，底区の動脈との連続がない。

左肺底区動脈大動脈起始症とは？

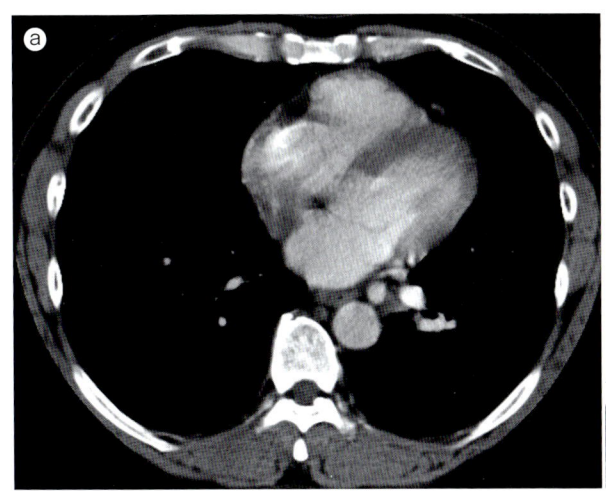
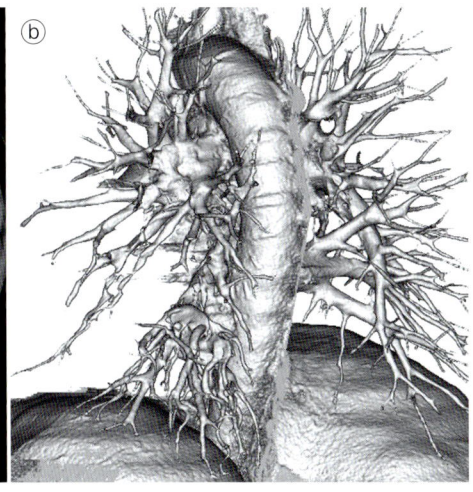

図3　胸部造影CT
a　胸部造影CT：下行大動脈から前方に起始する異常血管が造影されている。
b　胸部造影CT3次元画像（背側から表示）：正常の左下肺動脈根部（肺底区動脈根部）が欠如しており，大動脈から直接分枝する異常血管が底区に連続している。S^6は肺動脈・肺静脈とも正常に分布している。

　本症は，Pryceが分類した肺葉内分画症のⅠ型（異常動脈が正常肺へ分布するもの）に相当するが，気管支分枝は正常で分画肺を持たないことから，近年では肺底区動脈大動脈起始症と呼称され，分画症からは独立した疾患とされている。
　内原らの本邦における報告51例の検討では，年齢は1〜65歳，男性35例・女性16例，ほぼ半数で何らかの自覚症状が認められている。発生部位の記載のある49例全例が下葉に存在し，左側が43例・右側が6例と左下葉に多い。異常動脈の起始部は，左側では45例中44例が胸部下行大動脈・1例が腹部大動脈，右側では7例中5例が腹部大動脈と報告されている。
　血痰・喀血など肺高血圧症に起因する症状が発見の契機になるほか，無症状で胸部異常陰影で発見される場合がある。
　胸部写真では片側下肺野の濃度上昇や線状影を呈する。胸部CTでは局所的な血管の拡張と肺野濃度の増強を認めるが，気管支の分布は正常である。腫瘤や囊胞など分画肺所見を認めない。画像上は，下葉の気管支拡張や粘液栓・下葉の粒状影（経気道散布，細気管支炎，多発結節など）・嚥下性肺炎・気腫などによる肺血管の不均等分布・家族性毛細血管拡張症（pulmonary telangiectases）などが鑑別として挙げられる。
　本症の確定診断は血管造影により肺底区に分布する肺動脈の欠損と大動脈から肺底区に流入する異常血管を証明すること，および気管支鏡検査などによる気管支の正常分枝の確認による。現在では本例で提示したごとく，胸部CTのみにより異常血管の描出や気管支の連続性の確認が可能である。鑑別すべき疾患としては肺分画症，シミター症候群，体動脈肺静脈瘻，bronchopulmonary foregut malformationなどである。
　無症状の症例も多いが，異常血管を有する区域で肺高血圧を生じ，喀血，左-右シャントによる心不全な

どを合併する可能性があり，原則的には手術が選択される。

文 献

1) Pryce DM. Lower accessory pulmonary artery with interlober sequestration of lung : a report of seven cases. J Pathol 1946 ; 58 : 457-67.
2) 小川淳一，井上　宏，小出司郎策．肺底区動脈大動脈起始症に対し，肺動脈再検を行った1例．胸部外科1985；38：316-21.
3) 内原照仁，當山真人，新里　敬，ほか．腹部大動脈から2本の異常動脈が認められた肺底動脈大動脈起始症の1例．気管支学2006；28：120-4.
4) Do KH, Goo JM, Im JG, et al. Systemic arterial supply to the lungs in adults : spiral CT findings. Radiographics 2001 ; 21 : 387-402.
5) 森谷浩史．症例呈示　case archives．Imaging Forum（タイコヘルスケア），2006.

Case 5 シミター症候群

Scimitar Syndrome

佐藤　功　室田真希子

症例提示：考えてみよう

58歳，男性。
眼科疾患の術前検査で受診した。自覚症状はない。
図1-aに胸部単純X線正面像，図1-b，cに肺野条件CTを示す。

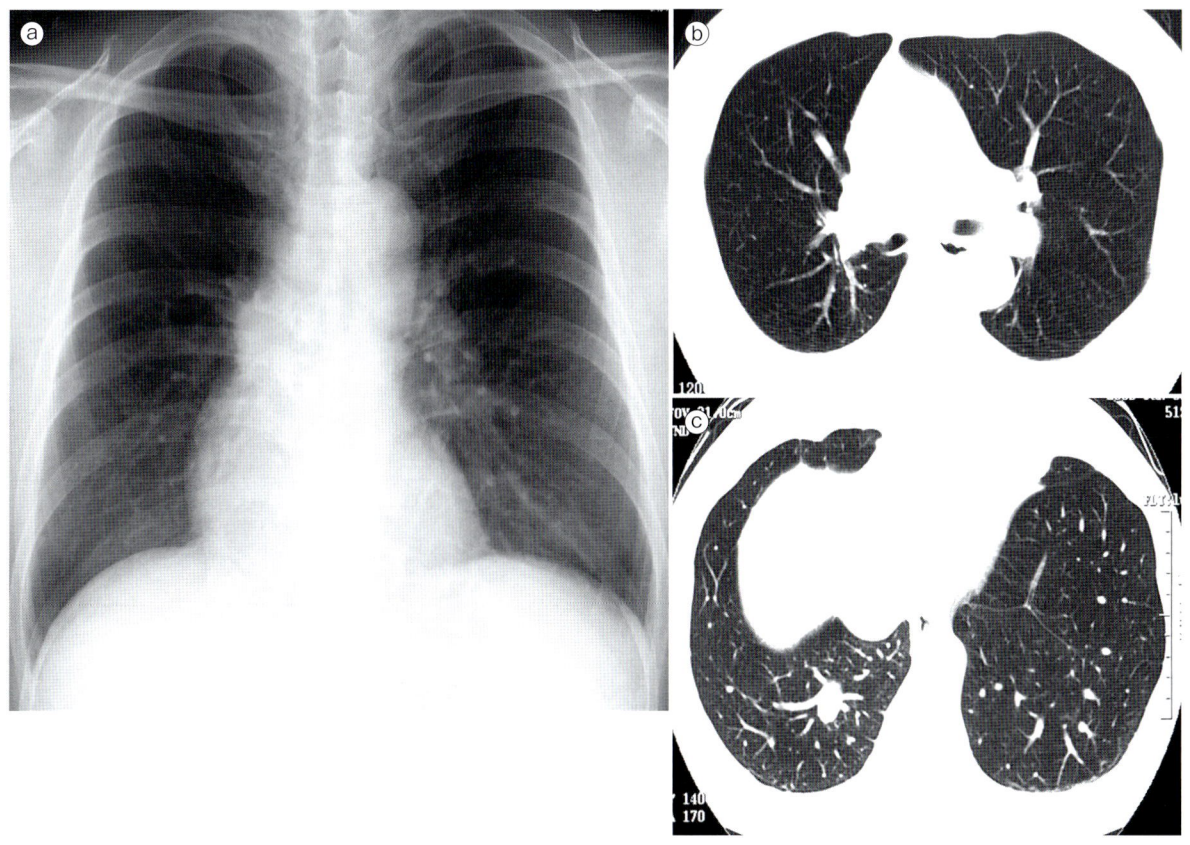

図1

Case 5 症例解説

　図1-aでは，右胸郭が対側に比べて小さくなり，右肺の血管影が同じく対側に比べて少ない。さらに心陰影に重なった右心縁近くに縦に走行する太い血管影が認められる（←）。CTでは右肺の血管影が乏しく通常の走行とは異なり，下葉が特に容積が減少しており，下葉内に太い異常血管（⇨）が認められ（図1-c），縦隔条件で下大静脈に流入している（図1-e）。前ページに示した図1-bのさらに頭側のスライスを図1-dとして示すが，右上葉に分岐する上葉支の分岐異常としてB^{1+3}（↓↓）（図1-d）とB^2（↓）（図1-b）が認められる。

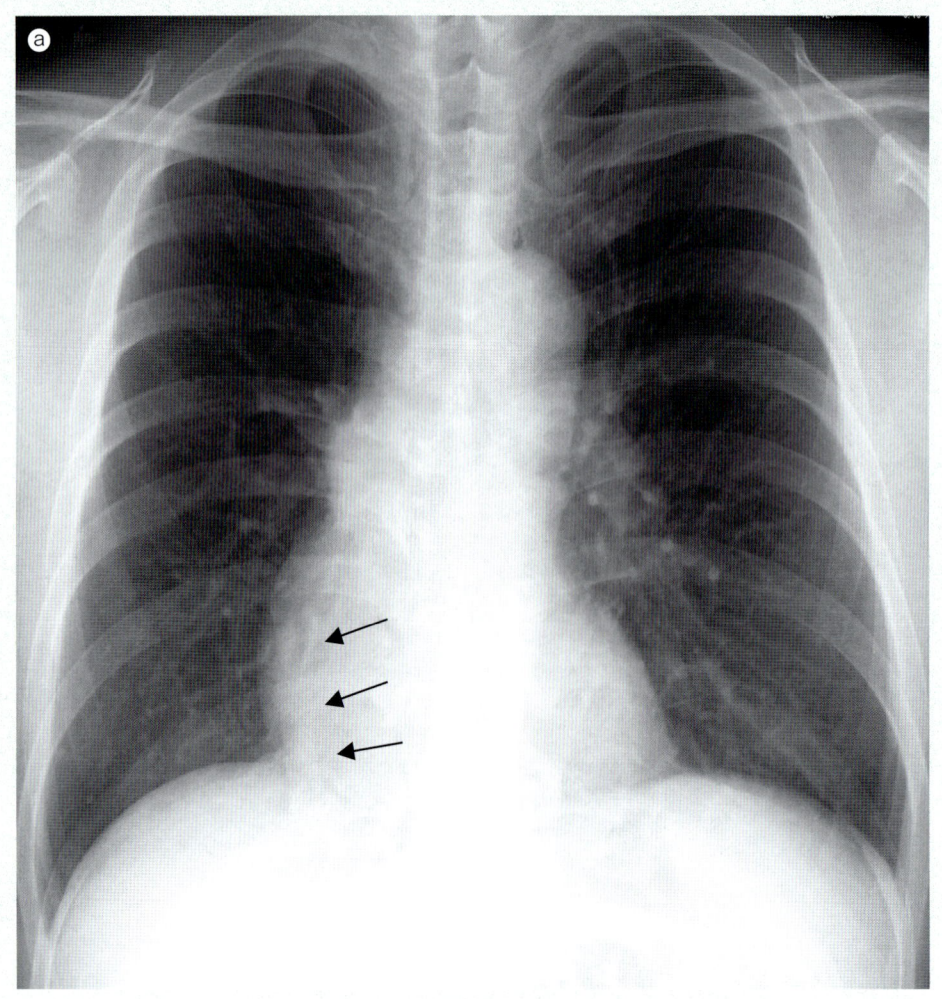

図1-a　胸部単純Ｘ線正面像

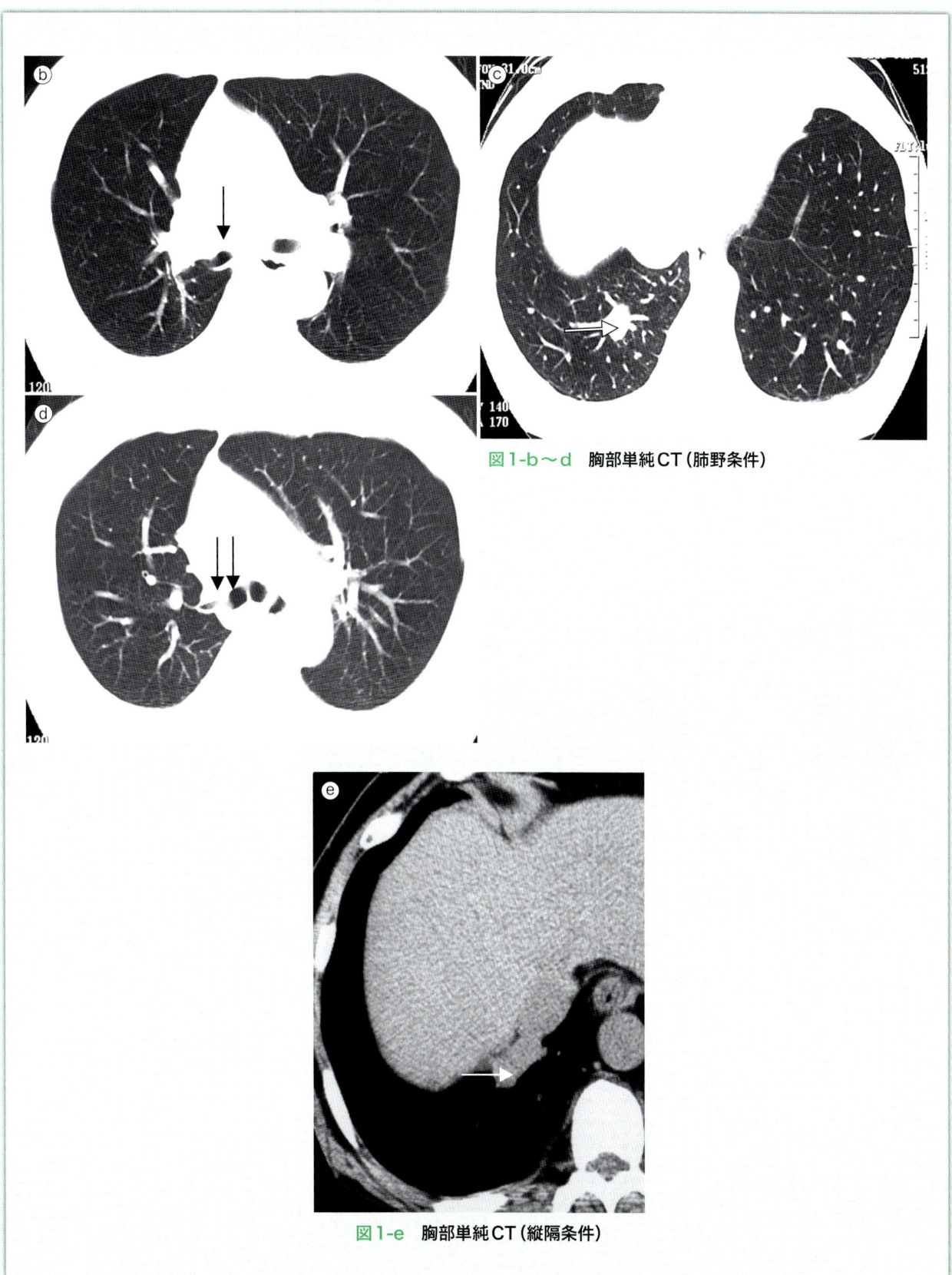

図1-b〜d 胸部単純CT（肺野条件）

図1-e 胸部単純CT（縦隔条件）

シミター症候群とは？

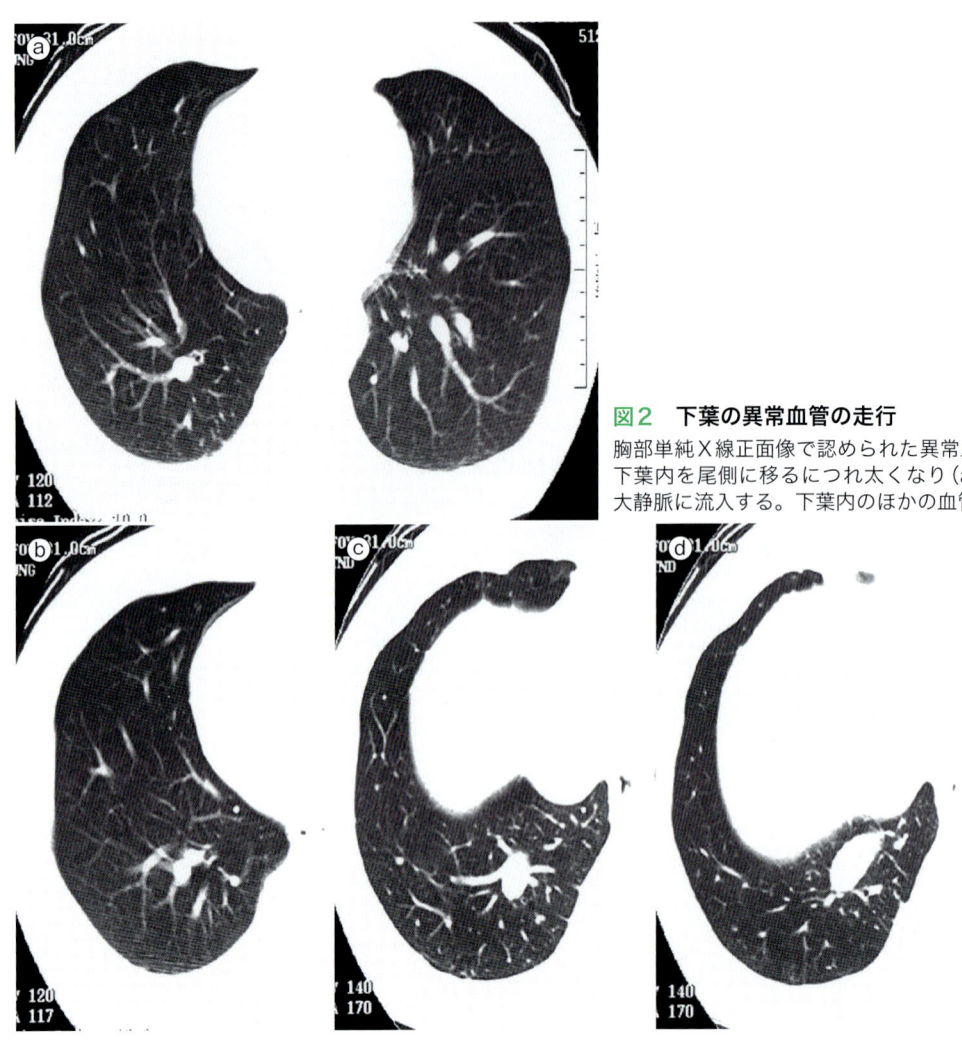

図2　下葉の異常血管の走行
胸部単純X線正面像で認められた異常血管は，通常より容積の小さい下葉内を尾側に移るにつれ太くなり（a～d），図1に示したように下大静脈に流入する。下葉内のほかの血管の走行も通常とは異なる。

　シミター（scimitar）とはペルシャを起源とした緩やかに湾曲した刀身が特徴の刀で，いわゆる三日月刀とも称される。その刀に類似した異常血管を認めることから命名された。この陰影は右下肺野を緩やかにカーブしながら横隔膜内側に至り，通常は下大静脈に流入する肺静脈還流異常を示しており，この陰影そのものはシミターサインといわれる（図1，2）。それに加えて種々の奇形を伴った場合がシミター症候群とされる。奇形の主なものとしては右肺や肺動脈の低形成，気管・気管支系や肺葉の異常，心臓の右への変位などが挙げられる[1]。

　異常血管は胸部単純X線正面像で認められる場合があるが，本症例のように心臓に重なった場合は認め難くなる場合もある。血流状態は左右シャントとなるがその程度は通常は軽度である。右肺の肺動脈を含めた低形成があると右肺の容積が減少し，心臓や縦隔が右へ変位し，右肺全体の血管影が乏しく見える。これら

の所見により，典型的なシミターサインに気がつかなければ鑑別診断として，右胸心，低形成肺，Swyer-James症候群，肺葉単位の無気肺なども挙げられる。ほかの血管奇形としては左上大静脈を有する例の報告もある[2]。

種々の気管支分岐異常もあり，本症例のように上葉支が2本別分岐するものや，気管から直接分岐するもの，憩室として断端が盲端となるものなどもあり，さらに肺の異常としては馬蹄肺の形成もある。

無症状の場合は検診で発見される場合がある。一方肺の奇形の程度により呼吸困難や繰り返す感染などの症状が出現，また他疾患による検査で診断される場合もある[1,3]。さらに家族性でシミターサインとしての静脈を有する，多発性の心臓や中枢神経系を含む致命的な奇形など多発性先天性奇形を伴う新しい症候群を疑う例も報告されている[4]。

文　献

1) Godwin JD, Taver RD. Scimitar syndrome : four new cases examined with CT. Radiology 1986 ; 159 : 15-20.
2) Sun J, Zhang S, Jiang D, et al. Scimitar syndrome with the left persistent superior vena cava. Surg Radiol Anat 2009 ; 31 : 307-9.
3) Ison MA, Becker GJ. The Scimitar syndrome : CT findings in partial anomalous pulmonary venous return. Radiology 1986 ; 159 : 25-6.
4) Ruggieri M, Abbate M, Parano E, et al. Scimitar vein anomaly with multiple cardiac malformations, craniofacial, and central nervous system abnormalities in a brother and sister : familial scimitar anomaly or new syndrome? Am J Med Genet A 2003 ; 116A : 170-5.

Case 6 Pulmonary Arteriovenous Fistulae
肺動静脈瘻

加藤勝也

症例提示：考えてみよう

50歳代，女性。
検診発見胸部異常影で来院した。問いただすと，労作時呼吸困難がある。
図1-aに胸部単純X線写真正面像，図1-b，cに肺野条件CT像を示す。

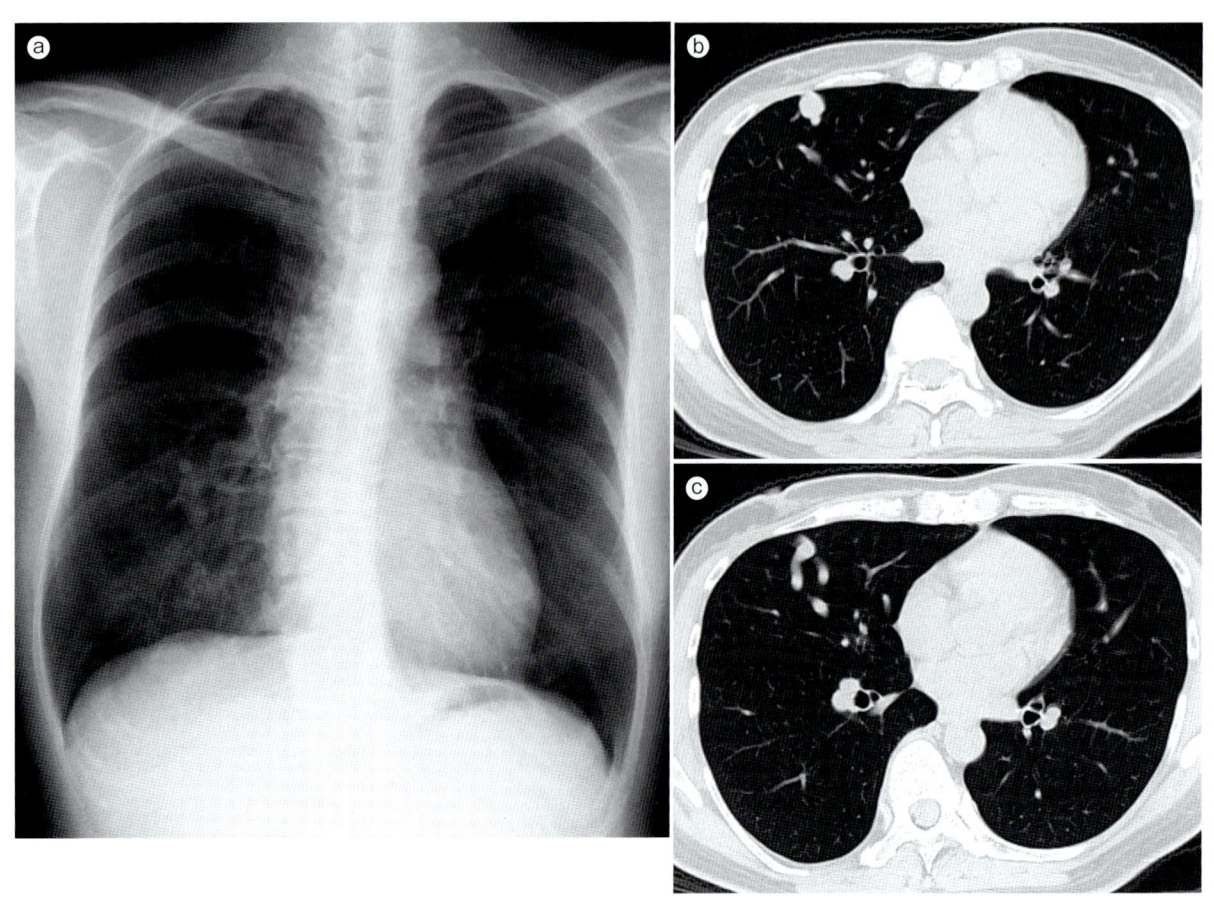

図1

Case 6 症例解説

　図1-aでも，結節影と連続する流入動脈・流出静脈が，蛇行した帯状の構造として認められるが(円内)，図1-b，cでは，胸膜直下の境界明瞭で辺縁整な結節影とそれに連続する拡張した血管構造がさらにはっきり確認でき，肺動静脈瘻の診断が可能である。ここまで明瞭に描出されれば，診断目的には造影CTは必ずしも必要ではないが，造影CTを施行することで，胸膜直下の結節が肺血管と同等の造影効果を有する(図1-d)ことにより診断を確定し，さらに内部血栓化の有無など血流情報を得ることができる。また，造影CTから再構成した3D画像(図1-e)で結節と連続する流入動脈，流出静脈が明瞭に描出されている。本症例はRendu–Osler–Weber病症例であり，多発肺動静脈瘻を有しているが，他部位の病変も明瞭に認められる。撮像装置の進歩に伴い診断のみを目的とした肺動脈造影の意義はなくなってきている。

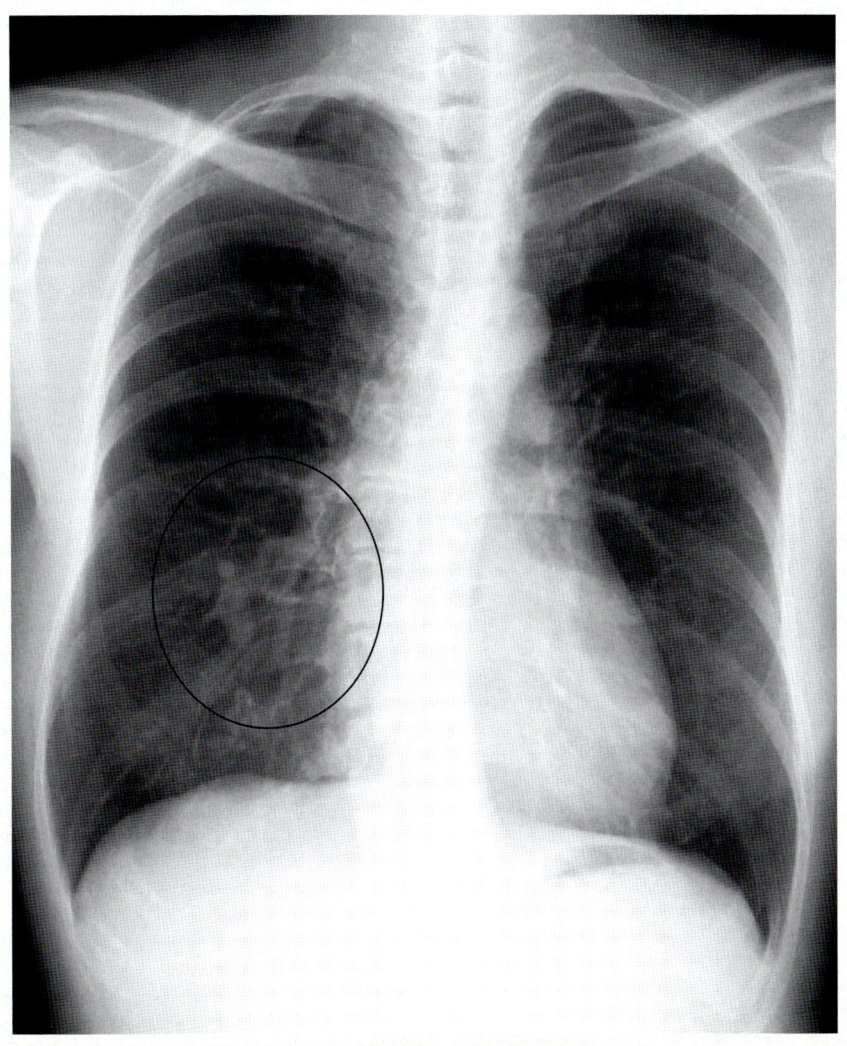

図1-a　胸部単純X線写真正面像

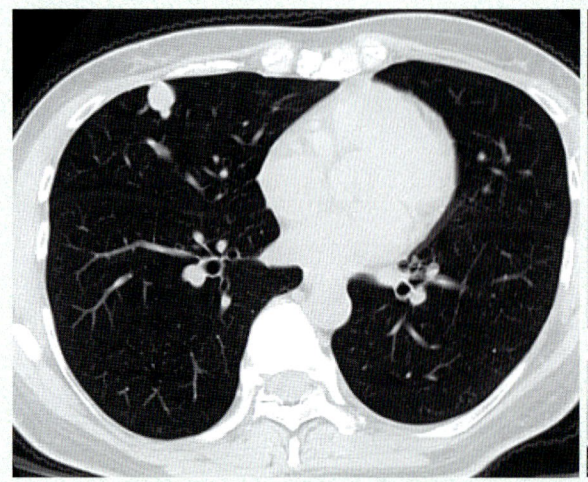

図1-b　胸部単純CT肺野条件

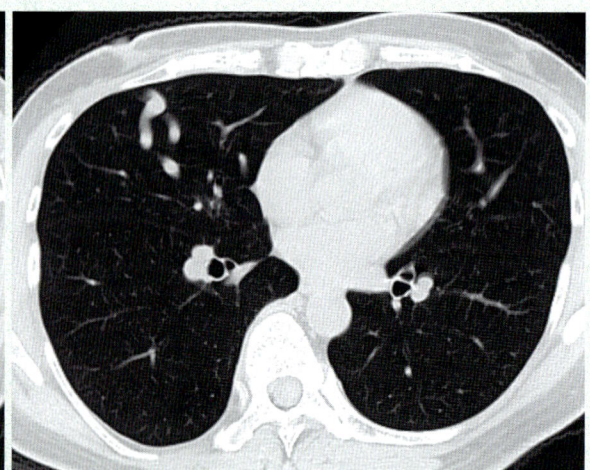

図1-c　胸部単純CT肺野条件

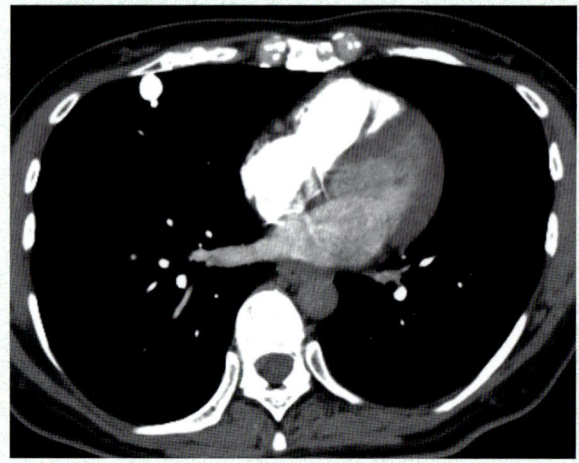

図1-d　胸部造影CT（肺動脈相）

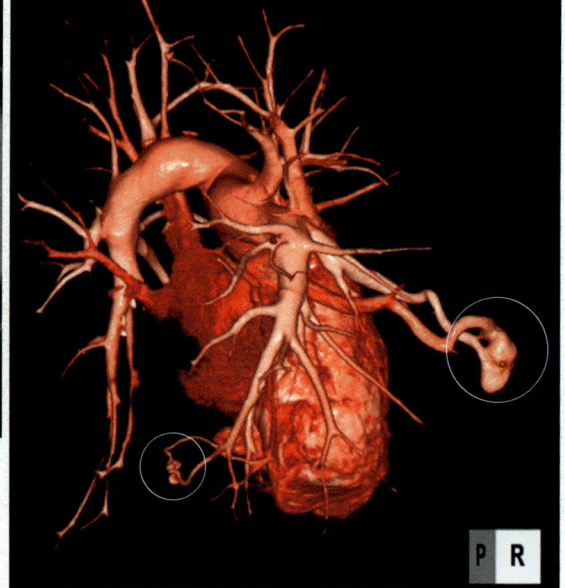

図1-e　胸部造影CT（3D像）

肺動静脈瘻とは？

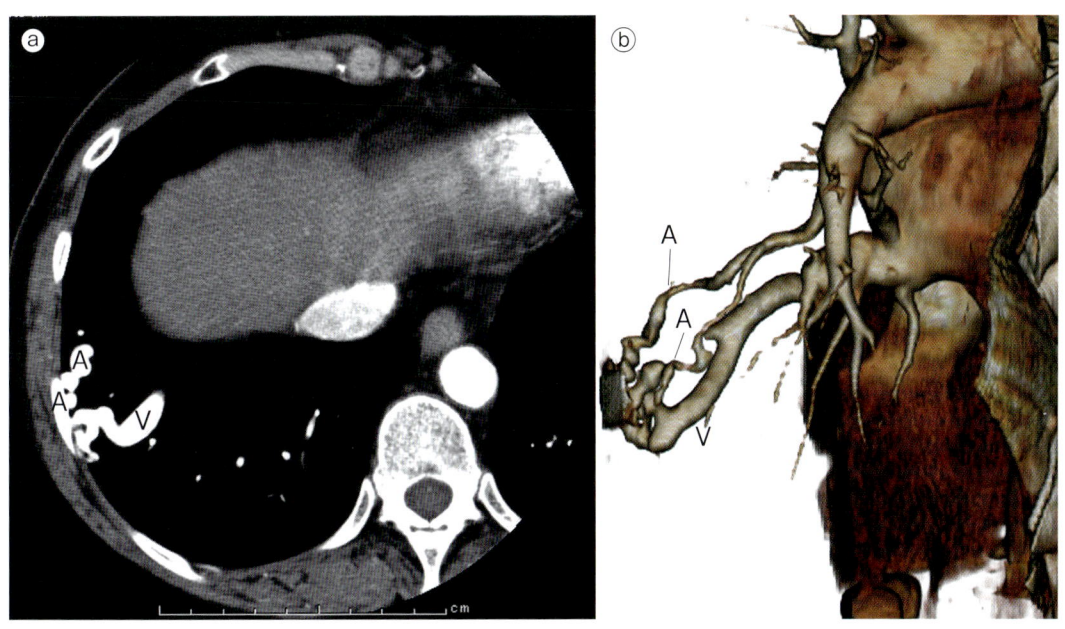

図2 肺動静脈瘻（complex type）別症例
a 胸部造影CT早期相：2本以上の流入動脈が流出静脈に還流している。
b 胸部造影CT，3D画像：2本の流入動脈と1本の流出静脈の関係を明瞭に把握できる。

　肺動静脈瘻（pulmonary arteriovenous fistula：PAF）は，肺内の動脈と静脈との異常短絡を来す先天性の血管奇形で，肺動静脈形態異常であるので，肺動静脈奇形（pulmonary arteriovenous malformation：PAVM）と表現されることが多い。動静脈瘤型と多発性毛細血管拡張型に分類可能であり，臨床で診断されるのは，動静脈瘤型が多い。また流入動静脈がそれぞれ1本であるsimple typeと，2本以上の流入動脈があるcomplex type（図2）にも分類される。症状としては，無症状例が多く，健康診断の胸部X線上の異常陰影として発見される場合が多い。10％は小児期に発見されるが多くは20〜40歳代に胸部X線上の異常陰影として発見される。肺動静脈シャント率が高い場合には，静脈血が酸素化されないため，低酸素血症，チアノーゼ，労作時呼吸困難などを呈することがある。また肺合併症として，破裂による喀血・血胸を起こすことがある。脳合併症として，脳塞栓症，脳膿瘍，一過性脳虚血発作が起こることもある[1]。

　肺動静脈瘻の画像診断は，結節状の短絡部分（nidus）とそこから連続する拡張した流入動脈，流出静脈の同定によってなされる。大きな病変では単純X線写真のみでも結節と連続する拡張した血管影が確認でき十分診断可能である。CTは画像診断の中心をなし，特にHRCTが有用であり，結節と連続する血管が肺動脈，肺静脈と連続することが確認できれば診断可能であり，連続スライスの治療に必要な情報も十分に得られるため，造影CTは必ずしも必要ではない[2]。しかし，最近の多列化CTの進歩により，造影剤を用いた3D CTを施行することで，動静脈との関係をより立体的に把握することが可能となっている（図1-e，図2-b）。

　シャント率の測定法には100％酸素吸入法とRIシンチ法がある。100％酸素吸入法は，100％酸素を20分

以上吸入したあとに動脈血液ガスを測定し，計算式から求める方法であり，RIシンチ法では99mTC肺血流シンチグラム（99mTc-MAA）の検査時に，正常な場合は肺以外の臓器が描出されることはないが，肺動静脈瘻は肺を通り抜けるため，腎臓・甲状腺・頭部などが描出され，この肺と肺外の放射線トレーサー比から算出する。測定可能な施設が限定されてしまうが，RIシンチ法の方が簡便かつ正確であるとされている[3]。

また肺動静脈瘻が多発する場合は，Rendu-Osler-Weber病に合併する頻度が高い。常染色体優性遺伝性の疾患で，Osler病，遺伝性出血性毛細血管拡張症とも呼ばれる[4]。その診断基準は，①繰り返す「鼻出血」，②皮膚や粘膜の「毛細血管拡張」（口唇，口腔，指，鼻が特徴的で，ほかに眼球結膜や耳も），③肺，脳，肝臓，脊髄，消化管の「動静脈瘻（動静脈奇形）」，④一親等以内にこの病気の患者がいる。以上の4項目のうち，3つ以上あると確診definite，2つで疑診probable or suspected，1つだけでは可能性は低いunlikelyとされる。Rendu-Osler-Weber病であれば常染色体優性遺伝で50％の確率で遺伝する。前述したように肺動静脈瘻は無症状のことが多いが，合併症に脳膿瘍，脳塞栓をはじめ重篤な疾患が含まれている。この合併症の多くは事前に診断されて治療を受けていれば回避可能である。よって，遺伝性の背景因子を有する肺動静脈瘻を正しく診断し，肺動静脈瘻を有する血縁者を調べておく必要がある。このため肺動静脈瘻患者の診療に際しては，その診断のみでなく，家族歴の聴取，多臓器における血管病変の検索が必要である。多臓器検索に際しては，皮膚，鼻粘膜，口腔粘膜なども詳細にみる必要があり，皮膚科，耳鼻科，消化器内科などの各専門科で診療されなければ病変が見落とされる場合もあり，診療科を超えた連携が必要である。

治療としてはカテーテルを利用したコイルを用いた塞栓術が第1選択となっている。塞栓術の適応となるのはシャント率が高いことによる低酸素血症などの症状がある場合，脳膿瘍，脳梗塞などの合併症の既往がある場合である。また，現在症状がなくても流入動脈の径が3mm以上の場合に脳の合併症が多いとされており，予防的な塞栓術の適応とされている[1]。

文 献

1) Gossage JR, Kanj G. Pulmonary arteriovenous malformations. A state of the art review. Am J Respir Crit Care Med 1998 ; 158 : 643-61.
2) Remy J, Remy-Jardin M, Wattinne L, et al. Pulmonary arteriovenous malformations : evaluation with CT of the chest before and after treatment. Radiology 1992 ; 182 : 809-16.
3) Genovesi MG, Tierney DF, Taplin GV, et al. An intravenous radionuclide method to evaluate hypoxemia caused by abnormal alveolar vessels. Limitation of conventional techniques. Am Rev Respir Dis 1976 ; 114 : 59-65.
4) Berg JN, Guttmacher AE, Marchuk DA, et al. Clinical heterogeneity in hereditary haemorrhagic telangiectasia : are pulmonary arteriovenous malformations more common in families linked to endoglin? J Med Genet 1996 ; 33 : 256-7.

Case 7　肺動脈欠損症

Agenesis of the Pulmonary Artery

中山理寛　高橋康二

症例提示：考えてみよう

20歳代，女性。
健診で異常を指摘され，受診した。自覚症状は認めない。
図1に胸部単純X線写真正面像を示す。

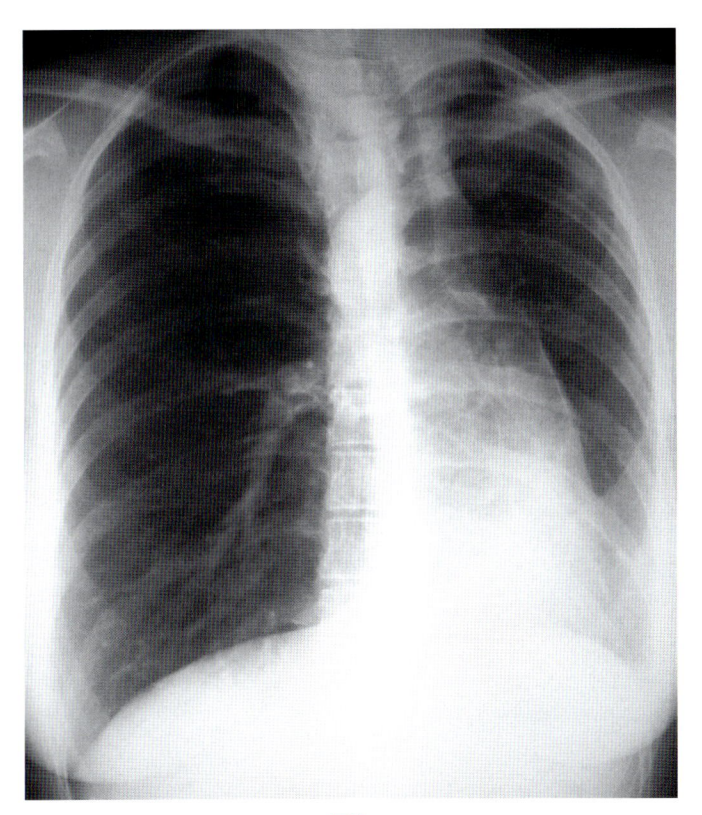

図1

Case 7 症例解説

　図1-aでは左肺の容量の低下と前縦隔線の左方への偏位（⇨）が見られる。左第2弓は欠損しており，左主気管支が肺と直接接している（→）。右側大動脈弓（▷）も見られる。肺野に異常陰影は認めない。
図1-bでは左肺動脈は中枢側で途絶（←）していることが確認できる。

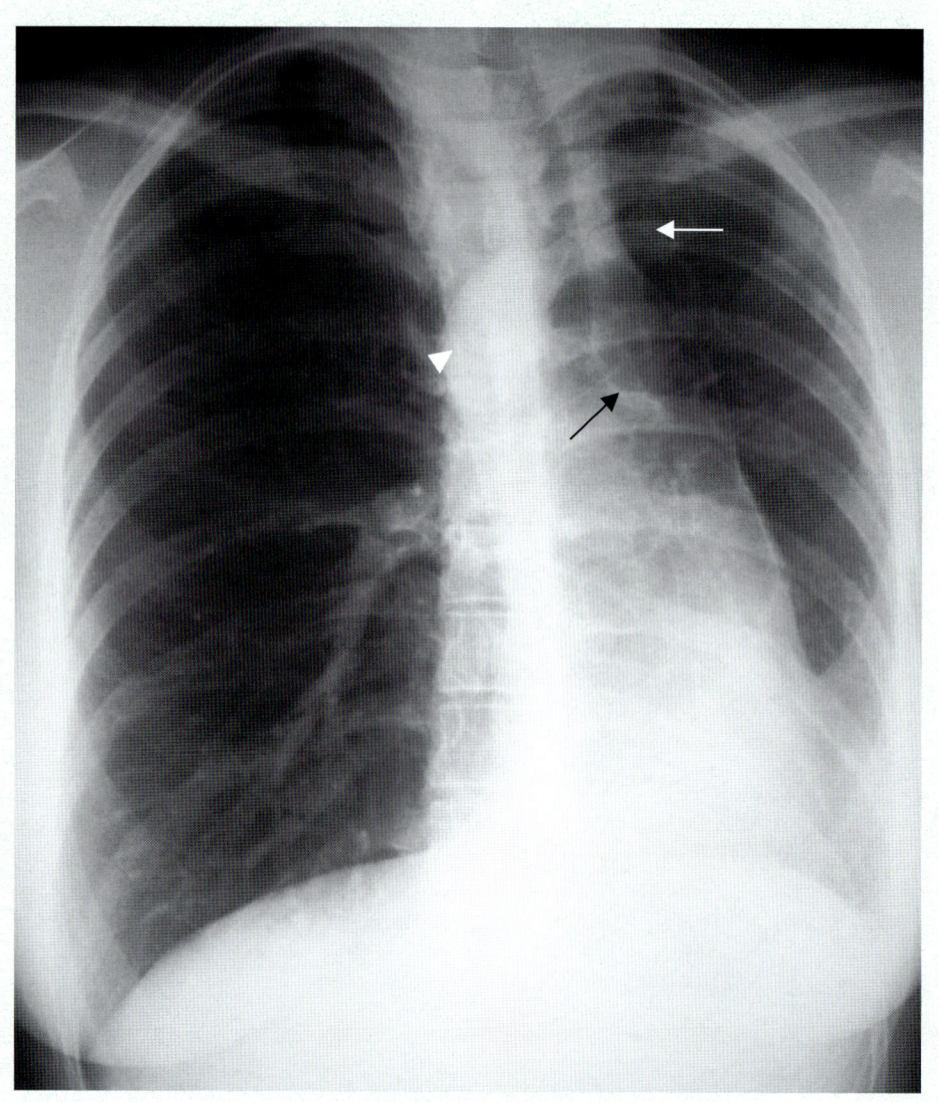

図1-a　胸部単純X線写真正面像

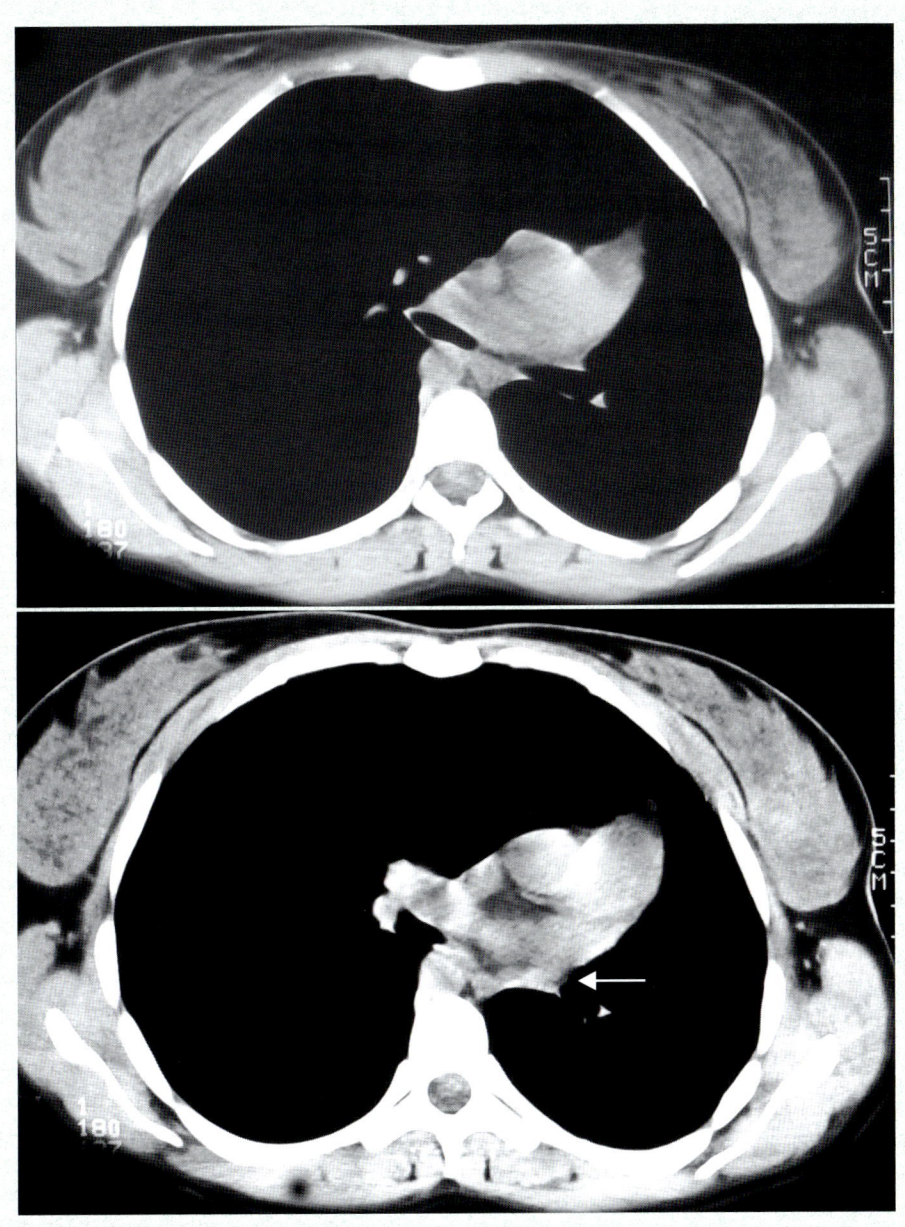

図1-b　胸部CT

肺動脈欠損症とは？

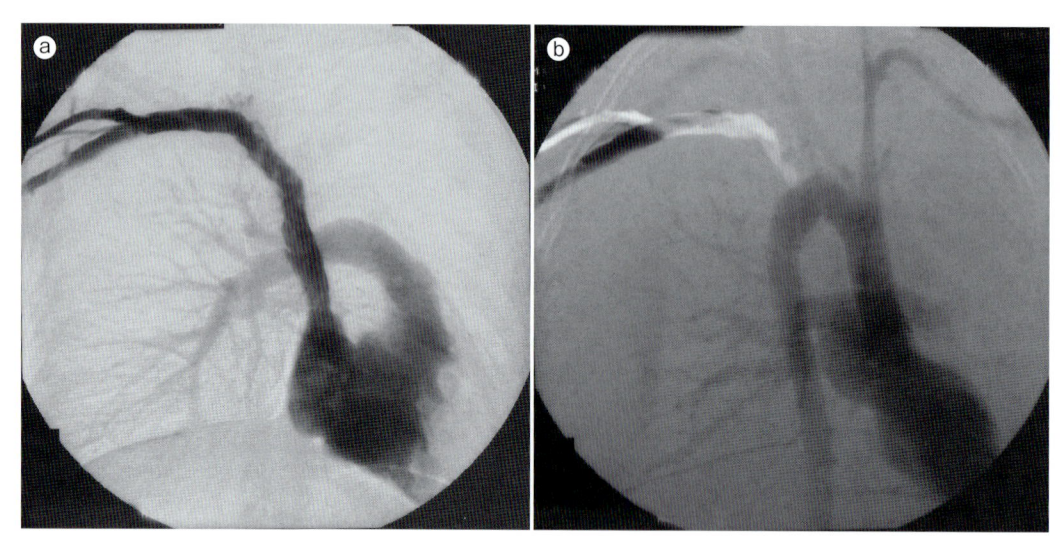

図2　右肘窩正中皮静脈からの血管造影（Distal Subtraction Angiography）
左肺動脈は中枢側で途絶していることが確認され（a），右側大動脈弓も認められた（b）。

　本症は一側の肺動脈は主肺動脈から起始し他側が欠損する先天奇形である。多くは心奇形を合併するが，心奇形を伴わないものは孤立性片側肺動脈欠損症と呼ばれる。まれな疾患で，成因は胎生期に起こる動脈幹中隔形成に最初に出現する動脈幹内膜隆起のmalrotationが生じることにより，第6鰓弓動脈の発生異常が生じ，動脈管開口部は肺動脈幹ではなくほかに位置するため，第6鰓弓動脈の吸収が起こり，一側肺動脈欠損が生じるとするCucciらの説が有力である[1]。症状は無症状から繰り返す肺炎，心不全などさまざまであり，肺高血圧を来す症例，喀血を来す症例，重症肺感染症を繰り返す症例に関しては手術適応があるといわれている[2]。約60％が右肺動脈欠損で，その50％に動脈管開存症が合併し，また左肺動脈欠損症にはファロー（Fallot）四徴症や心房中隔欠損などの心大血管奇形の合併が多いと報告されている[3]。患側の肺血流は気管支動脈や肋間動脈，鎖骨下動脈，腕頭動脈などの体循環系により供給される。

　画像所見の特徴としては胸部単純X線写真正面像では，患側肺の容量は，正常か低形成により軽度減少する。患側肺野の透過性は亢進し，肺血管陰影は全体的に減少する。患側肺動脈は中枢部分から欠損することにより，左第2弓の欠損を認める。肺動脈の欠損は通常大動脈弓の反対側に生じる。CT，血管造影では患側肺動脈は中枢側での途絶が認められる。^{99m}Tc-MAAによる肺血流シンチグラムでは，患側肺の集積は欠損するが，^{81m}Krによる換気シンチグラムでは患側肺の集積欠損は認めない。

　鑑別診断として患側肺容量の減少と肺血管陰影の減少を認める疾患はスワイヤー・ジェームズ（Swyer-James）症候群，肺低形成，先天性大葉性肺気腫などが挙げられる。小児期の感染による閉塞性肺炎であるSwyer-James症候群では細気管支の狭窄によるエアー・トラッピングを呼気相で証明できる。先天性大葉性肺気腫の好発部位は左上葉，右上葉，右中葉で一葉が気管支の内因性あるいは外因性の異常により過膨張

になった病態である。Swyer-James症候群では肺血流，換気シンチグラムともに患側は欠損となる。

　また，線維性縦隔炎で肺動脈の狭窄により，胸部単純X線写真では肺動脈欠損様の所見を呈することがあるが，症状の進行性増悪などの臨床所見や，肺動脈の狭窄をCTにより確認することで鑑別可能である。

　肺動脈欠損症は比較的まれな疾患ではあるが，胸部単純X線写真での上記特徴を理解したうえで，CT，血管造影により鑑別可能であると考えられる。

文　献

1) Cucci CE, Doyle EF, Lewis EW Jr. Absence of a primary division of the pulmonaru trunk, an ontogenic theory. Circulation 1964；29：124-31.
2) 重永啓子，水野武郎，柴田和男，ほか．先天性右肺動脈欠損の1例．胸部外科1988；49：820-4.
3) Pool PE, Vogel JH, Blount SG Jr. Congenital unilateral absence of a pulmonary artery. Am J Cardiol 1962；10：706-32.

B

遺伝子異常に関連する疾患

- Case 8 ポーランド症候群
- Case 9 肺リンパ脈管筋腫症
- Case 10 MNPH
- Case 11 Birt–Hogg–Dubé症候群
- Case 12 肺胞微石症
- Case 13 血管型エーラス・ダンロス症候群
- Case 14 ヘルマンスキー・パドラック症候群
- Case 15 囊胞性線維症
- Case 16 原発性線毛運動機能異常症

Case 8 ポーランド症候群

Poland Syndrome

栗原泰之

症例提示：考えてみよう

10歳代，男性。
無症状。生下時より胸郭の変形と左手の奇形あり。
図1-aに胸部単純X線写真，図1-bに両手の単純X線写真を示す。

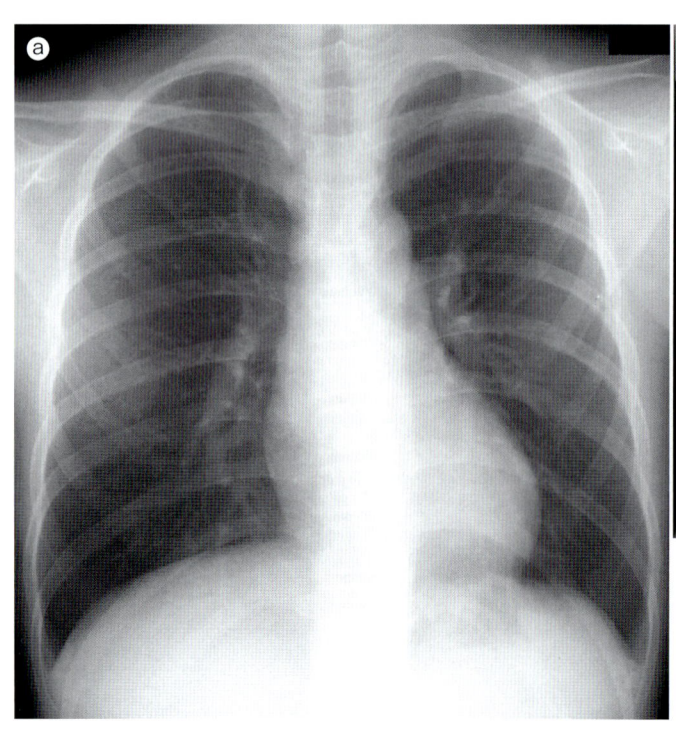

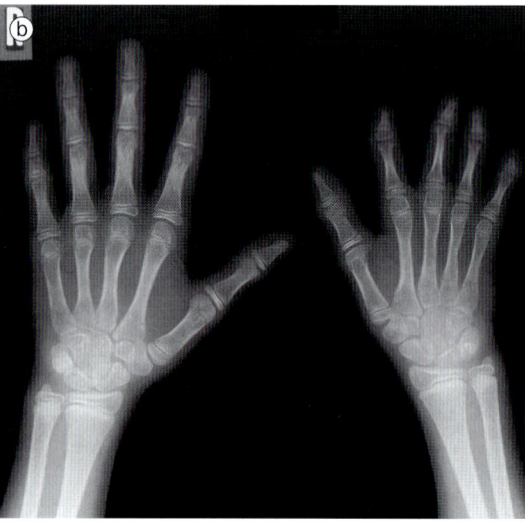

図1

Case 8 症例解説

　図1-aでは左右の胸壁の軟部陰影に差異があり，左大胸筋の萎縮あるいは低形成が疑われる。また図1-bでは，左手第二指から第五指までの中節骨が欠損している。さらに基節骨，末節骨，中手骨も対側と比べやや小さい。

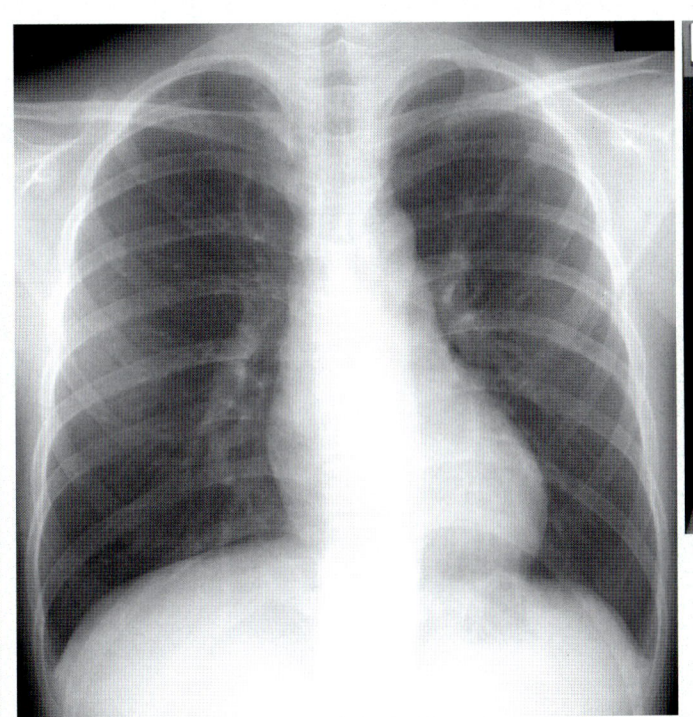

図1-a　胸部単純X線写真

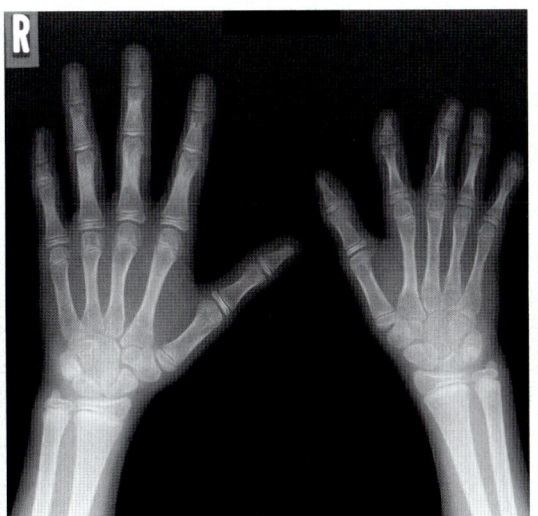

図1-b　両手の単純X線写真

ポーランド症候群とは？

ポーランド症候群（Poland syndrome）は，1841年解剖学のstudent demonstratorであったAlred Polandによって報告された[1]。同義語としてpectoral aplasia-syndactyly syndromeあるいはunilateral chest-hand deformityとも呼ばれる。片側の大胸筋の全欠損あるいは部分欠損と同側の指の合指症を伴う奇形を指し先天性疾患と考えられているが，家族性の発生は1％以下である。頻度は2万～5万人に1人といわれ[2]，通常は片側性であり約60～75％は右側胸郭に生じ，左右差がある。実際には孤発例と家族性とでは差があり，孤発例では上記のように男性の頻度が高く男性では右側が2倍頻度が高いが，女性ではほぼ左右は同数である。一方，家族性では，男女差もなくまた左右差もない。

病因は胸壁から生じる上肢芽がまだ分化発達する時期である妊娠6週終わりにおいて血流障害が生じ，結果として鎖骨下動脈あるいはその分岐動脈の途絶や血流減少が起こり，さまざまな無形成や低形成が生じると考えられている。血流途絶の期間や程度によってその障害の程度もさまざまになるものと思われる。内胸動脈の低形成は大胸筋の胸肋部の欠損を，腕動脈の低形成は手の奇形を招くわけである。別の病因としては，受精後16～28日に胸筋が発生するlateral plate mesodermの障害が原因とする仮説が提示されている[3]。

臨床症状は前述のように，大胸筋の胸肋部（sternocostal head of the pectoralis major muscle）の欠損が最も重要な所見である。このため，この大胸筋が前方のヒダを作る患側腋窩も変形することとなる。また多くの場合小胸筋欠損も生じている[4]。しかし，運動機能的に問題となることは少ない。その他の合併奇形としては，漏斗胸，同側上腕や前腕の奇形，広背筋や，外腹斜筋，前鋸筋の形成不全，乳頭や乳腺の低形成や欠如（本疾患患者の1/3以上），一側胸郭の肋軟骨あるいは肋骨の無形成あるいは変形（第3～5肋骨，あるいは第2～4肋骨，11～25％），肺ヘルニア（8％），乳腺や腋窩領域の脱毛症などが知られている。肋骨の低形成が生じていると患側胸郭が小さくなり，胸郭による保護が不十分となった心臓は対側へ偏移する。特に左側のポーランド症候群と右胸心との関連性が報告されている[5]。

手，上肢の奇形に関してはさまざまで，患側手の中節骨の短縮を伴う合指症（mitten hand）から完全な手の欠損まで多様性に富む。対側上肢が侵されることはまれで，中節骨の低形成は尺側が多く橈側が少ないのが普通である。また手や上肢の奇形を伴わず大胸筋欠損などの胸郭奇形のみある病態（partial Poland's sequence）はより頻度が高いと考えられている[6]。

その他の先天性奇形と関連して，先天性の両側顔面神経麻痺と眼球の外転麻痺を伴う症候群であるMöbius syndromeは，primitive trigeminal arteryの早期退縮によるとされており，その15％にポーランド症候群を合併する。また短頸を主症状とする先天性頸椎癒合症（Klippel-Feil syndrome）は椎骨動脈の発達遅延との関連が考えられているが，ポーランド症候群と合併することがある。さらにSprengel変形やAdams-Oliver syndromeまでを加えた一連の奇形を統一する考え方として鎖骨下動脈およびその分岐の血行障害説（subclavian artery supply disruption sequence）が提示されている[7]。

また臨床的にまれではあるが重要なのが，白血病，非ホジキンリンパ腫，肺癌，乳癌などの悪性疾患のリスクの上昇である。

診断において身体検査や画像は重要で，胸部単純X線写真では，大胸筋欠損による一側肺透過性亢進が有

名であるが，病側腋窩の正常のひだの消失，心臓の対側（健側）への偏位，乳頭の左右差なども診断への手引きとなり，胸郭および上肢の異常をとらえることが比較的たやすい。画像上，一側肺透過性亢進の鑑別疾患としては，①技術的なアーチファクト，②Swyer–James症候群，③乳房切除術後，④一側胸膜，胸腔病変などが挙げられる。CTは大胸筋欠損や乳房の低形成などが把握しやすく，軟部組織異常の疑い症例ではよい適応となる。一方マンモグラフィーでは，胸筋陰影の欠如や小さく実質構造が対側と異なる乳腺が描出され[8]，アーチファクトやほかの乳腺疾患との鑑別が必要となる。

文 献

1) Fokin AA, Robicsek F. Poland's syndrome revisited. Ann Thorac Surg 2002 ; 74 : 2218–25.
2) Nachnani JS, Supe AN. A variant of Poland syndrome. J Postgr Med 2001 ; 47 : 131–2.
3) Bamforth JS, Fabian C, Machin G, et al. Poland anomaly with a limb body wall disruption defect : case report and review. Am J Med Genet 1992 ; 43 : 780–4.
4) Wright AR, Milner RH, Brainbridge LC, et al. MR and CT in the assessment of Poland syndrome. J Comput Assist Tomogr 1992 ; 16 : 442–7.
5) Fraser FC, Teebi AS, Walsh S, et al. Poland sequence withdextrocardia : which comes first? Am J Med Genet 1997 ; 73 : 194–6.
6) Perezaznar JM, Urbano J, Garcia Laborda E, et al. Breast and pectoralis muscle hypoplasia : a mild degree of Poland's syndrome. Acta Radiological 1996 ; 37 : 759–62.
7) Bavinck JNB, Weaver DD, Opitz JM, et al. Subclavian artery supply disruption sequence : hypothesis of a vascular etiology for Poland, Klippel–Fail, and Möbius anomalies. Am J Med Genet 1986 ; 23 : 903–18.
8) Samuels TH, Haider MA, Kirkbride P. Poland's syndrome : a mammographic presentation. Am J Roentgen 1996 ; 166 : 347–8.

Case 9 肺リンパ脈管筋腫症
Lymphangioleiomyomatosis

小野修一

症例提示：考えてみよう

30歳代後半，女性。
十数年前，労作時の呼吸困難を主訴として，咳嗽で発症。以後数回乳び胸，気胸に罹患，今回，加療目的に当院を紹介された。肺機能的に，高度の閉塞性換気障害があり，Pa_{O_2}の低下を有する。非喫煙者である。

図1-aに胸部単純X線写真正面像，図1-bに肺野条件表示のthin-slice CTを示す。

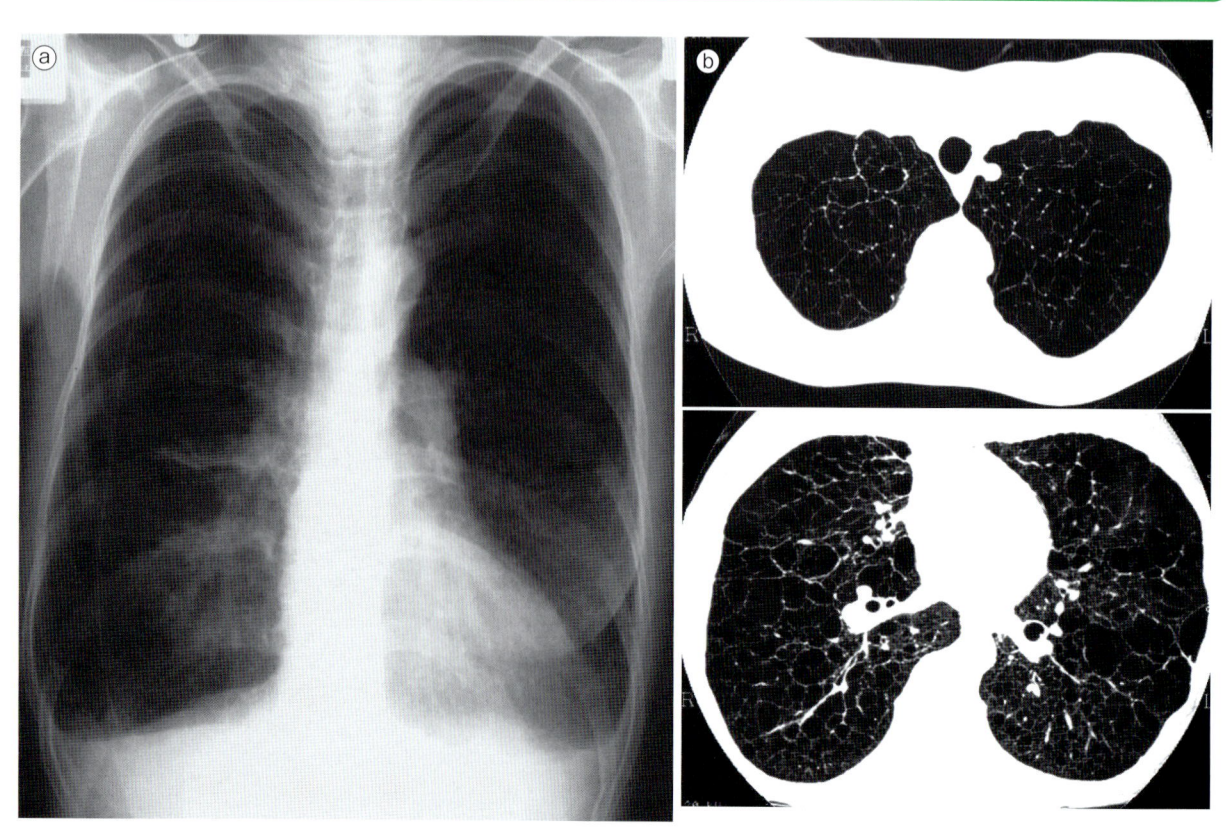

図1

Case 9 症例解説

　図1-aでは，両肺野中下肺野を中心に，肺野濃度が広範に低下，肺野は過膨張で胸郭が拡大し，横隔膜は低下，反転している（→）。肺野血管影は高度の狭小化を示す。肺門・縦隔のリンパ節腫大や気胸などの所見はない。

　図1-bでは，両肺野上中肺野を中心に広範な低吸収域（low attenuation areas：LAAs）が拡がっている（→）。正常に近い肺野は極めて乏しい。

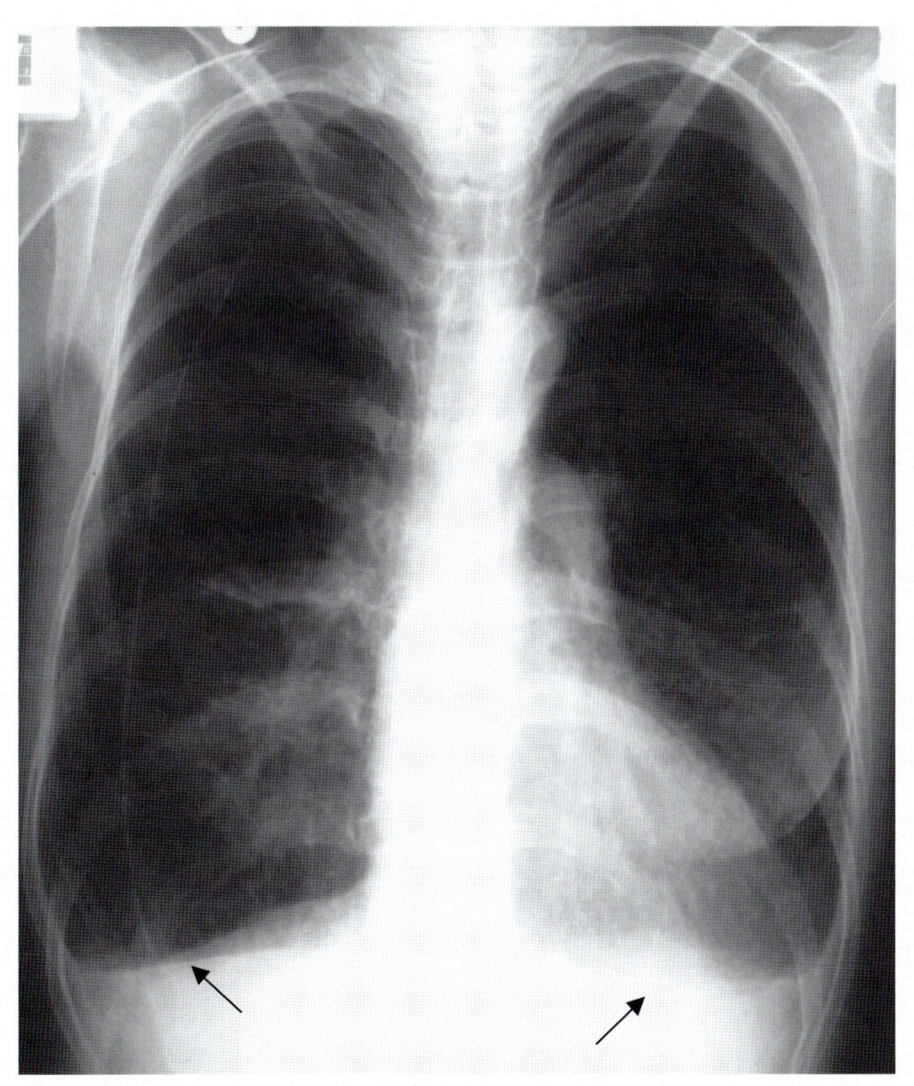

図1-a　胸部単純X線正面像

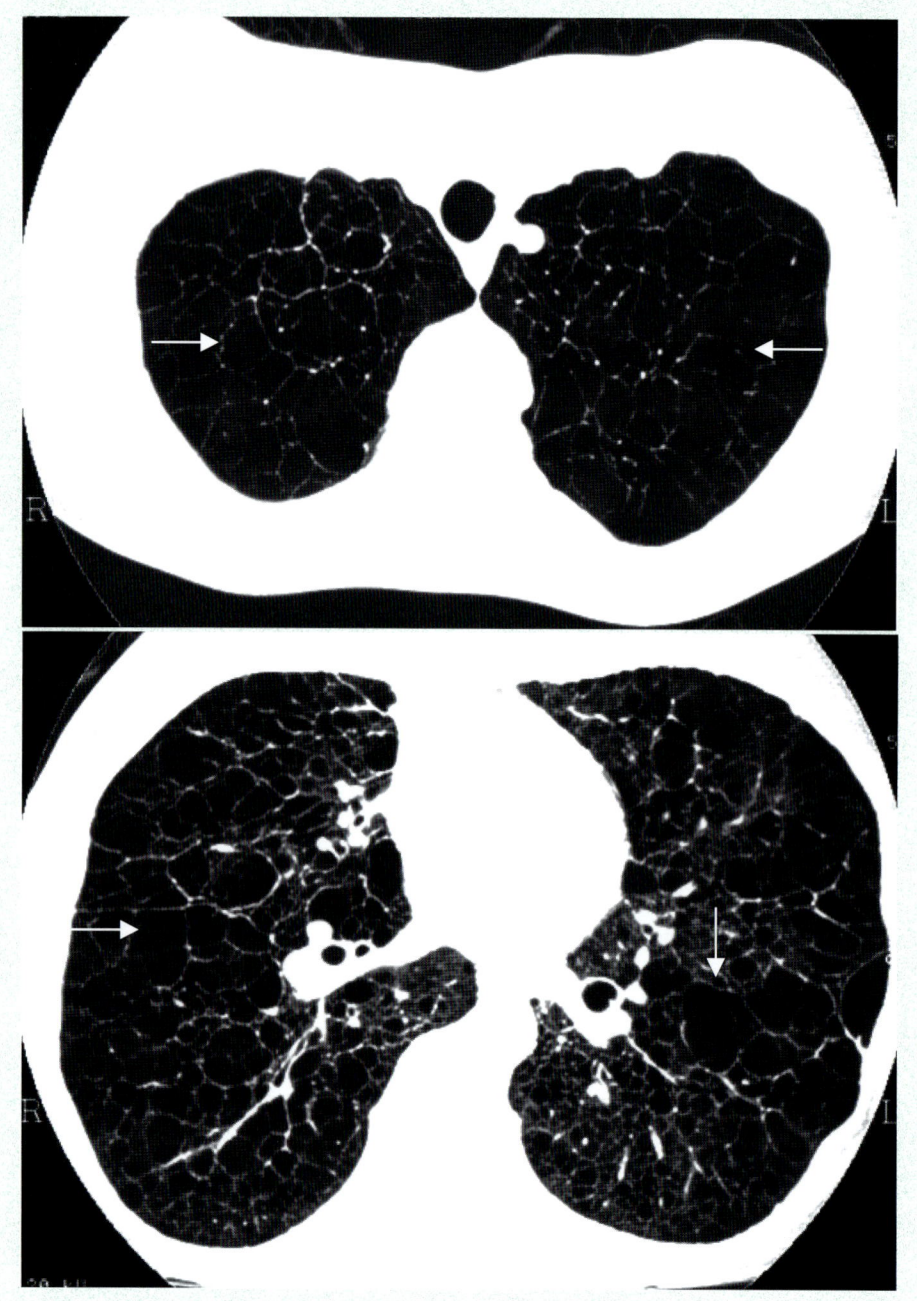

図1-b　thin-slice CT像

肺リンパ脈管筋腫症とは？

　肺リンパ脈管筋腫症(lymphangioleiomyomatosis：LAM)は，主に妊娠可能な年齢の女性に発症するまれな疾患である。労作性の息切れ，呼吸困難，咳嗽，血痰などの呼吸器症状を認める。乳び胸水や気胸を来すことも多い。呼吸機能検査では，1秒率・1秒量の低下などの閉塞性換気障害，肺拡散能の低下を認める。結節性硬化症(tuberous sclerosis complex：TSC)に合併することが多い。極めてまれに，男性のTSC症例に合併することもあるといわれている。また，例外的に閉経後の女性に発症することもある[1]。進行すると，呼吸不全に陥る予後不良の疾患である[2]。

　病理所見では，LAMの基本的病変は平滑筋様細胞(LAM細胞)の増生である。病理組織学的にLAMと診断するには，このLAM細胞の存在を証明することが必要である。LAM細胞は集簇して結節性に増殖し，囊胞壁，胸膜，細気管支・血管周囲などの肺組織，肺門・縦隔，後腹膜腔，骨盤腔などのリンパ節に病変を形成，リンパ管新生を伴う[1]。ことに，肺では気腫性の囊胞状病変が形成されるが，LAM細胞による肺胞の直接の破壊と細気管支の狭窄による閉塞性・check valveの機序が考えられている。

　胸部単純X線写真では，初期には明らかな所見がないことが多い。次第に網状影，粒状影，Kerley B lineなどの間質性陰影を認め，進行すると，全肺野の濃度が低下，肺野は過膨張となる。気胸，乳び胸，肺出血が特徴的な合併症である。ほか，胸水，心囊液，肺門・縦隔リンパ節腫大などもよくみられる。CT，thin-slice CTでは，全肺野，びまん性に2mm以下程度の薄い壁を有する囊胞状の病変を見る。囊胞の大きさは，通常2〜5mm程度から10mm以下が多いが，30mm程度のものまで存在する。囊胞以外の肺野には，明らかな異常所見がないことも多いが，時にすりガラス状影，コンソリデーション，線状影，粒状影，小葉間隔壁の肥厚を認める[3][4]。合併する多発性微小結節性肺胞上皮細胞過形成(multifocal micronodular pneumocyte hyperplasia：MMPH)病変に相当して辺縁の不明瞭な粒状影が認められることもある[5]。肺野外では，肺門・縦隔のリンパ節腫大，胸水，乳び胸，気胸，心囊液，胸管の拡張を伴うことがある。腹部でも，後腹膜腔や骨盤内のリンパ節腫大，リンパ脈管筋腫，腎臓や肝臓の血管筋脂肪腫，腹水・乳び腹水などの所見がみられる[6]。

　また，画像的な鑑別診断には，COPD，ランゲルハンス組織球症(好酸球性肉芽腫症)，リンパ球性間質性肺炎(lymphocytic interstitial pneumonia：LIP)，囊胞形成性のアミロイドーシス，囊胞状気管支拡張症，空洞性転移性肺腫瘍，Birt–Hogg–Dubé症候群[7]，light-chain deposition disease[8]などが挙げられる。これら，症例の背景や臨床経過，血液生化学所見などで鑑別するが，特に早期症例には組織診断が重要である。進行例では，肺HRCTの特徴的な囊胞所見と臨床所見の組み合わせから臨床診断はほぼ確実とされるが，例外もあり，鑑別疾患の除外が必要である。

文　献

1) 林田美江, 久保惠嗣, 瀬山邦明, ほか. リンパ脈管筋腫症lymphangioleiomyomatosis (LAM) 診断基準. 日呼吸会誌2008; 46: 425-7.
2) 林田美江, 藤本圭作, 久保惠嗣, ほか. リンパ脈管筋腫症lymphangioleiomyomatosis (LAM) の治療と管理の手引き. 日呼吸会誌2008; 46: 428-31.
3) Pallisa E, Sanz P, MD, Roman A, et al. Lymphangioleiomyomatosis: pulmonary and abdominal findings with pathologic correlation. Radiographics 2002; 22: S185-98.
4) Avila NA, Dwyer AJ, Rabel A, et al. Sporadic lymphangioleiomyomatosis and tuberous sclerosis complex with lymphangioleiomyomatosis: comparison of CT features. Radiology 2007; 242: 277-85.
5) Franz DN, Brody A, Meyer C, et al. Mutational and radiographic analysis of pulmonary disease consistent with lymphangioleiomyomatosis and micronodular pneumocyte hyperplasia in women with tuberous sclerosis. Am J Respir Crit Care Med 2001; 164: 661-8.
6) Avila NA, Kelly JA, Chu SC, et al. Lymphangioleiomyomatosis: abdominopelvic CT and US findings. Radiology 2000; 216: 147-53.
7) Ayo DS, Aughenbaugh GL, Yi ES, et al. Cystic lung disease in Birt-Hogg-Dube syndrome. Chest 2007; 132: 679-84.
8) Colombat M, Gounant V, Mal H, et al. Light chain deposition disease involving the airways: diagnosis by fibreoptic bronchoscopy. Eur Respir J 2007; 29: 1057-60.

Case 10

Michonodular Pneumocyte Hyperplasia

MNPH

小林 健

症例提示：考えてみよう

40歳代，女性。
既往歴に糖尿病，結節性硬化症，腎細胞癌あり。腎細胞癌の転移検索で施行された胸部単純X線写真，胸部CT検査で異常を指摘された。図1-aに胸部単純X線写真，図1-bに胸部CT，図1-cに高分解能CTを示す。

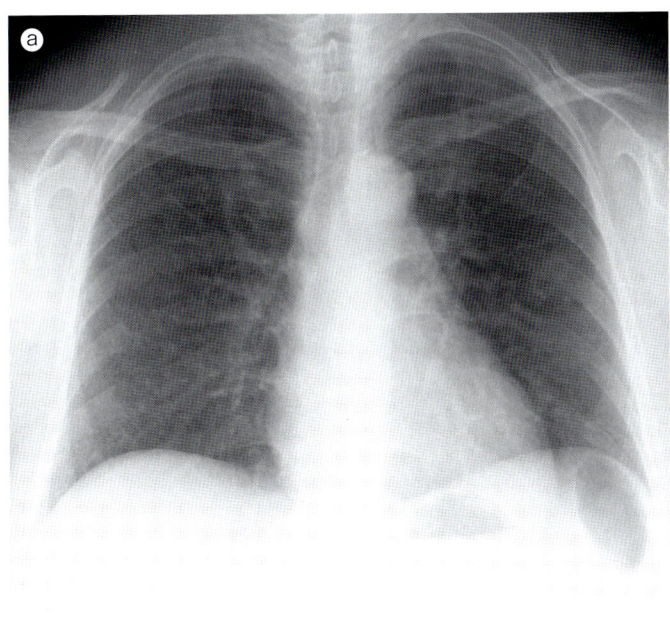

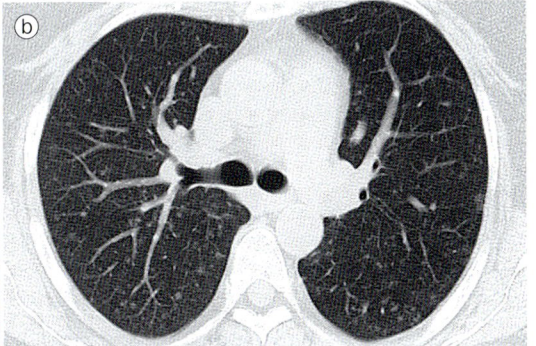

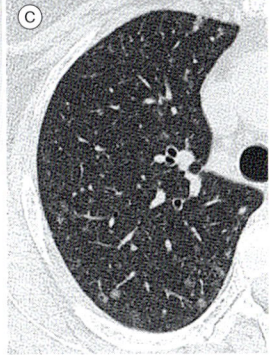

図1

Case 10 症例解説

　図1-aでは，肺野濃度が軽度上昇している。図1-bでも淡く小さい結節が両側肺にびまん性に認められる（→）。大きさはほとんどが5mm以下で境界の明瞭な結節から不明瞭な結節まで混在している。図1-cでは結節の濃度は血管影より淡くすりガラス結節としてよい濃度を呈している。画像診断では多発結節影という点からは，一般的には腎細胞癌の術前検査であることから肺転移をまず考えなければならないが，通常の腎細胞癌の血行性肺転移は境界明瞭な充実性濃度の結節影であり，すりガラス影の多発結節を呈することはない。既往症で結節性硬化症があることから，結節性硬化症に合併することが知られているmicronodular pneumocyte hyperplasia（MNPH）が考えられた。胸腔鏡下肺生検で病理学的にMNPHと診断された（図1-d）。

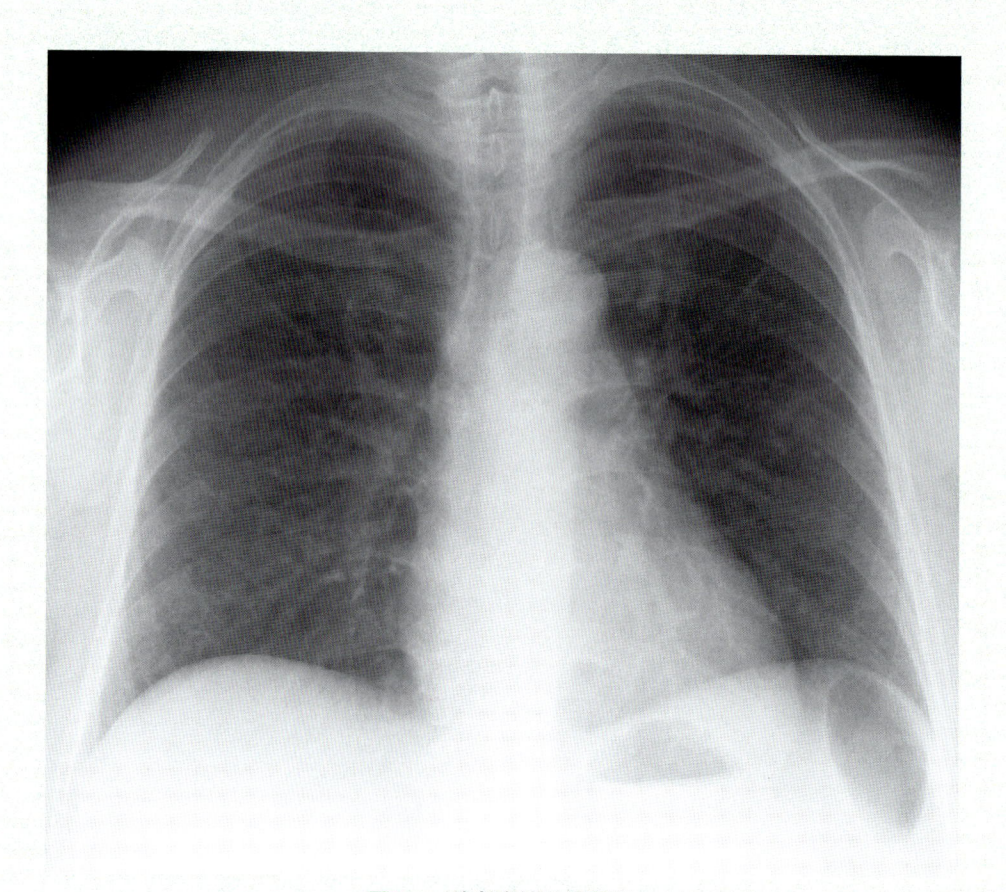

図1-a　胸部単純X線写真

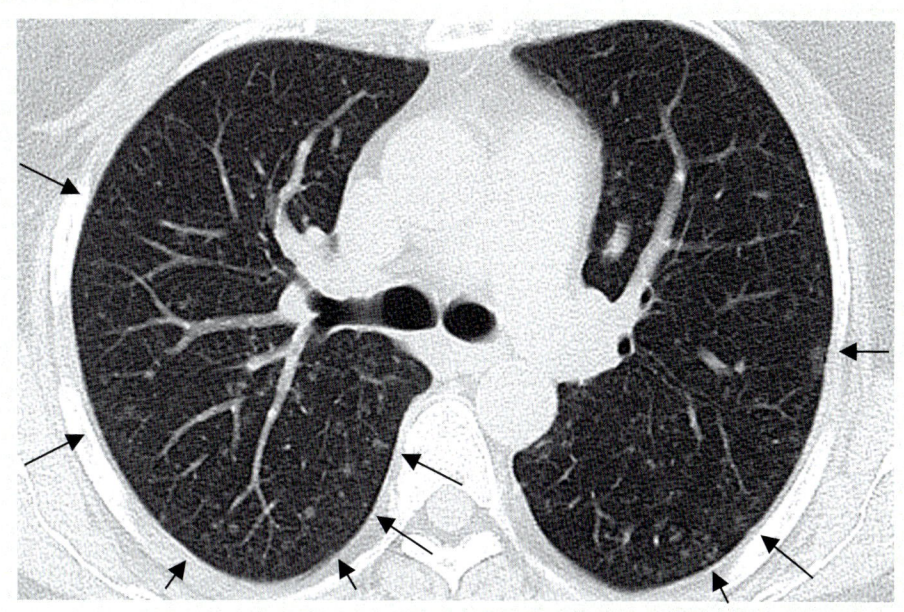

図1-b 胸部CT

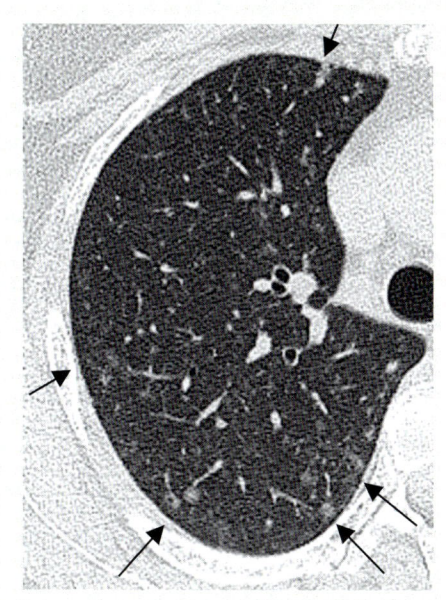

図1-c HRCT

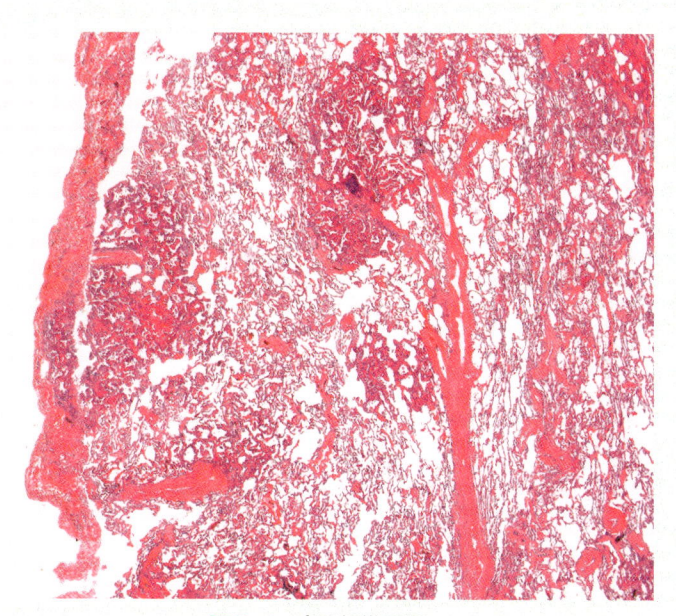

図1-d 病理組織所見

MNPHとは？

　結節性硬化症は常染色体優性遺伝の神経皮膚症候群の1つで，精神発達遅滞，てんかん，中枢神経や皮膚，腎臓に過誤腫が特徴の疾患である。頭部CTで側脳室周囲の多発する石灰化（図2）が認められ，あるいは腹部CTで多発する腎の脂肪を含む腫瘤（図3）が認められ，画像診断から結節性硬化症を指摘される場合もある。結節性硬化症の肺病変としてはリンパ脈管筋腫症（lymphangioleiomyomatosis：LAM）が有名であり，LAMをみた場合には結節性硬化症がないかどうか確認する必要がある。結節性硬化症では過誤腫のほかに腎細胞癌の合併も多く，両側性に出現することもまれではない。本例では異時性に出現した両側腎細胞癌の術前精査の胸部CTで肺病変が検出され，多発する結節影を認め画像診断でmicronodular pneumocyte hyperplasia（MNPH）を疑い病理学的に診断されたが，臨床的には肺転移との鑑別が問題となった。

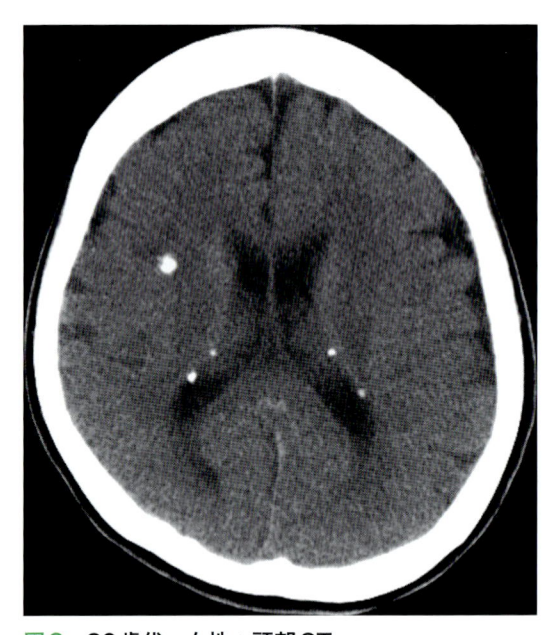

図2　20歳代，女性：頭部CT
てんかんでCT検査を施行したところ側脳室周囲や白質内に多発する石灰化の多発を認めた。染色体検査から結節性硬化症と診断された。

　MNPHは結節性硬化症に合併する肺病変として近年注目されている。MNPHは1990年代になり確立された比較的新しい疾患概念であり，以前より腺腫様過誤腫などとしてその存在が報告されていた。Muirらの報告によれば，MNPHの多くは結節性硬化症との関連が認められるが，結節性硬化症がない場合には多発の異型腺腫様過形成（atypical adenomatous hyperplasia：AAH）との鑑別が問題となるという[1]。

　病理学的には特定の分布を示さないびまん性多発性病変で，小型で異型の少ないII型肺胞上皮が線維性および弾性線維の肥厚を伴う肺胞壁に沿って結節性に増生し，周囲との境界が比較的明瞭であることが特徴とされている。AAHとの鑑別ではMNPHの方が肺胞壁の弾性線維の肥厚が目立つ，上皮細胞の異型がより乏しい，境界が比較的明瞭であるなど，ある程度で鑑別できると言われているが，実際には病理組織のみでの鑑別が困難であることも多い。臨床から結節性硬化症があるかどうかよく聴取することやLAMの合併がないか探すことが重要と言われている。

　MNPHの画像診断の報告は胸部CTのものが認められる[2]。胸部CT，特に高分解能CTでは病理所見を反映して特定の分布を呈さない小型多発性の淡い粒状影ないし結節影を呈する。結節性硬化症では腎細胞癌など悪性腫瘍を合併することもあり，肺転移との鑑別が問題となるが，個々の結節が淡い点が画像診断の鑑別の一助になると思われる。

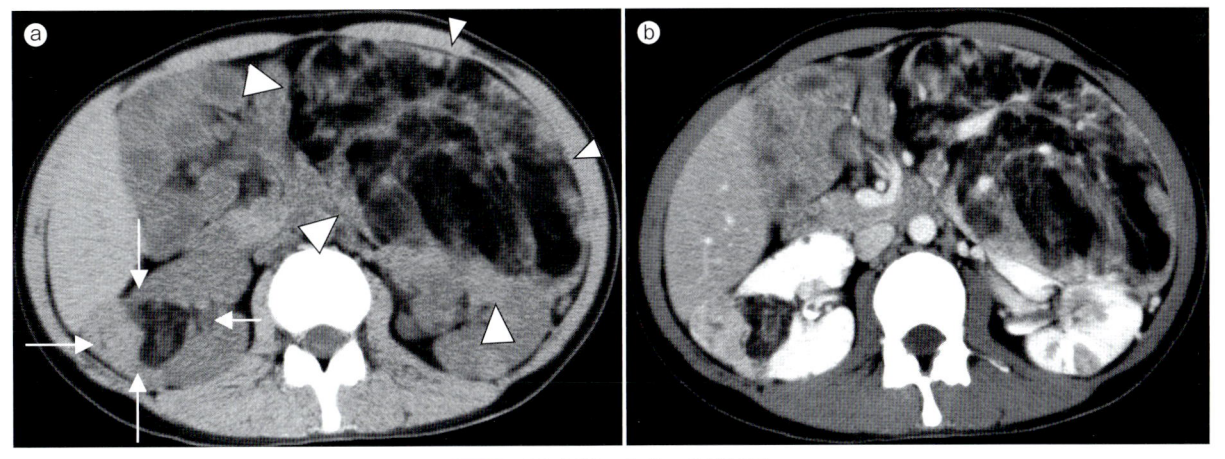

図3 20歳代，女性：腹部CT

a 腹部単純CT，b 腹部造影CT

両側腎に脂肪成分を伴う充実性腫瘤が認められる．左腎の腫瘤（▷）は巨大であり出血の危険性から切除された．病理学的に腎血管筋脂肪腫と診断され，対側（⇨）はCTで経過観察されている．本例も頭部CTで脳室周囲に多発する石灰化を認め，遺伝子検査で結節性硬化症と診断された．

文 献

1) Muir TE, Leslie KO, Popper H, et al. Micronodular pneumocyte hyperplasia. Am J Surg Pathol 1998 ; 22 : 465-72.
2) 河島通博，小林弘美，富永正樹，ほか．結節性硬化症に合併したMicronodular Pneumocyte Hyperplasia・Lymphangiomyomatosisの一例．日呼吸会誌 2001 ; 39 : 277-80.

Case 11 Birt–Hogg–Dubé症候群

員門克典

症例提示：考えてみよう

40歳代，女性。
以前の検診で両肺に多発嚢胞を指摘され，フォローされていた。胸骨左付近の疼痛で来院した。喫煙歴はない。父親に気胸の家族歴がある。
図1-aに初診時の胸部単純X線正面像，図1-b, cに図1-aの2日後に撮影されたthin-slice CT（2.5mm厚）を示す。

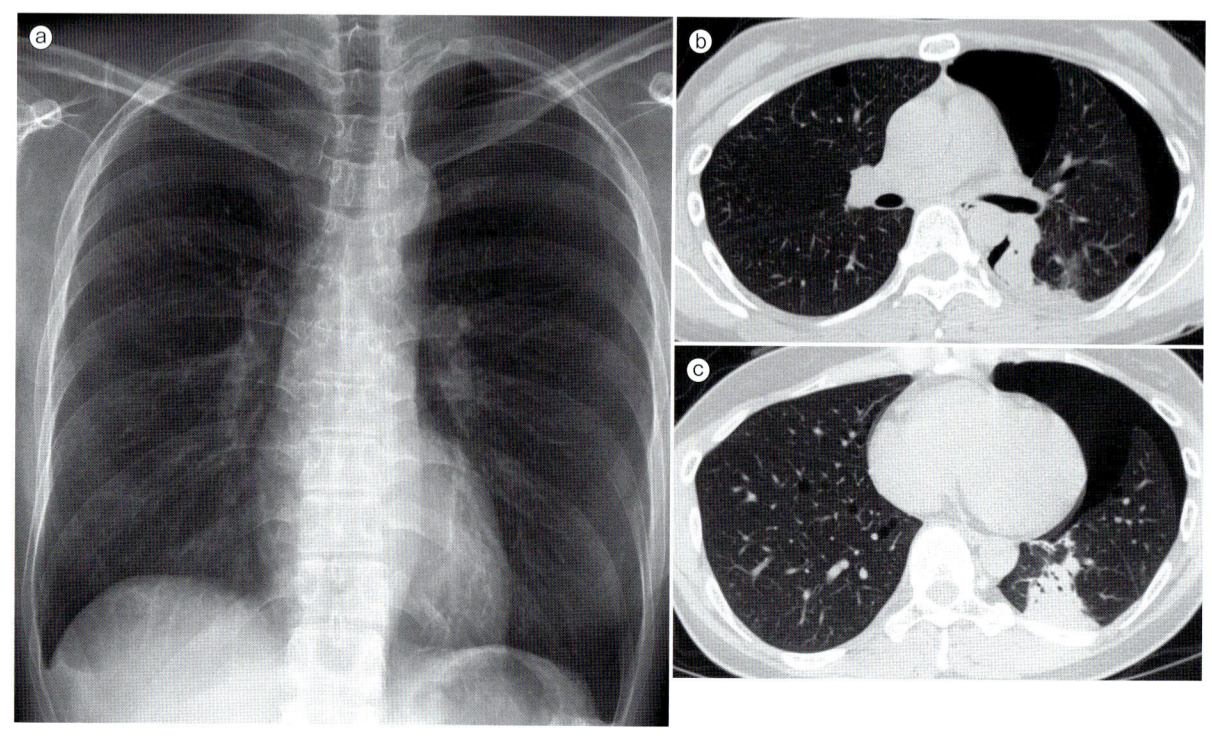

図1

Case 11 症例解説

　図1-aでは左に軽度気胸が認められる。気胸の原因として考えられるブラは肺尖部に好発するが明らかなものを指摘できない。両肺には囊胞が下肺野優位に散在し，右下にはかなり大きなものを認める（図1-a，→）。図1-b，cでは両肺に薄壁性囊胞が散在し，下肺野に多く分布し，比較的内層のものが多い。囊胞のサイズは不揃いで，右肺下葉に縦隔側優位の分布（図1-c）もみられる。背景肺野濃度の上昇や粒状病変はみられない。気胸の家族歴と画像所見からBirt-Hogg-Dubé（以下BHD）症候群が疑われたため，施行された遺伝子診断で確定された。

　さらに父親も遺伝子診断で同一疾患であることが確定されたので，参考症例として提示する（図2-a，b）。患者の父親の画像であるが，囊胞のサイズは娘よりも大きなものが多く，血管が囊胞内を通過するような所見もみられる（図2-b，→）。囊胞数も娘より多いがそれほど大きな差ではない（肺囊胞の総数は父親293個，娘105個であった）。患者にはいずれも明らかな皮膚病変，腎病変は認められなかった。

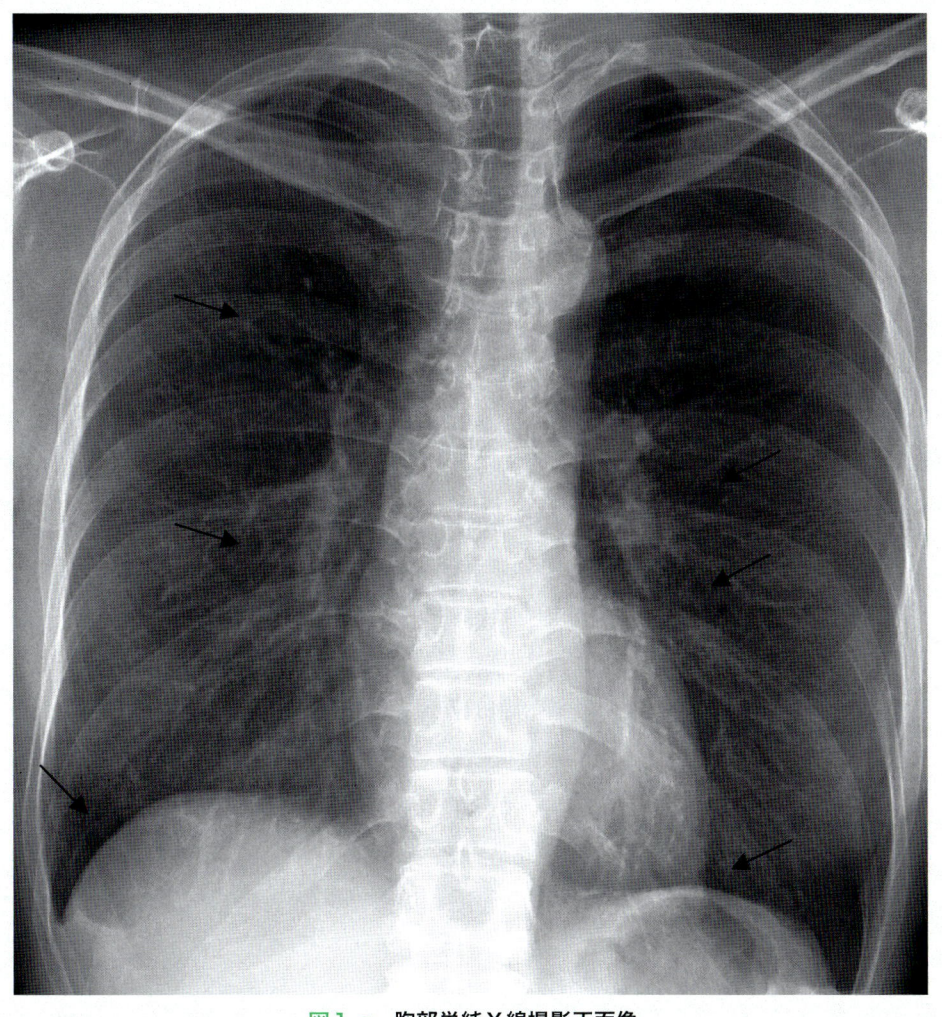

図1-a　胸部単純X線撮影正面像

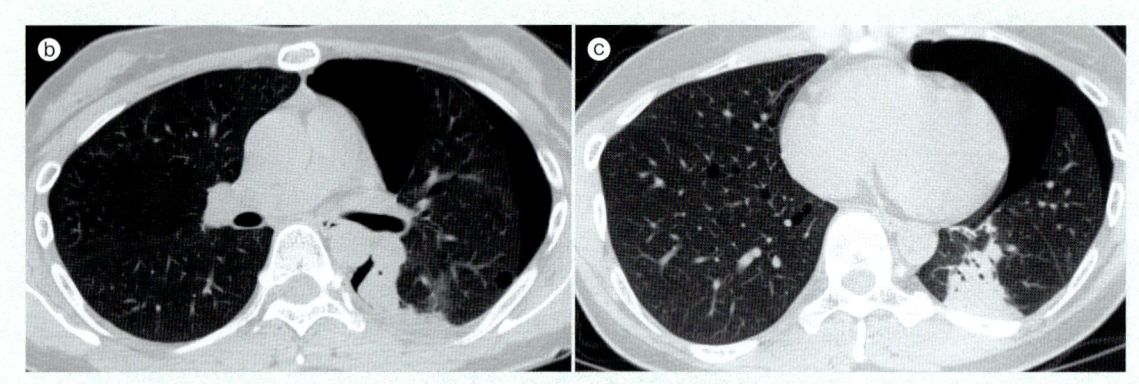

図1-b，c 胸部CT（2.5mm厚）

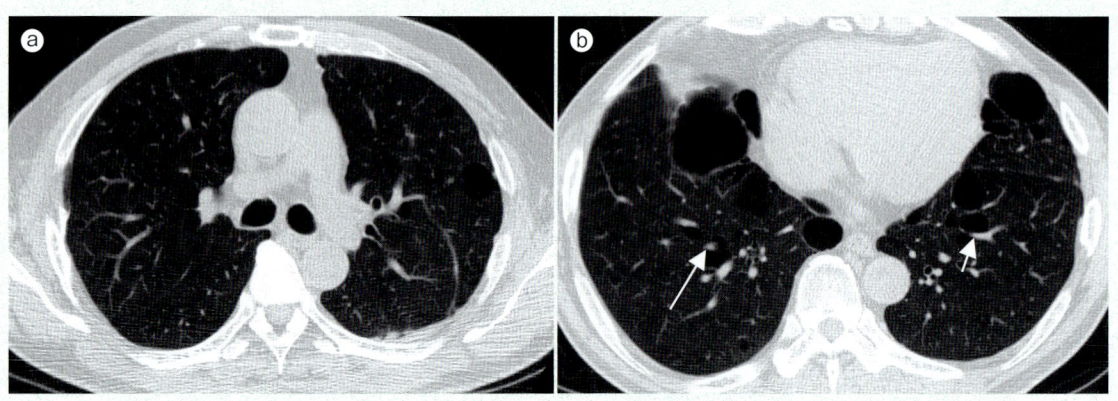

図2-a，b 父親の胸部CT（2.5mm厚）

Birt-Hogg-Dubé症候群とは？

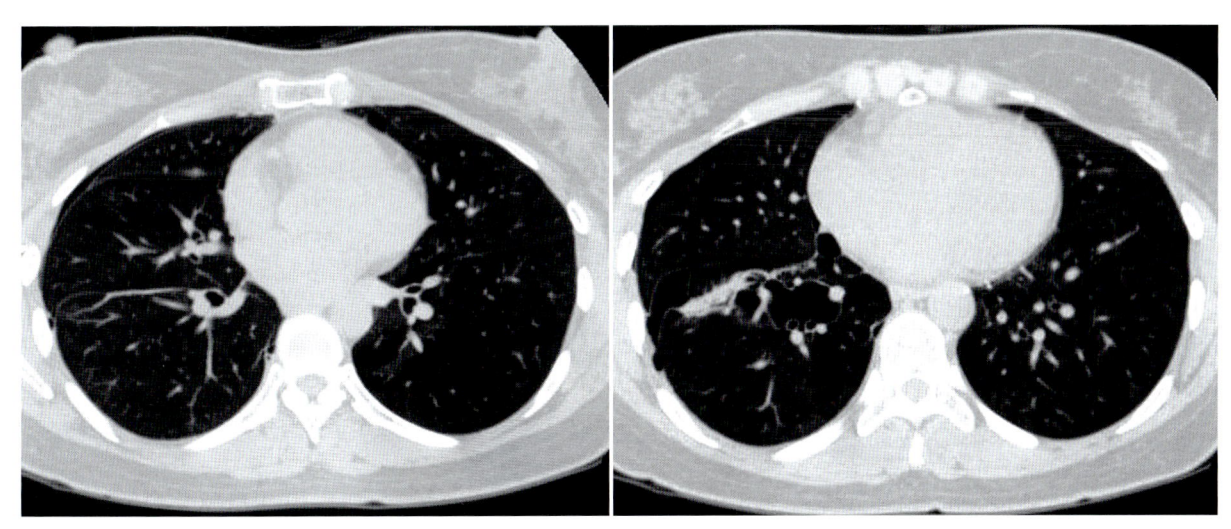

図3　画像よりBHD症候群を考えたが，遺伝子検査で否定された症例

　Birt–Hogg–Dubé（BHD）症候群は組織学的に主にfibrofolliculomaと診断される皮膚過誤腫様病変を特徴とする比較的まれな常染色体優性遺伝の皮膚症候群で，1977年に初めて報告された[1]。両側性あるいは多発性の腎腫瘍および肺嚢胞／自然気胸を高率に合併することが知られている[2,3]。2001年に腫瘍抑制蛋白質であるfolliculin蛋白をコードするBHD遺伝子（17p11.2）が責任遺伝子として同定され，以降は遺伝子検査により確定診断がなされる[4]。Folliculin蛋白は皮膚，腎，肺を含むさまざまな臓器に発現する。

　BHD症候群と肺嚢胞性病変の関連については，1999年にToroらによって初めて報告された[2]。その後，彼らのBHD症候群患者198例を対象とした大規模な研究によって，BHD症候群患者には84％と高率に多発肺嚢胞が存在することや，24％に自然気胸の合併がみられることが報告された[5]。BHD症候群は，α1-アンチトリプシン欠損症，マルファン（Marfan）症候群，エーラス・ダンロス（Ehlers–Danlos）症候群，肺リンパ脈管筋腫症（pulmonary lymphangioleiomyomatosis：LAM），結節性硬化症，肺ランゲルハンス細胞組織球症（pulmonary Langerhans cell histiocytosis：PLCH），嚢胞性線維症などとともに家族性気胸の原因疾患として重要である[5]。肺嚢胞の形成にはまだ不明点が多いが，FuruyaらはmTORシグナル異常に伴う過誤腫様の嚢胞状肺胞形成によると推測している[6]。

　BHD症候群の肺嚢胞は，Tobinoらによる検討では多発する不整形のさまざまなサイズの嚢胞が下肺野内側優位に分布することが特徴とされている[7]。自験例による検討では，①下肺野優位，②胸膜直下や肺外層が多いが，肺内層にも分布，③胸膜直下のものほど大きく，楕円形あるいは分葉状といった変則的な形態のものが多い，④嚢胞以外の肺野にはびまん性陰影を認めない，⑤親子例では親の方が数やサイズに増加増大傾向がある，といった特徴を認めた[8]。

　気胸を起こす肺嚢胞性疾患として比較的頻度が高いPLCHは，嚢胞壁が厚めで不整・上肺野優位，LAMは嚢胞が丸い嚢胞のサイズが比較的そろった状態でびまん性分布であり，いずれもBHD症候群との鑑別は

比較的容易であると考えられる。

　しかしBHD症候群の画像所見は特徴的であるが，原則は遺伝子診断であることを忘れてはならない。右気胸を起こし，肺囊胞所見からBHD症候群を疑ったが，遺伝子検索では否定された症例を示す(図3)。本症例は顔面に線維腫も伴っており，類縁疾患の可能性もある。胸部CTは本疾患を疑うきっかけになるが，画像による確定的診断は現時点では難しいと考えられる。

　BHD症候群には良性のoncocytomaから悪性の腎細胞癌までさまざまな腎腫瘍が合併するリスクが高く，本疾患が判明した場合には定期的な腎腫瘍の画像スクリーニングが推奨される[2,3,9]。BHD症候群の皮膚病変は通常25～35歳に発現して年齢とともに増加・増大し，肺病変は20～40歳の間に多く，40歳以降に増加する腎腫瘍発現に先行することが多いとされる[10]。

　今まで原因不明の多発性肺囊胞とされていた症例中に本疾患が紛れ込んでいることが考えられ，胸部CTで多発肺囊胞を見た際には注意を要する。

文　献

1) Birt AR, Hogg GR, Dubé WJ. Hereditary multiple fibrofolliculomas with trichodiscomas and acrochordons. Arch Dermatol 1977 ; 113 : 1674-77.
2) Toro JR, Glenn G, Duray P, et al. Birt-Hogg-Dubé syndrome : a novel marker of kidney neoplasia. Arch Dermatol 1999 ; 135 : 1195-202.
3) Roth JS, Rabinowitz AD, Benson M, et al. Bilateral renal cell carcinoma in the Birt-Hogg-Dubé syndrome. J Am Acad Dermatol 1993 ; 29 : 1055-6.
4) Schmidt LS, Warren MB, Nickerson ML, et al. Birt-Hogg-Dubé syndrome, a genodermatosis associated with spontaneous pneumothorax and kidney neoplasia, maps to chromosome 17p11.2. Am J Hum Genet 2001 ; 69 : 876-82.
5) Toro JR, Pautler SE, Stewart L, et al. Lung cysts, spontaneous pneumothorax, and genetic associations in 89 families with Birt-Hogg-Dubé syndrome. Am J Respir Crit Care Med 2007 ; 175 : 1044-53.
6) Furuya M, Tanaka R, Koga S, et al. Pulmonary cysts of Birt-Hogg-Dubé syndrome : a clinicopathologic and immunohistochemical study of 9 families. Am J Surg Pathol 2012 ; 36 : 589-600.
7) Tobino K, Gunji Y, Kurihara M, et al. Characteristics of pulmonary cysts in Birt-Hogg-Dubé syndrome : thin-section CT findings of the chest in 12 patients. Eur J Radiol 211 ; 77 : 403-9.
8) 村石　懐，負門克典，松迫正樹，ほか．Birt-Hogg-Dube症候群の胸部CT所見．臨放2010；55：108-13．
9) Gunji Y, Akiyoshi T, Sato T, et al. Mutations of the Birt Hogg Dube gene in patients with multiple lung cysts and recurrent pneumothorax. J Med Genet 2007 ; 44 : 588-93.
10) Zbar B, Alvord WG, Glenn G, et al. Risk of renal and colonic neoplasms and spontaneous pneumothorax in the Birt-Hogg-Dubé syndrome. Cancer Epidemiol Biomarkers Prev 2002 ; 11 : 393-400.

Case 12 肺胞微石症
Pulmonary Alveolar Microlithiasis

飛野和則　富山憲幸

症例提示：考えてみよう

17歳，男性。
胸部X線検診で両側肺の異常陰影を指摘され来院した。労作時呼吸困難（Fretcher–Hugh–Jones II度）があり，咳・喀痰・発熱はない。血液・生化学検査はいずれも正常範囲だった。図1-aに胸部単純X線正面像，図1-bにCT（肺野条件），図1-cにCT（縦隔条件）を示す。

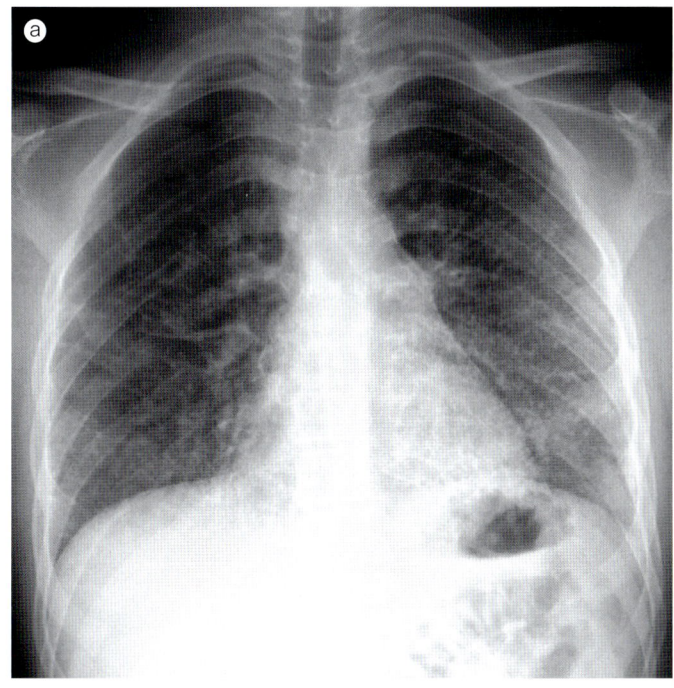

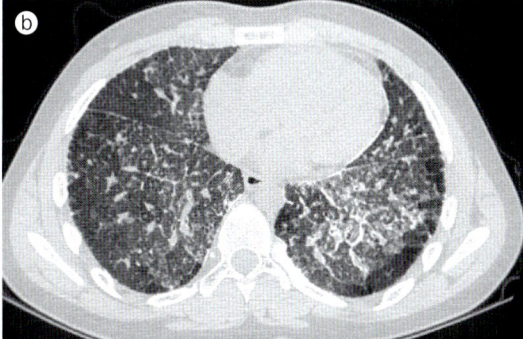

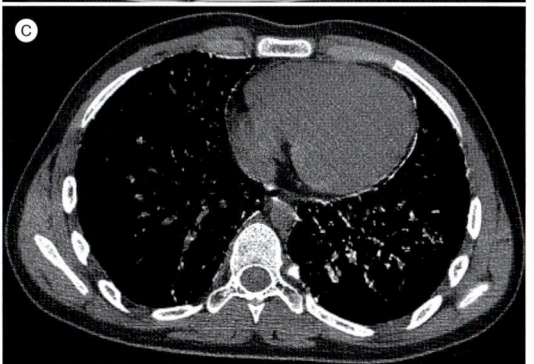

図1

Case 12 症例解説

　図1-aでは，両側びまん性・中下肺野優位にX線透過性が低下している．また，右心縁の輪郭はやや不鮮明となっている．図1-b，cでは，肺野条件において両側下葉優位にびまん性のすりガラス状陰影と粒状影，小葉間隔壁肥厚を認め，胸膜直下がspareされている．縦隔条件では気管支血管側周囲や縦隔側胸膜に石灰化を伴っている．

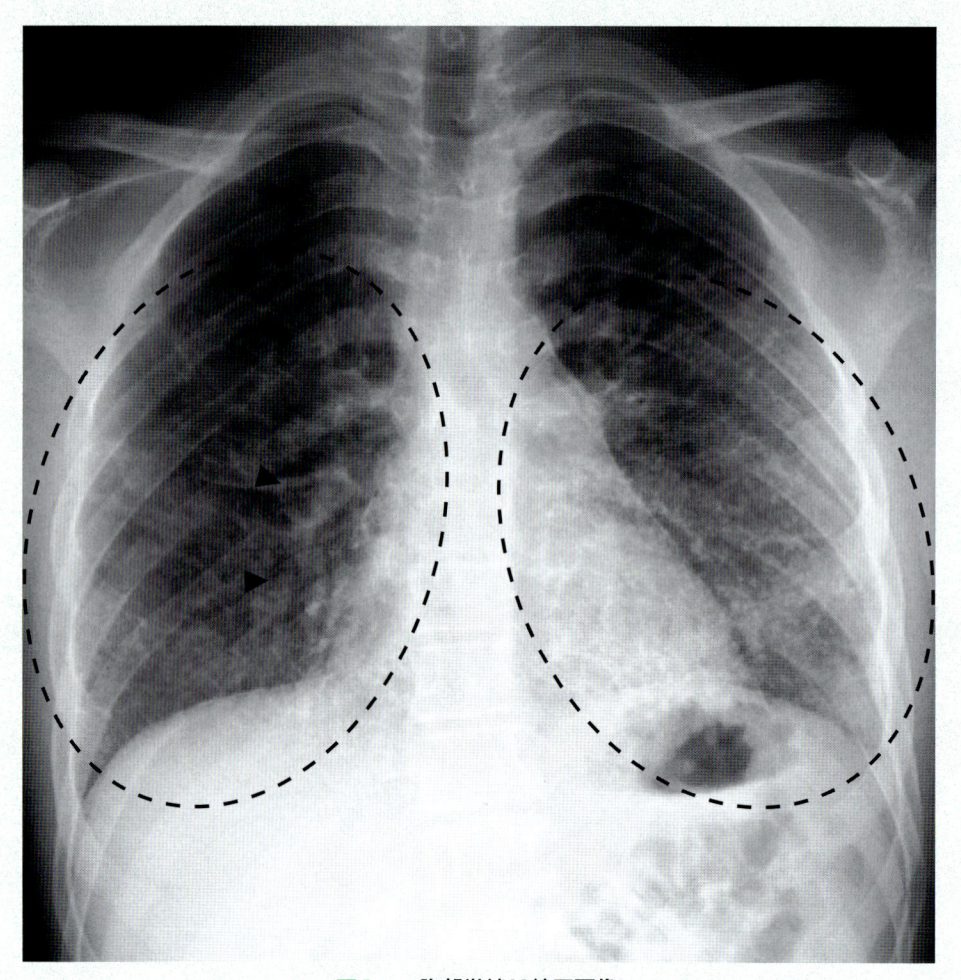

図1-a　胸部単純X線正面像

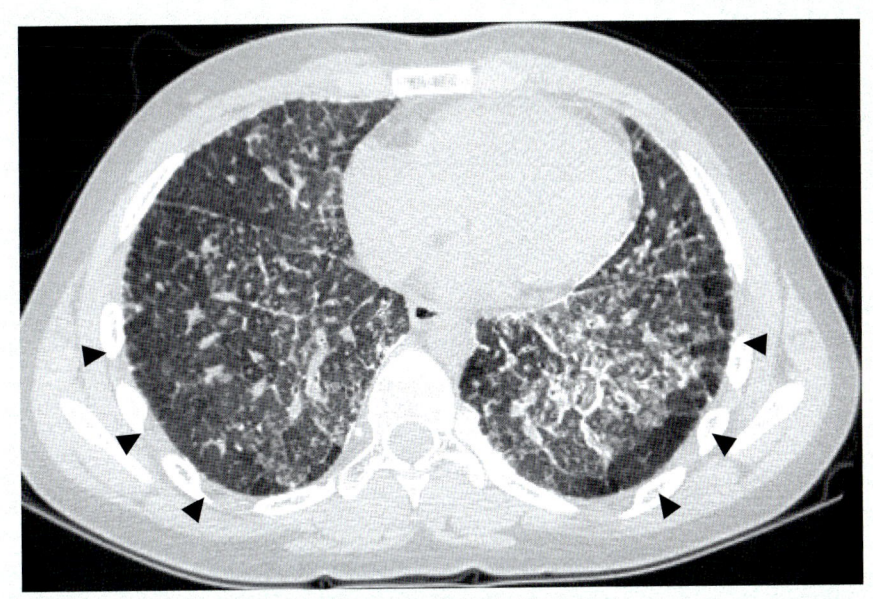

図1-b　肺野条件CT

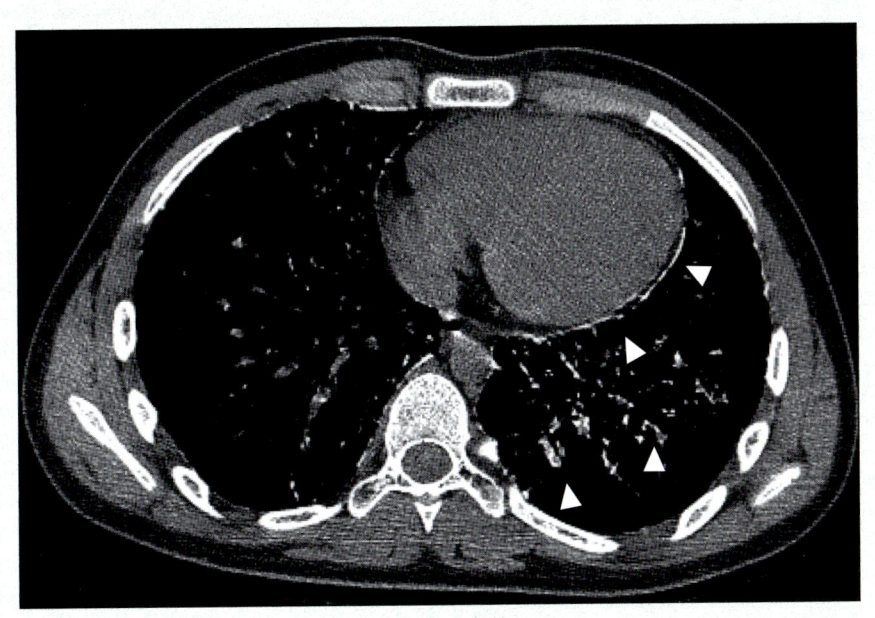

図1-c　縦隔条件CT

肺胞微石症とは？

　肺胞微石症（pulmonary alveolar microlithiasis）は，肺胞内にリン酸カルシウムを主成分とする微小結石が蓄積する常染色体劣性遺伝疾患である。1686年にイタリアのMalpighiが初めてその詳細な肺の肉眼所見をすでに記述しており，これが世界で1例目の報告であると考えられる。2例目の報告はそれからはるか後の1918年であり，ノルウェーのHarbitzがその病理組織像と画像所見について詳細に記述している。1932年にドイツのSchildknechtが3例目の報告をし，1933年にハンガリーの病理医であるPuhrが"pulmonary alveolar microlithiasis"と命名した。1954年にブルガリアのMickailovらが本疾患の家族集積を初めて報告し，以後多くの家系や孤発例が報告されている。本疾患の原因として，当初は遺伝子異常や環境要因などが推測されていたが，2006年にトルコのグループが，そして2007年にわが国のグループが原因遺伝子を同定した。これまでに世界で約600例，わが国で約100例の肺胞微石症患者が報告されている。

　本疾患の原因遺伝子は*SLC34A2*遺伝子であり，II型肺胞上皮細胞に特異的に発現しているIIb型ナトリウム依存性リン運搬蛋白をコードしている。これは肺に唯一強発現するリン運搬蛋白であり，*SLC34A2*遺伝子の機能欠失型変異遺伝子がホモ結合となることで同蛋白の機能欠失が生じ，本疾患を生じると考えられている。病理組織学的には，肺胞内の層状構造を有する球状〜分葉状の微石（calcipherites，リン酸カルシウムとハイドロキシアパタイトからなる），胞隔炎，広義間質の線維化・胸膜肥厚などが特徴である。

　本疾患は全年齢層で生じるが，約半数が20〜50歳代で発見されている。わが国では無症状の小児期に胸部異常陰影で発見されることが多い。性差は家族性の場合には明らかではないが，孤発性のケースではやや男性に多いとされる。通常初期は無症状であり（画像所見が派手でも），成人以降に気胸，労作時息切れ，咳嗽などを生じる。肺機能検査では，初期は軽度の拡散障害を示し，疾患の進行とともに拡散障害の悪化に加え拘束性障害が出現する。呼吸不全は進行性であり，中年期以降に肺性心を合併し死に至る。現時点で有効な治療法はなく，海外では肺移植の報告がある。

　胸部単純X線写真では，無数の微石を反映し両側肺にびまん性・対称性の粒状影（sand storm appearance，snow storm appearance）が認められる。陰影は中下肺野優位で肺底部・背側部は特にX線透過性が低下し，心陰影や横隔膜のラインが不鮮明となる。また，肺尖部のブラや，胸膜直下の微小な囊胞（5〜10mm）の形成により肺と胸壁の間に黒いラインが形成される"black pleural line"なども認められる。

　CTは石灰化の確認や他疾患との鑑別に非常に有用である。微小結石はCTの空間分解能を下回るため，その集積像がびまん性の肺野濃度上昇＝すりガラス状陰影として認められる。すりガラス状陰影と小葉間隔壁肥厚が混在した，いわゆる"crazy-paving pattern"を呈した症例も報告されており，同所見を呈する他疾患との鑑別が重要である。陰影の分布は，肺野外套部・肺底部優位のパターンと，中葉・舌区の前外側部や上葉の腹側部優位のパターンが報告されている。胸膜の肥厚と石灰化を伴い，気管支血管束に沿った領域，小葉中心部，小葉間隔壁などに石灰化が認められる。また，CTでは胸膜直下の小囊胞をよく確認することができ，これが胸部単純X線写真において"black pleural line"として見られると考えられる。その他の画像検査としては，骨シンチグラムにより肺野への石灰化の集積が確認できる。

　画像上の鑑別疾患としては，以下のものが挙げられる，①metastatic pulmonary calcification（カルシウム

代謝異常のある患者に生じる，微石症と比較し石灰化が大きく境界が不明瞭，上肺野優位)，②talcosis〔薬物中毒歴，上葉優位の微小結節（＜1mm）で融合傾向があり肺門部周囲の線維性結節を生じる〕，③idiopathic ossification（高齢男性，無症状，下葉の樹枝状の石灰化で微石症ほど派手な所見ではない），④silicosis（職業歴，珪肺結節が石灰化することがある，上葉優位，progressive massive fibrosisを生じる，リンパ節腫大），⑤sarcoidosis（粒状影が石灰化することはまれ，上肺野優位，気管支周囲の線維化あり，リンパ節腫大），⑥mitral stenosis（左房の拡大，肺動脈拡大，血流の再分布，下葉の小葉間隔壁に石灰化），⑦amyloidosis（比較的大きな結節影，粒状影は通常石灰化しない），⑧tuberculosis（比較的大きな粒状影で，びまん性分布ではなく上肺野・背側部に多い，治癒病巣が石灰化），⑨pulmonary alveolarproteinosis（肺門部周囲優位，crazy-paving patternを呈するため鑑別に注意，石灰化しない）。

　確定診断は遺伝子検査によりなされるが，臨床上は上記の臨床的・画像的特徴と，他疾患の除外により本疾患を疑う。ほかのCa代謝性疾患の鑑別のため，血清のCaとPが正常であることを確認する。また，気管支肺胞洗浄や経気管支肺生検などで微石を確認できることがあり，その場合は診断的である。

　治療法としてステロイド投与，気管支肺胞洗浄，ダイホスホネート（ビスホスホネート）などが試みられてきたが，現時点では確立した治療法はなく肺移植も検討される。

文　献

1) Castellana G, Lamorgese V. Pulmonary alveolar microlithiasis. Respiration 2003 ; 70 : 549-55.
2) Gasparetto EL, Tazoniero P, Escuissato DL, et al. Pulmonary alveolar microlithiasis presenting with crazy-paving pattern on high resolution CT. Br J Radiol 2004 ; 77 : 974-6.
3) 萩原弘一．肺胞微石症の成因と治療．日胸2008 ; 67 : 294-302.

Case 13 血管型エーラス・ダンロス症候群

Ehlers-Danlos Syndrome, Vascular Type

高柳 昇

症例提示：考えてみよう

20歳，男性。
激しい右背部痛後に喀血が出現し初診した。図1-aに胸部単純X線写真，図1-b，cに肺野条件CTを示す。経過観察の2カ月後の胸部CTを図1-d，eに示す。

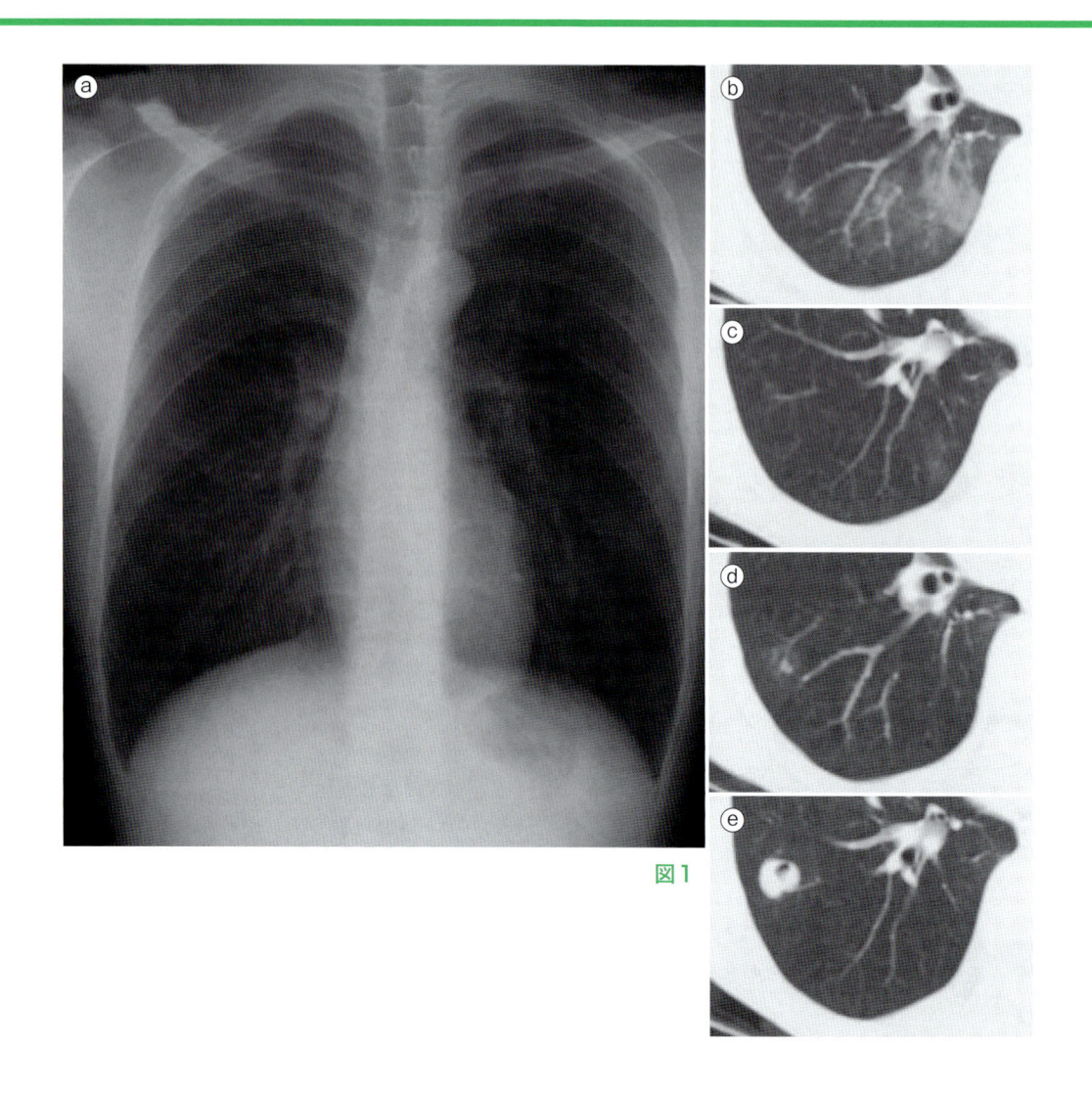

図1

Case 13 症例解説

　図1-aでは，右肺の肺門部から心臓右縁にかけてすりガラス陰影がみられる．初診時のCT（図1-b，c）では，右下葉に血液の吸い込みによると考えられるすりガラス陰影がみられる．2カ月後のCT（図1-d，e）では，すりガラス陰影は改善していたが，辺縁明瞭な空洞を伴う陰影が出現していた．初診時と2カ月後に気管支鏡を実施したが確定診断は得られなかった．胸腔胸下肺生検で，胸膜の剥離と肺組織・肺血管の断裂ならびに肺血腫を認めた．胸膜と肺結合組織の脆弱性が存在すると考え，エーラス・ダンロス症候群を疑った．培養皮膚線維芽細胞の生化学的解析と遺伝子解析を行い，線維芽細胞Ⅲ型コラーゲン産生の著しい低下と，Ⅲ型コラーゲン遺伝子（COL3A1）の変異を認めたため，血管型エーラス・ダンロス症候群と診断した．

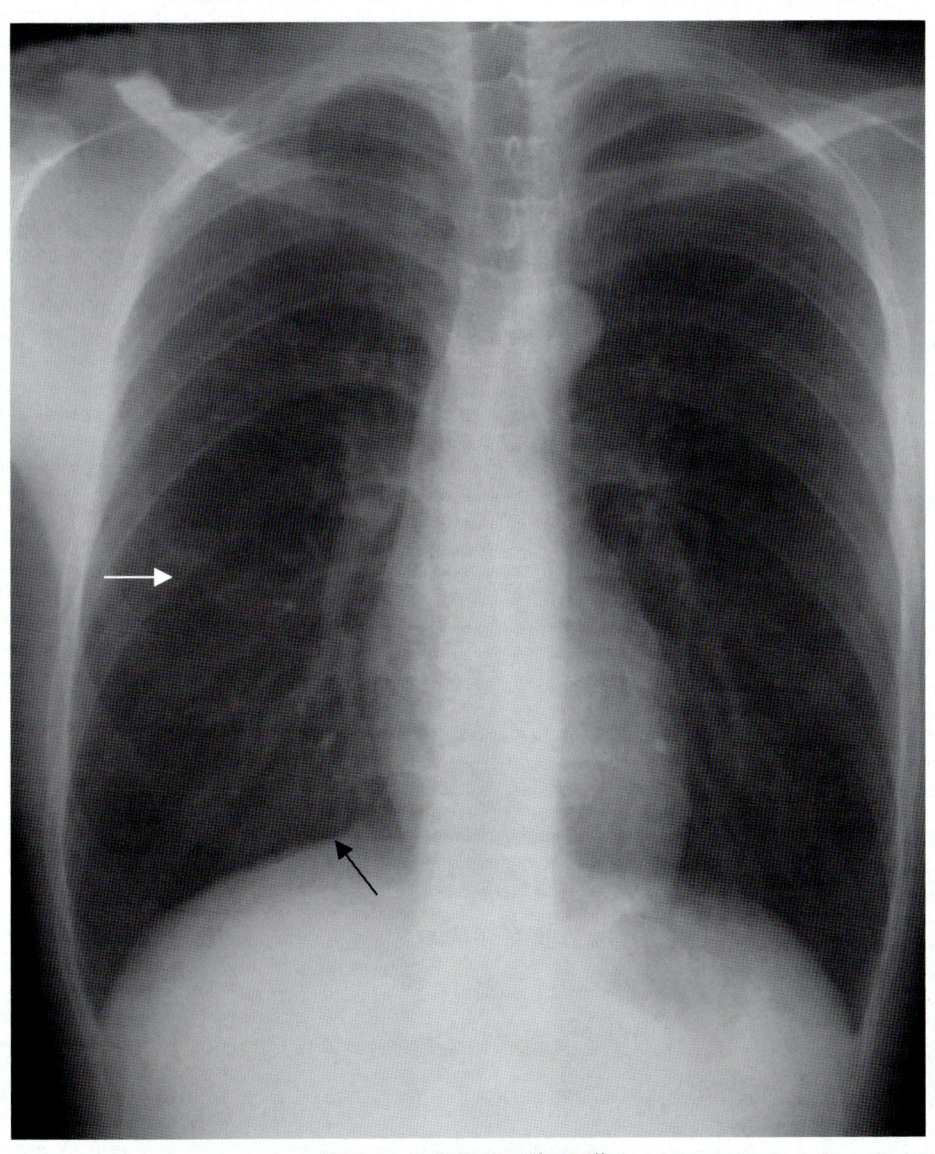

図1-a　胸部単純X線正面像

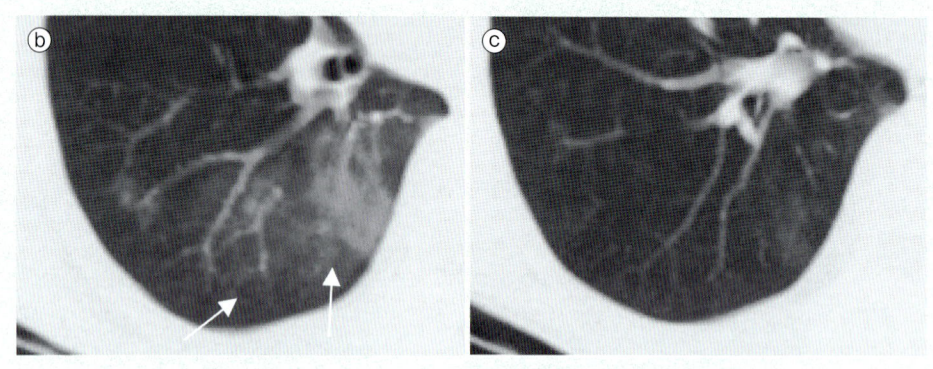

図1-b, c　初診時胸部CT

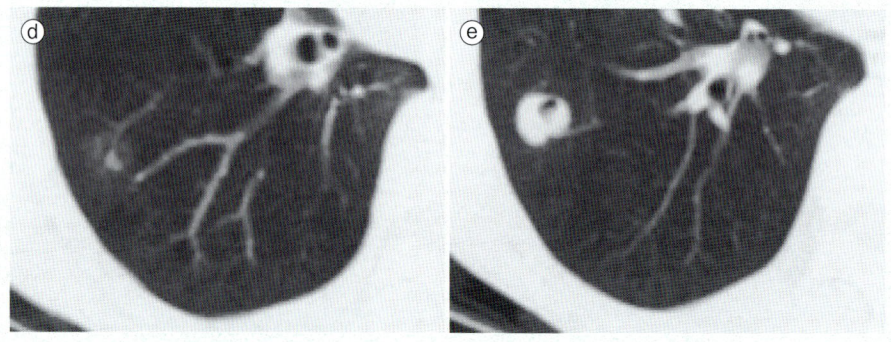

図1-d, e　2カ月後胸部CT

血管型エーラス・ダンロス症候群とは？

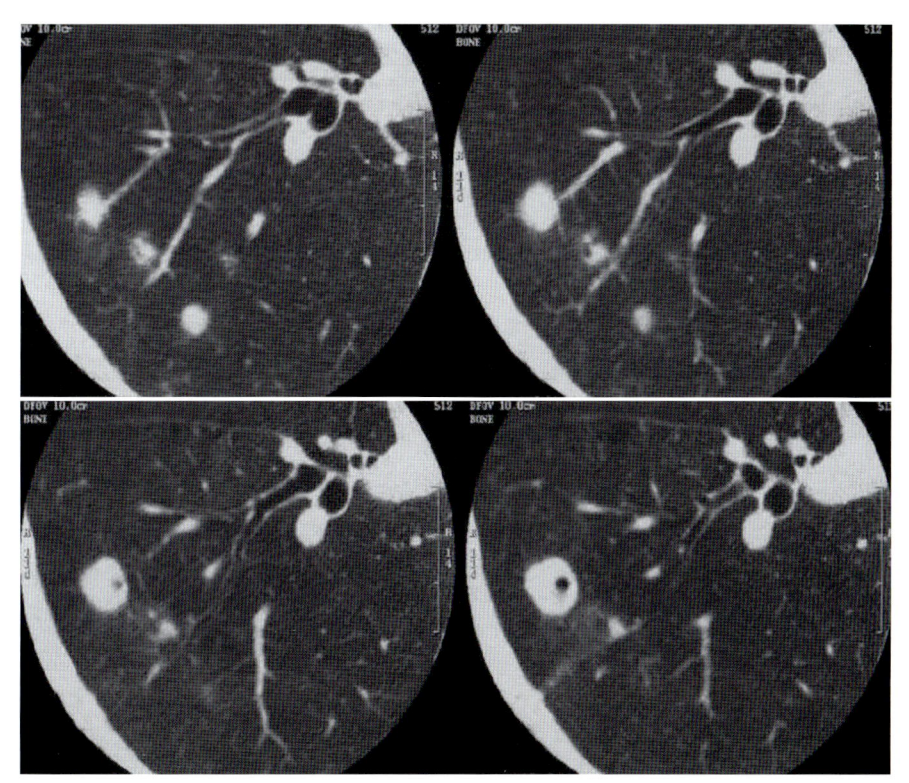

図2　初診時から4カ月後（胸腔鏡下肺生検直前）の胸部高分解能CT
2カ月前の空洞は形が変形していた。また、その周囲に多数の新たな結節が出現していた。

　エーラス・ダンロス症候群（Ehlers-Danlos syndrome：EDS）は、全身のコラーゲン線維の脆弱性を特徴とする結合組織病であり、5,000～1万人に1人程度の頻度で認められる[1]。主な症状は、皮膚の異常、血管脆弱性による易出血性、関節の過可動などであり、肺病変の報告は比較的まれである。今回提示した症例は、胸痛・喀血で発症し呼吸器内科を初診した症例である。臨床像、画像所見、一般検査所見、気管支鏡所見からは診断が得られなかったが、胸腔鏡下肺生検での病理所見よりEDSを疑った。培養線維芽細胞のコラーゲン産生能の解析および遺伝子解析を行い血管型EDSと確定した。喀血、肺結節性陰影が初発症状の場合、EDS症例が呼吸器科を初診する可能性がある。呼吸器科医にとってもEDSは重要な疾患である。

　コラーゲンは約20種類存在するが、その中でEDSの原因と関連して知られる主なものはⅠ，Ⅲ，Ⅴ型である。Berlin分類ではEDSをコラーゲン線維およびその代謝に関連する酵素異常によって分類していた[1]が、その複雑性ゆえに1997年にVillefrancheでClassical type，Hypermobility type，Vascular type（血管型），Kyphoscoliosis type，Arthrochalasia type，Dermatosparaxis typeの6つのタイプに再分類した[2]。

　血管型EDSは5万人に1人の頻度でみられ[1]，遺伝形式は常染色体優性遺伝である。しかし半数は両親に異常を認めない、いわゆる孤発例とされている。本症例も両親に臨床的異常を認めず、また患者と同じ遺伝

子変異も認められなかった(de novo)。血管型EDSは，*COL3A1*遺伝子変異によるⅢ型コラーゲンの分子異常が原因であり，Berlin分類ではⅣ型EDSに分類される。血管型EDSは臨床的には動脈の断裂による臓器の出血，腸穿孔，子宮破裂などが主要な合併症であり，診断基準の大項目は，

　①薄く透ける皮膚
　②動脈，小腸，子宮の脆弱性または破裂
　③甚だしい打ち身(顕著に見られる出血斑)
　④特徴的鳥様顔貌

とされている。初発症状は易出血性のエピソードが多く，本症例も16歳時のサッカーでの筋肉挫傷手術時に，凝固系に異常がないにもかかわらず止血困難で，大量輸血を受けていた。また，特徴的な顔貌(半透明な皮膚，大きな眼，細い鼻，小さな口唇，陥没した頬，耳たぶのない耳)を30％に認めるとされており，本症例でも認めた。そのほかに，軽度の皮膚の非薄化・血管透見，萎縮を認め，また軽度の小関節の過可動も見られた。しかし，これらの所見は皮膚生検のために皮膚科を受診した際，皮膚科医によって初めて気付かれた所見であり，当初の診療を行っていた呼吸器チームではまったく見逃していた所見であった。喀血，肺裂傷様の胸部CT像をみた場合はこれらの身体所見にも注意すべきであろう。

　肺の結合組織は，主にⅠ型およびⅢ型コラーゲンにより形成されており，EDSの臓器症状として肺合併症を認めることが報告されている。血管型EDSの25％の症例に喀血を認めた[3]。また喀血による死亡例も報告されている[4]。そのほかには自然気胸[5]や気管支拡張，モニエール・クーン(Mounier-Kuhn)症候群[6)7]，血腫と嚢胞形成，汎小葉性肺気腫[7]，ブラ[6)7]などの肺合併症が報告されている。EDSで認められる結節性病変について，Hermanら[3]，Corrinら[4]は，肺のspontaneous ruptureによるhemorrhagic cavityであると報告している。

　血管型EDSの診断には，Ⅲ型コラーゲンの生化学的および遺伝子変異の解析が必要である。本症例では，獨協医科大学皮膚科学教室に依頼し，培養線維芽細胞のⅢ型コラーゲン産生能の著しい低下および*COL3A1*の変異を証明し，血管型EDSと確定診断した。

　血管型EDSの致命的な合併症を避けるための注意事項として，筋肉注射，動脈ライン，中心静脈カテーテル，接触スポーツ[8]，激しい咳・便秘などを回避すること，ならびに血圧コントロール，妊娠中の厳重な観察が必要となる。30〜40歳代で合併症による突然死が多いともいわれている[9]。重篤な合併症防止の観点からも確定診断が重要となる。

　なお，本例は日本呼吸器学会雑誌に報告した症例である[10]。

文 献

1) Abel MD, Carrasco LR. Ehlers-Danlos syndrome : classifications, oral manifestations, and dental considerations. Oral Surg Oral Med Oral Pathol Oral Radiol Endod 2006 ; 102 : 582-90.
2) Beighton P, De Paepe A, Steinman B, et al. Ehlers-Danlos syndromes : revised nosology, Villefranche, 1997. Am J Med Genet 1998 ; 88 : 31-7.
3) Herman TE, McAlister WH. Cavitary pulmonary lesions in type IV Ehlers-Danlos syndrome. Pediatr Radiol 1994 ; 24 : 263-5.
4) Corrin B, Simptson CGB, Fisher C. Fibrous pseudotumours and cyst formation in the lungs in Ehlers-Danlos syndrome. Histopathology 1990 ; 17 : 478-9.
5) Smit J, Albert C, Balk AG. Pneumothorax in the Ehlers-Danlos syndrome. Scand J Respir Dis 1978 ; 59 : 239-42.
6) Ayres JG, Pope FM, Reidy JF, et al. Abnormalities of the lungs and thoracic cage in Ehlers-Danlos syndrome. Thorax 1985 ; 40 : 300.
7) Murray RA, Poulton TB, Saltarelli MG, et al. Rare pulmonary manifestation of Ehlers-Danlos syndrome. J Thorac Imaging 1995 ; 10 : 138-41.
8) De Paepe A, Malfait F. Bleeding and bruising in patients with Ehlers-Danlos syndrome and other collagen vascular disorders. Br J Haematol 2004 ; 127 : 491-500.
9) Yost BA, Vogelsang JP, Lie JT. Fetal hemoptysis in Ehlers-Danlos syndrome. Old malady with a new course. Chest 1995 ; 107 : 1465-7.
10) 松下　文，高柳　昇，石黒　卓，ほか．肺裂傷に伴う肺血腫が診断契機となったEhlers-Danlos症候群の1例．日呼吸会誌2009 ; 47 : 704-10.

Case 14 ヘルマンスキー・パドラック症候群

Hermansky-Pudlak Syndrome

瀬戸口靖弘

症例提示：考えてみよう

54歳，男性。
主訴は息切れ。既往歴は生来白皮症，日光過敏。家族歴は両親血族結婚，家族内には白皮症は認めない。図1に胸部単純X線写真を示す。

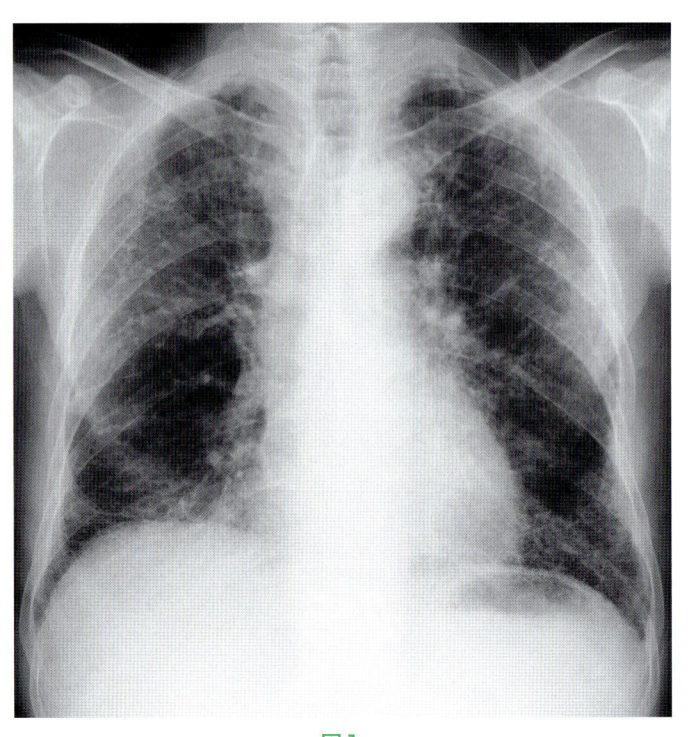

図1

Case 14 症例解説

　図1は，両上肺野から下肺野にかけて網状影を認めるが辺縁部に強い。特に網状影は左上肺野の胸膜直下に強い。胸部単純CTは，2007年初診時（図2）では，図1と一致するように大動脈弓上部レベルにおいて左上葉は，胸膜直下に網状影は強く，右上葉に比し内側まで及んでいる。気管分岐部レベルでは，左右ともに胸膜直下を中心に網状影を認めるが内側は，肺野濃度の上昇も認めない。心室レベルでは，網状影は胸膜直下から内側へと拡がり，肺底部においては，小葉間隔壁の肥厚も強くなっている。2009年の胸部CT（図3）では，網状影，小葉間隔壁の肥厚が強くなり，肺底部では，牽引性気管支拡張や胸膜直下には，大きさのそろった囊胞も出現してきている。

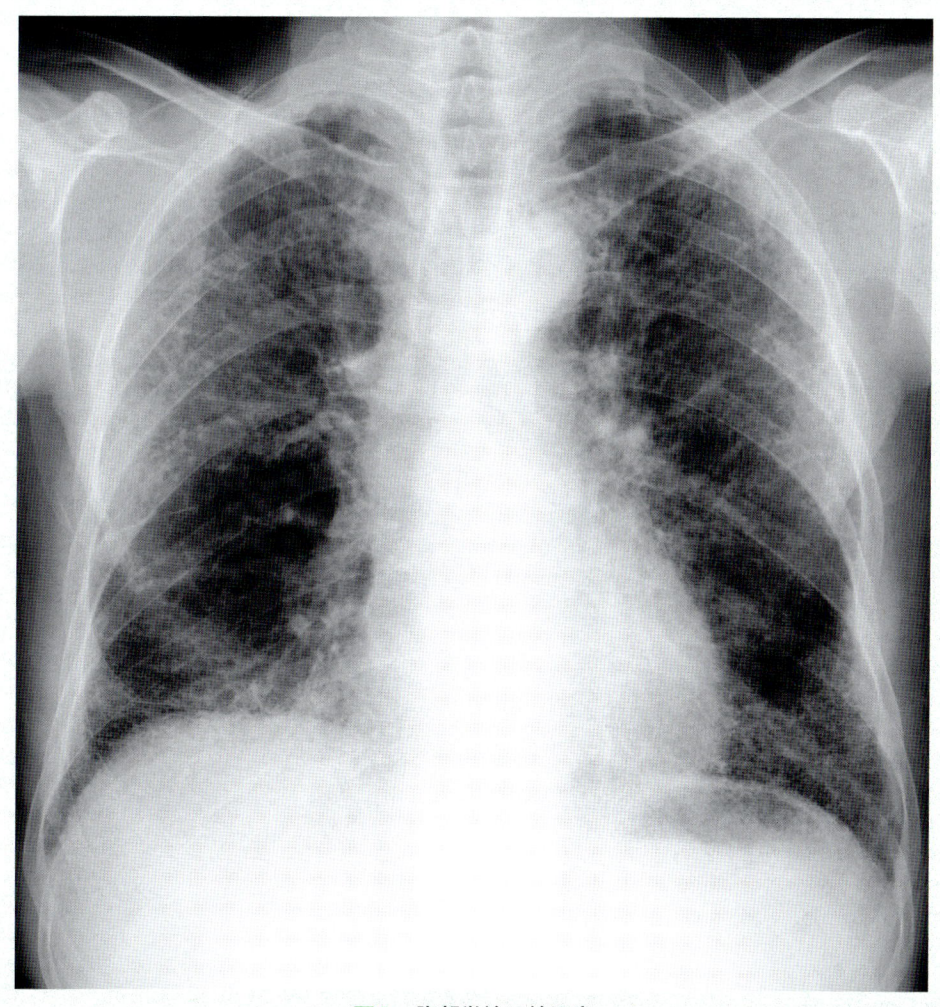

図1　胸部単純X線写真

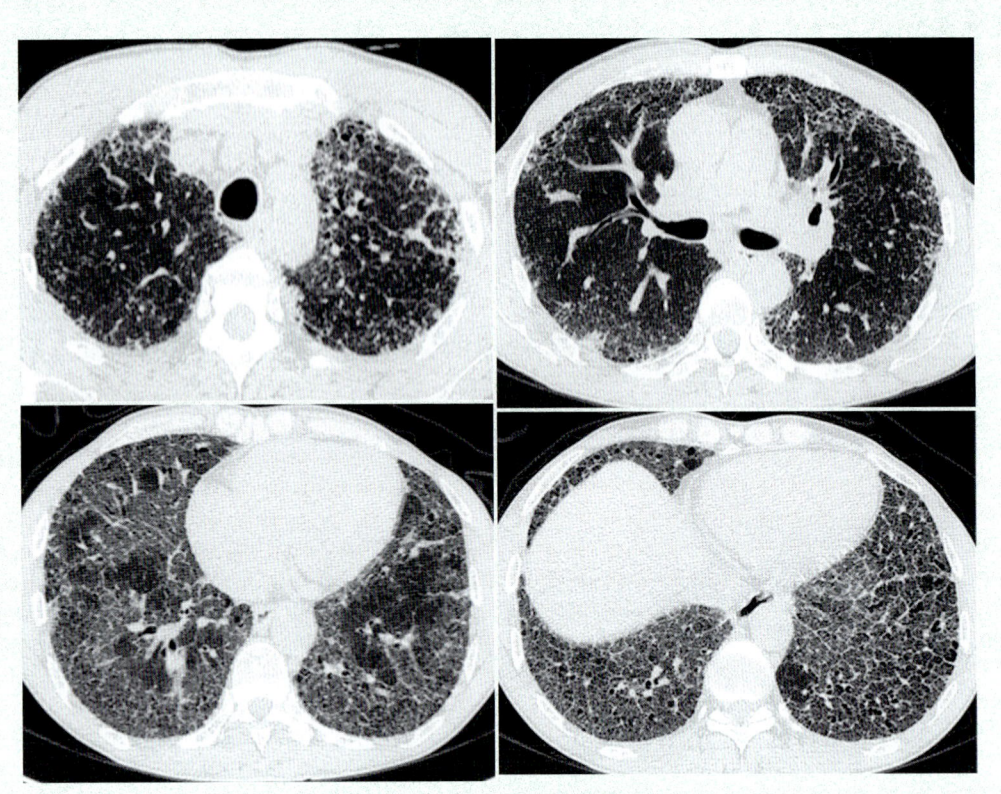

図2 2007年初診時胸部CT

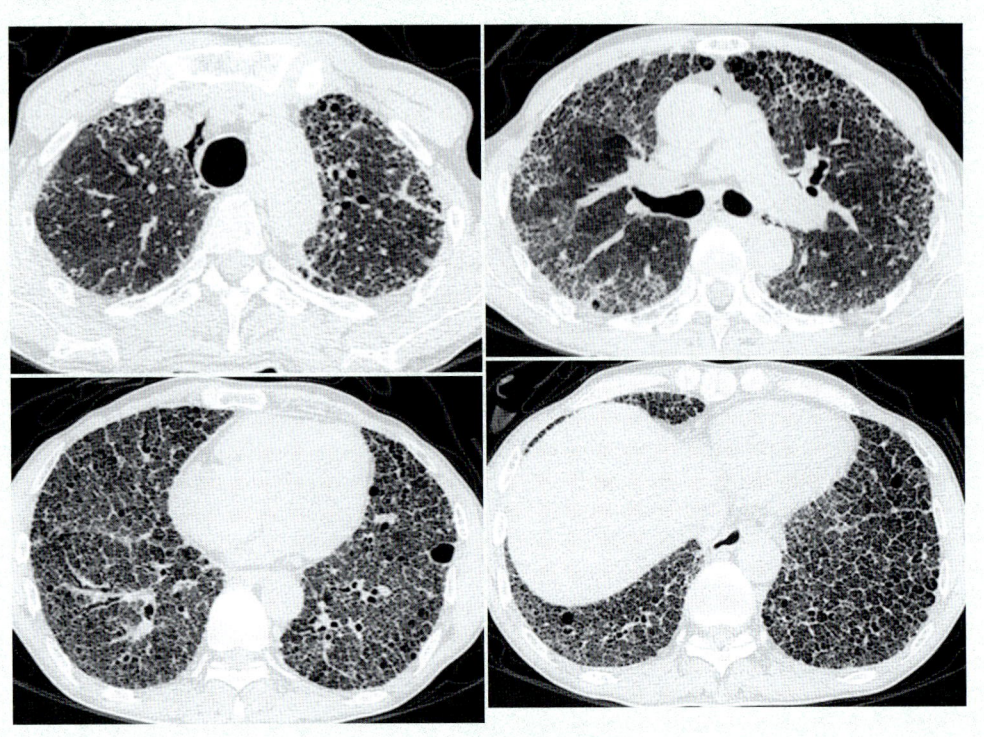

図3 2009年胸部CT

ヘルマンスキー・パドラック症候群とは？

1 解説

　Hermansky-Pudlak症候群（HPS）は1959年にHermanskyとPudlakらにより報告された眼皮膚白皮症，出血傾向，全身諸臓器のセロイド様物質沈着を3徴とする症候群で，常染色体劣性遺伝形式をとる[1)2)]。予後に関連する因子は，間質性肺炎（68％），出血（17％），肉芽腫性腸炎（15％）である。プエルトリコでは人口1,800人に1人と発症頻度が高いが，その他の地域では1／50万～100万とまれである。本邦では現在まで70例余りが報告されている[2)3)]。

　間質性肺炎は本邦では約70％に認められ，男性に比し女性に2倍の頻度で出現する。小児期にはみられず，多くは30～40歳代に呼吸困難や咳嗽などで発症する。発症すると治療抵抗性に進行し予後不良である。5年生存率は50％程度である。しかし，患者間においてその経過は差異があり，環境要因，遺伝子異常の部位やその他の関連遺伝子の関与が示唆される[2)3)]。

　画像所見は特発性肺線維症と類似した所見を呈する。早期には末梢性に小葉間隔壁の肥厚，すりガラス状陰影などを呈し，進行すると網状影，気管支拡張，気管血管束の肥厚，気腫性囊胞性変化を認める。病変分布は特発性肺線維症と異なり，均等に全肺野に及ぶが，気腫性囊胞性変化は上葉に強いとされる。これらの変化はHPS-1遺伝子変異を有する症例は，同遺伝子異常を認めない症例より高度だと報告されている。また，HRCTによるHPS患者67名の研究では30歳ではHRCT所見は正常か軽微だが，30歳を超えると線維化が明らかになってくるとされている[4)5)]。Avilaらの67症例のHRCT解析（表1）では，病変の進行とともにsubpleural cystが増加する傾向が示されているが提示した症例でも同様の傾向を示している。

　病理組織学的には，画像所見同様UIPと類似した所見も認められる。しかし，HPSの特徴的な病理所見は，①泡沫状の腫大したⅡ型肺胞上皮細胞の増殖，②呼吸細気管支周囲のリンパ球・組織球の浸潤を伴う線維化，③セロイド色素含有マクロファージの出現である。電顕では腫大したⅡ型肺胞上皮細胞には巨大層状小体を認め，細胞の変性像も認める[2)3)6)]。

　本疾患の原因遺伝子として現在までHPS-1～HPS-8の8種類の遺伝子が報告されている（表2）。原因遺伝子により病像に差異がみられ，間質性肺炎はHPS-1およびHPS-4でみられる。HPS-1は最も頻度が高く，本邦で遺伝子解析された症例はすべてHPS-1である。

表1　67症例のHRCT解析

HRCTの所見	Minimal change (n=22) No	%	Moderate change (n=7) No	%	Severe change (n=7) No	%
Septal thickning	18	81				
Reticulation	4	18	7	100	7	100
GGO	5	23			4	57
Subpleural cyst	1	5	2	29	4	57
Bronchiectasis	0	0	4	57	7	100
Peribronchovascular thickning	0	0	2	29	3	43
Pleural thickning	0	0	3	43		

（Avila NA, Brantly M, Premkumar A, et al. Hermansky-Pudlak syndrome. Radiography and CT of chest compared with pulmonary function tests and genetic studies. Am J Roentgeno 2002 ; 179 : 887-92より改変引用）

HPS-1は染色体10q23.1-q23.3に30.5kb存在し20個のexonからなる9730bpの遺伝子である。この遺伝子は700個のアミノ酸からなる分子量79.3kDaの膜貫通蛋白である。最も一般的なHPS-1の遺伝子変異はプエルトリコで発見されたexon15における16bpの2回の繰り返し配列である[2)6)]。症例1，2においていずれもIVS5＋5G＞A(homozygous pattern)の変異を示した。これまで報告されているHPS-1遺伝子変異は図4に示した。

表2 HPSのサブタイプ

Subtype	遺伝子	頻度	皮膚所見	肺所見
HPS-1	HPS-1	～50%	眼皮膚白皮症	肺線維症
HPS-2	AP3B1	～6%	眼皮膚白皮症	軽度
HPS-3	HPS-3	～15%	軽度眼皮膚白皮症	不明
HPS-4	HPS-4	～12%	眼皮膚白皮症	肺線維症
HPS-5	HPS-5	～5%	眼皮膚白皮症	なし
HPS-6	HPS-6	～4%	眼皮膚白皮症	なし
HPS-7	DTNBP1	～1%	眼皮膚白皮症	1例報告
HPS-8	BLOC1S3	～2%	眼皮膚白皮症	不明

HPSの3徴のうち眼皮膚白皮症はメラノソーム生合成障害，出血傾向は血小板濃染顆粒の機能障害，全身諸臓器のセロイド様物質沈着はライソソームの機能障害によって生じる．つまり，HPSの諸症状は少なくとも3種類の細胞内小器官の機能異常により生じる．したがってHPSはライソソーム関連小器官の小胞輸送の異常により発症する症候群と考えられている．肺においてはII型肺胞上皮細胞のサーファクタント合成分

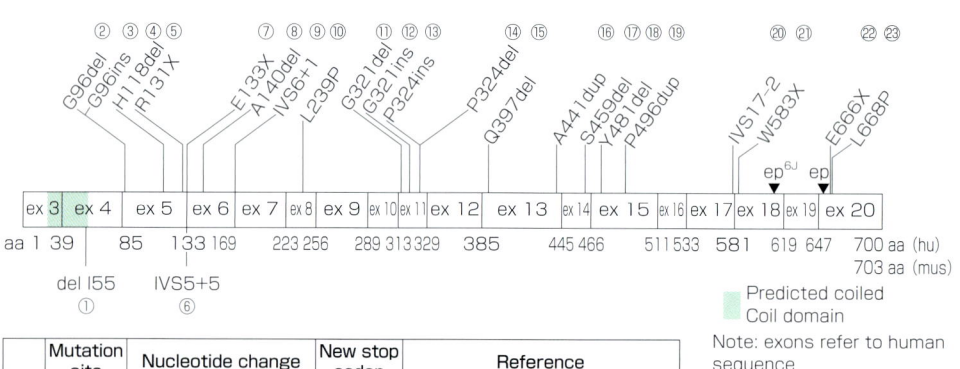

	Mutation site	Nucleotide change	New stop codon	Reference
1)	155del	del ATC. missense	-	Oh (1998)
2)	G96	del T. frameshift	123	Spritz (1999)
3)	G96	ins C. frameshift	97	Ito (2005)
4)	H118	del C. frameshift	123	Hermos (2002)
5)	R131X	C>T. nonsense	131	Gonzales-Conejero (2003)
6)	IVS5+5	G>A. splice mutation	-	Oh (1998)
7)	E133X	G>T. nonsense	133	Shotelersuk (1998)
8)	A140	del G. frameshift	184	Hermos (2002)
9)	IVS6+1	G>A. frameshift	195	Natsuga (2005)
10)	L239P	T>C. missense	-	Hermos (2002)
11)	G321	del G. frameshift	330	Oh (1998)
12)	G321	ins G. frameshift	452	Horikawa (2000)
13)	P324	ins C. frameshift	452	Oh (1996)
14)	P324	del C. frameshift	330	Shotelersuk (1998); Oh (1998)
15)	Q397	del C. frameshift	398	Shotelersuk (1998)
16)	A441	dup A. frameshift	452	Oh (1996)
17)	S459 S463Y	del A. frameshift C>A missense	474 -	Hermos (2002)
18)	Y481	del A. frameshift	484	Ito (2005)
19)	P496	16 bp dup. frameshift	587	Oh (1996)
20)	IVS17-2	A>C. splice mutation	537	Oetting (1999)
21)	W583X	NS	583	Ito (2005)
22)	E666X	G>T. nonsense	666	Oh (1998)
23)	L668P	NS	-	Ito (2005)

NS = Not stated

図4 HPS-1遺伝子変異

泌に関わる層状小体（lamellar body：LB）がライソソーム関連小器官である。発症メカニズムはⅡ型肺胞上皮細胞のサーファクタント分泌異常によるという考えが有力となっている[2)8)]。サーファクタントはⅡ型肺胞上皮細胞中の層状小体として貯蔵されるが，細胞内小胞輸送の異常に関連した，サーファクタントの異常蓄積が生じる。そのため，巨大層状小体（giant LB）が生じ，上皮細胞の変性・壊死が起きて，炎症が惹起されると推測される。HPS-1とHPS-2変異の交配マウスモデルにおいてもⅡ型肺胞上皮細胞の巨大層状小体形成と炎症反応は正の相関を示している[2)]。このことからも，サーファクタントの分泌異常が間質性肺炎の発症に関与していると考えられる。このことは，ATP-A3 binding cassette transporter（ABC-A3）遺伝子変異で起こる間質性肺炎と似て興味深い[2)9)]。

　治療に関しては，本疾患に合併する間質性肺炎には特発性肺線維症同様ステロイドや免疫抑制薬は効果が乏しく，予後不良である。抗線維化薬であるピルフェニドン（pirfenidone）がHPS-1の間質性肺炎患者の肺機能の増悪を遅らせたとする報告[10)]や肺移植の成功例の報告もあり，有効な治療になり得ると考えられる。喫煙や粉じん曝露などの環境要因や感染症も間質性肺炎の経過に影響すると考えられ対策を講じることも重要である。

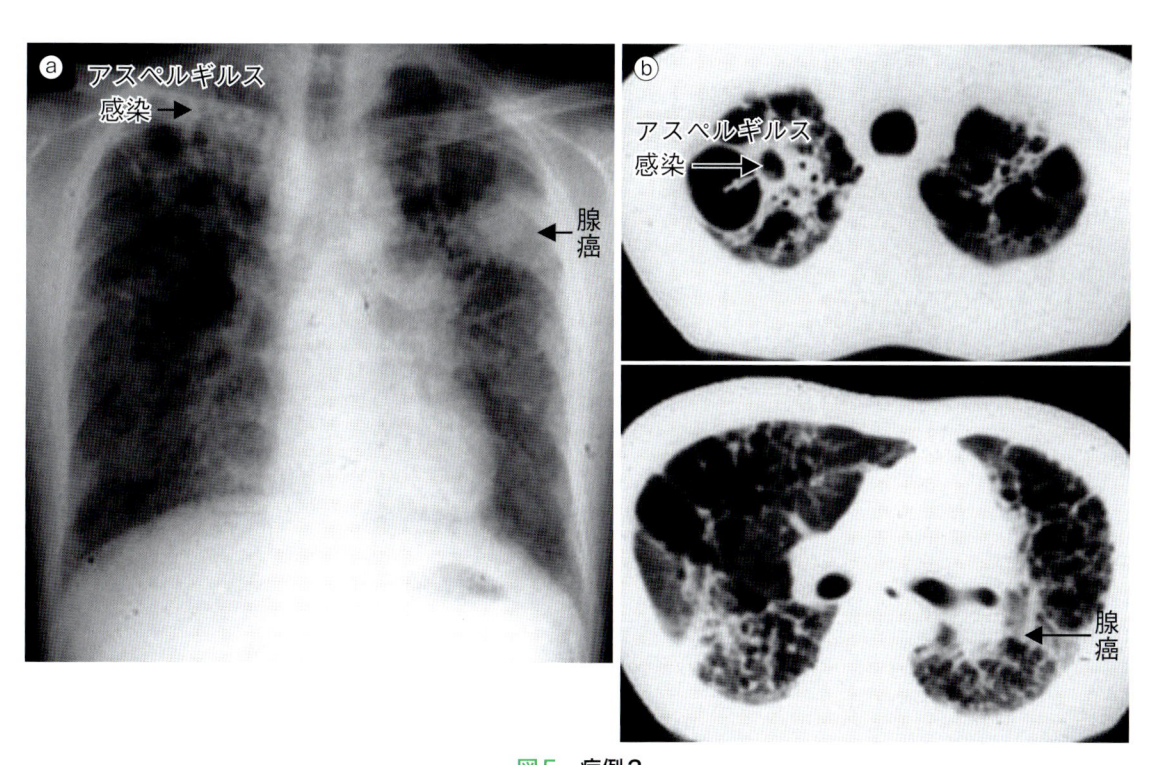

2 症例2

図5　症例2
a　胸部単純Ｘ線写真，b　胸部CT

　38歳男性。労作時の息切れと慢性咳嗽を主訴に来院した。既往歴に生来白皮症，弱視，光線過敏症がある。家族歴は両親血族結婚，家族内には白皮症は認めず。

　図5-aでは，両上肺野から下肺野にかけて網状影と小粒状影，両肺尖から中肺野にかけて囊胞性陰影，右

上肺野空洞性陰影，左上肺野に辺縁不正な腫瘤状陰影を認める。図5-bは，高分解能ではないが肺尖近くのスライスでは，多発する大きな，やや壁の厚い囊胞と特に右肺尖近くの囊胞にはやや内腔に突出した構造物を認めアスペルギルス感染が考えられる（→）。また左上葉には腫瘤状陰影を認めスピキュラも目立つため肺腺癌が疑われる。総括すると線維化とともに気腫性変化も認める肺である。

謝辞：症例1の胸部X線，胸部CTを提供された東北大学医学部呼吸器内科久田修先生，海老名雅仁先生に感謝いたします。

文 献

1) Hermansky F, Pudluk P. Albinism associated with hemorrhagic diathesis and unusual pigmented reticular cells in the bon mallow. Blood 1959 ; 14 : 162-9.
2) Young LR, Grahl WA. Hermansky-Pudlak syndrome 189-207 Molecular basis of pulmonary disease : insight from rare lung disease. In: McCormack FX, Panos RJ, Trapnell BC, editors. New York : Humana Press, 2010.
2) 河野雄太，瀬戸口靖弘. Hermansky-Pudlak症候群. 日本臨床 別冊呼吸器症候群2008 ; I : 355-9.
3) Oh J, Bailin T, Fukai K, et al. Positional cloning of a gene for Hermansky-Pudlak syndrome, a disorder of cytoplasmic organelles. Nat Genet 1996 ; 14 : 300-6.
3) Wei ML. Hermansky-Pudlak syndrome : a disease of protein trafficking and organelle function. Pigment Cell Res 2006 ; 19 : 19-42.
4) Nakatani Y, Nakamura N, Sano J, et al. Interstitial pneumonia in Hermansky-Pudlak syndrome : significance of florid foamy swellingk/degeneration (giant lamellar body degeneration) of type-2 pnumocytes. Virchows Arch 2000 ; 437 : 304-13.
6) Avila NA, Brantly M, Premkumar A, et al. Hermansky-Pudlak syndrome. Radiography and CT of chest compared with pulmonary function tests and genetic studies. Am J Roentgenol 2002 ; 179 : 887-92.
7) Brantly M, Avila NA, Shotelersuk V, et al. Pulmonary function and high-resolution CT findings in patients with an inherited form of pulmonary fibrosis, Hermansky-Pudlak syndrome, due to mutation in HPS-1. Chest 2000 ; 117 : 129-36.
8) White DA, Smith GJ, Cooper JA Jr, et al. Hermansky-Pudlak syndrome and interstitial lung disease : report of a case with lavage findings. Am Rev Respir Dis 1984 ; 130 : 138-41.
9) 瀬戸口靖弘. 間質性肺炎と遺伝子異常. 日胸2009 ; 68 : 646-56.
9) Gahl WA, Brantly M, Troendle J, et al. Effect of pirfenidone on the pulmonary fibrosis of Hermansky-Pudlak syndrome. Mol Genet Metab 2002 ; 76 : 234-42.

Case 15 囊胞性線維症

Cystic Fibrosis

叶内 哲

症例提示：考えてみよう

20歳，男性。
小児期より咳，喀痰が多く，肺炎を繰り返していた。13歳時に肺結核の治療を受けた。15歳時に糖尿病と診断され，インスリン治療を続けている。今回も，咳，喀痰が増加し，糖尿病の悪化も認められて入院した。図1-aに入院時の胸部X線写真，図1-bに肺野条件の胸部CTを示す。

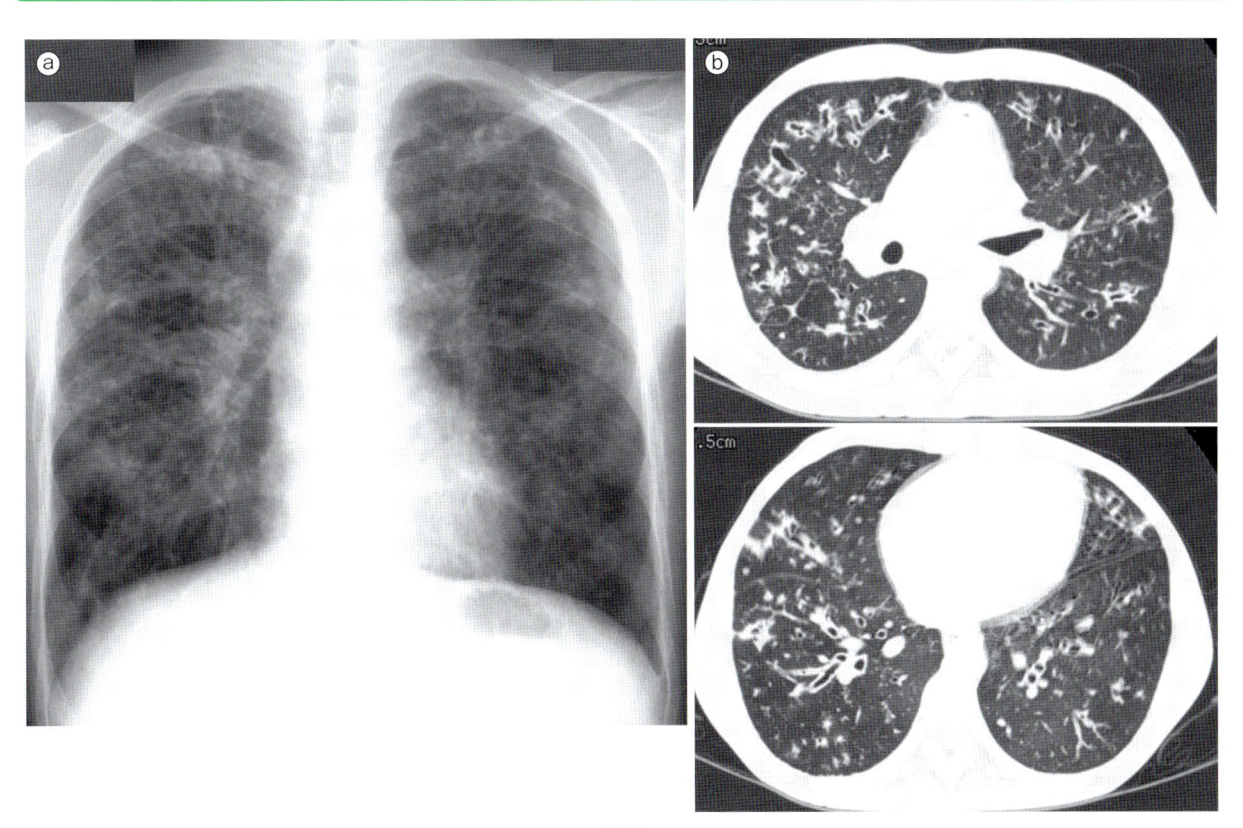

図1

Case 15 症例解説

　図1-aでは，びまん性に線状影や索状影が増加し，境界不鮮明な結節影や斑状の浸潤影も多発している。胸膜直下に陰影は乏しく，胸郭の縮小は認められない。図1-bでは，気管支がびまん性に円柱状に拡張し壁が肥厚している。粘液栓で閉塞した気管支やその断面と考えられる結節影が多発している。斑状のコンソリデーションも認められる。胸膜直下の肺は，過膨張のため低呼吸を示している。

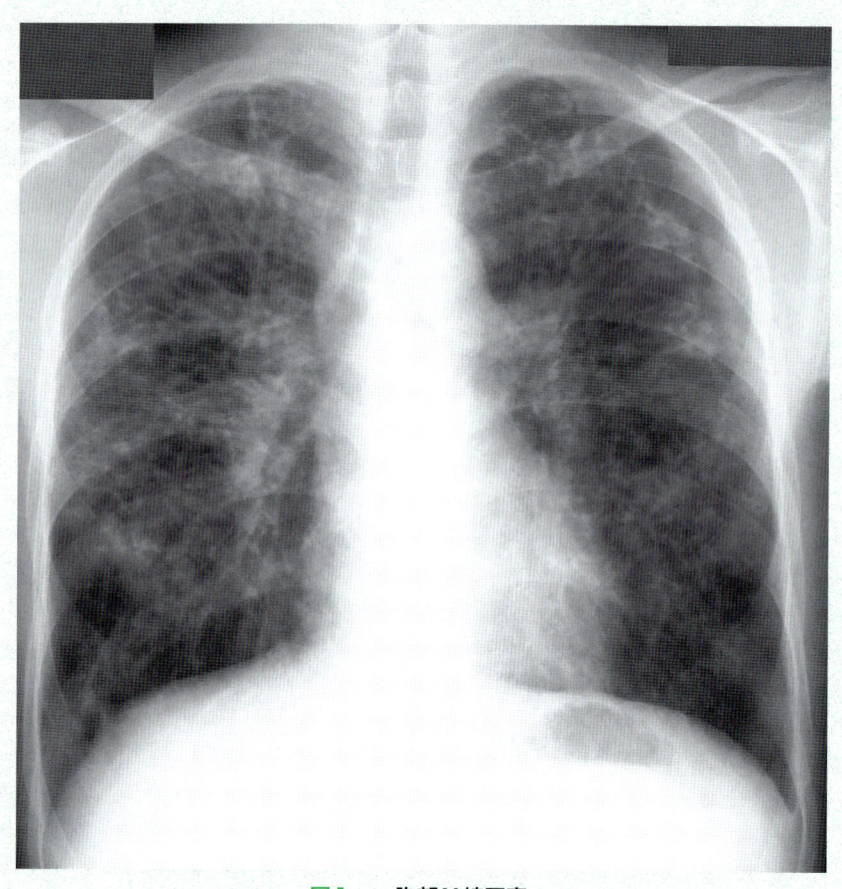

図1-a　胸部X線写真
両肺に線状影や索状影が増加し，境界不鮮明な結節が多発している。

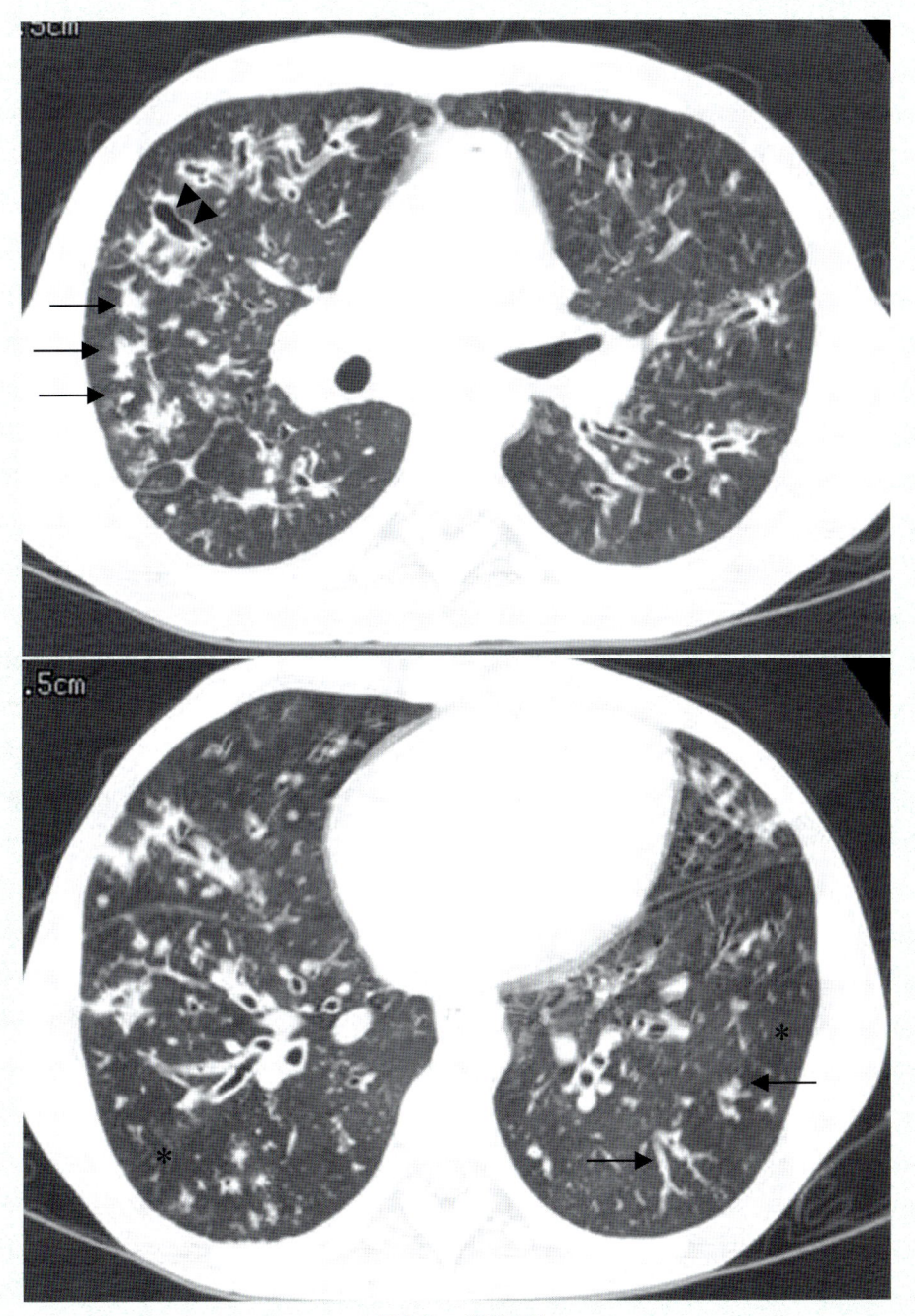

図1-b　胸部CT

円柱状の気管支拡張が認められる(▲)。気管支壁は肥厚し，粘液栓が詰まった気管支(→)，斑状の浸潤影が多発している。末梢肺は低吸収を示す(＊)。

嚢胞性線維症とは？

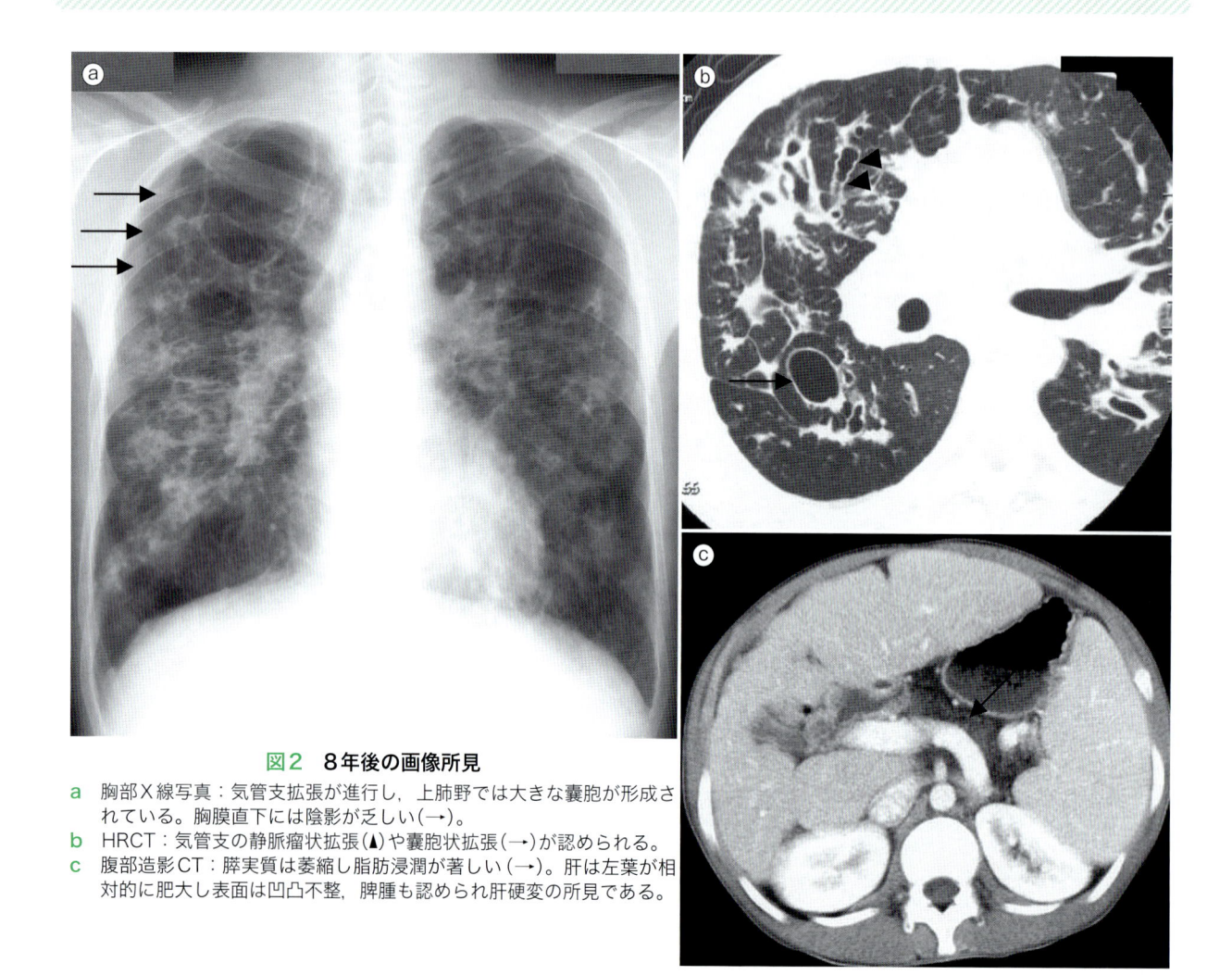

図2　8年後の画像所見
a　胸部X線写真：気管支拡張が進行し，上肺野では大きな嚢胞が形成されている。胸膜直下には陰影が乏しい（→）。
b　HRCT：気管支の静脈瘤状拡張（▲）や嚢胞状拡張（→）が認められる。
c　腹部造影CT：膵実質は萎縮し脂肪浸潤が著しい（→）。肝は左葉が相対的に肥大し表面は凹凸不整，脾腫も認められ肝硬変の所見である。

　嚢胞性線維症は，外分泌腺の機能が障害される常染色体劣性遺伝の致死的な遺伝病である。1989年に，CFTR（cystic fibrosis transmenbrane conductance regulator）の合成をつかさどる遺伝子の異常が本疾患の本態であることが明らかにされた。CFTRは，上皮細胞膜上で塩素とナトリウムの輸送を調節していると考えられている。このイオンチャンネルの機能が障害されると，電解質濃度の高い粘稠な分泌液が気道や膵管に詰まり，その結果気管支拡張症や消化吸収障害を来す。白人ではポピュラーな疾患で，25人に1人が保因者と考えられている。米国では出生児2,500人に1人の割合で発症し，全患者数は3万人と推計されている。日本では極めてまれで，2004年に行われた全国疫学調査によれば，2004年の患者数は13人，10年間の患者数は38人，発症頻度は1/1,870,000と推計されている[1]。

　発症頻度の大きな差異は，CFTR遺伝子変異は多様であり，白人と日本人ではその種類が異なっているためと考えられている。

最も初期の兆候は胎便性イレウスで，罹患した新生児の15〜20％に認められる．

　呼吸器症状は最も深刻な問題である．びまん性気管支拡張症を来し，気管支炎や肺炎を繰り返すことにより肺実質の損傷を重ね，末期には呼吸不全や肺性心に至る．しばしば緑膿菌の慢性感染を生じる．合併症として気胸や喀血を起こし，ドレナージや気管支動脈塞栓術を要することがある．

　膵外分泌不全は消化吸収障害を生じ，大量で頻回の悪臭を伴う脂肪便，栄養障害が見られる．しばしば耐糖能異常が認められ，糖尿病の頻度も高い．胆嚢疾患や胆汁性肝硬変を合併したり，異常な粘稠便の滞留によってイレウスが引き起こされたりすることもある．男性では精管の発育不全により不妊となる．

　診断基準は，発汗試験の異常（60 mEq/l 以上の汗中塩素濃度が持続する）に加え，①膵外分泌不全，②呼吸器症状，③その他（胎便性イレウス，囊胞性線維症の家族歴）の3項目中2項目を満たすもの，とされている．治療は，粘稠な気道分泌物の排泄と感染対策，栄養補給，膵酵素製剤の投与などが主体となるが，最近では気道上皮にCFTR遺伝子を発現させる遺伝子治療の研究も進められている．

　胸部X線写真では，びまん性の気管支拡張と気管支壁の肥厚により広範に線状影が増加するとともに，囊胞や巣状の浸潤影が混在して複雑な陰影を呈する．末梢気管支の閉塞に伴う過膨張のため，胸膜直下に陰影は乏しい．気胸を見逃さないよう注意が必要である．進行して肺性心に至ると肺動脈陰影の拡大が認められる．

　胸部CTでは，気管支の円柱状，静脈瘤状，囊状の拡張が種々の程度でびまん性に認められる[2)3)]．気管支壁は肥厚し，粘液栓が詰まって内腔が消失しているものも認められる．気管支構造が破壊されると，融合して不整形の空洞を形成する．肺炎や出血を併発すれば，浸潤影が巣状にあるいは広範に重なる．繰り返す肺炎は肺実質に線維化を引き起こし，収縮した斑状の濃厚影や索状影，無気肺などが加わる．小気管支や細気管支の閉塞のため，末梢肺は過膨張となり低吸収を示す．腹部では，膵病変の程度に応じて膵管の拡張や膵実質の萎縮が認められる．本症例（図2）はインスリン依存性糖尿病を合併しており，膵実質はほとんど消失し脂肪に置換されていた．また，肝硬変や脾腫も認められた．

文　献

1) 吉村邦彦, 安斎千恵子. わが国でみられる囊胞性線維症（cystic fibrosis）：その実体と診断方法. 日胸 2009；68：693-705.
2) Helbich TH, Heinz-Peer G, Eichler I, et al. Cystic fibrosis：CT assesment of lung involvement in children and adult. Radiology 1999；213：537-44.
3) 藤澤英文, 櫛橋民生, 浮洲龍太郎, ほか. 日本人の囊胞性線維症3例の胸部画像所見. 臨放 2003；48：181-7.

Case 16 原発性線毛運動機能異常症

Primary Ciliary Dyskinesia

岡村 樹

症例提示：考えてみよう

32歳，女性。非喫煙者。
小児期より内臓逆位を指摘されていた。高校時代から咳・喀痰が出現し徐々に増加。30歳ごろから労作時息切れも自覚。図1-aに胸部単純X線正面像，図1-b，cに胸部HRCT（右中下葉，左舌区・下葉）を示す。

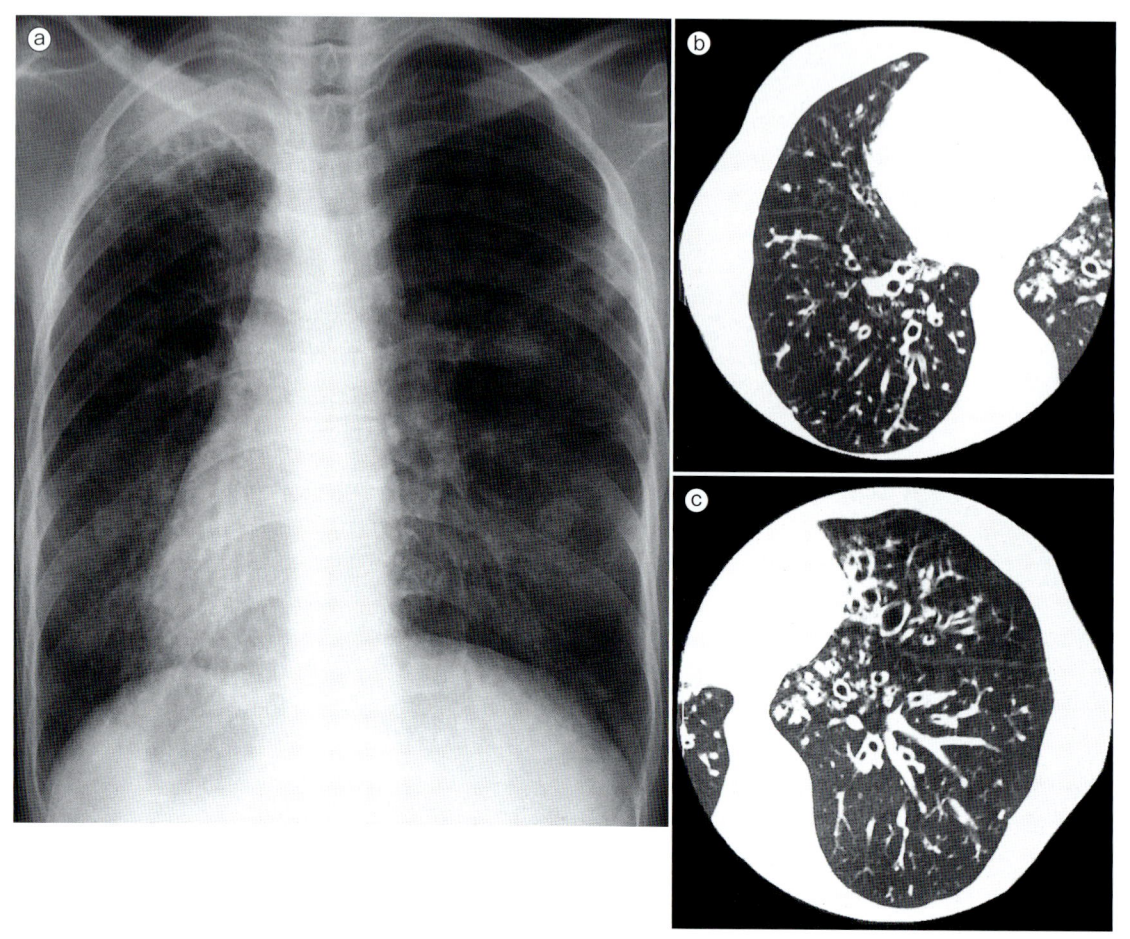

図1

Case 16 症例解説

図1-aでは，右胸心，右肺尖部と左上肺野外側に浸潤影，両側下肺野にtram lineを認めた。左肺は過膨張している。図1-b，cでは，中枢気管支の拡張と壁肥厚を認め，特に左舌区に瘤状（varicose）の強い気管支拡張像（⇨）を認めた。また，末梢領域にも胸膜からやや離れた部位に粒状影，分岐状影＋粒状影（tree-in-bud appearance，→）を認めた。

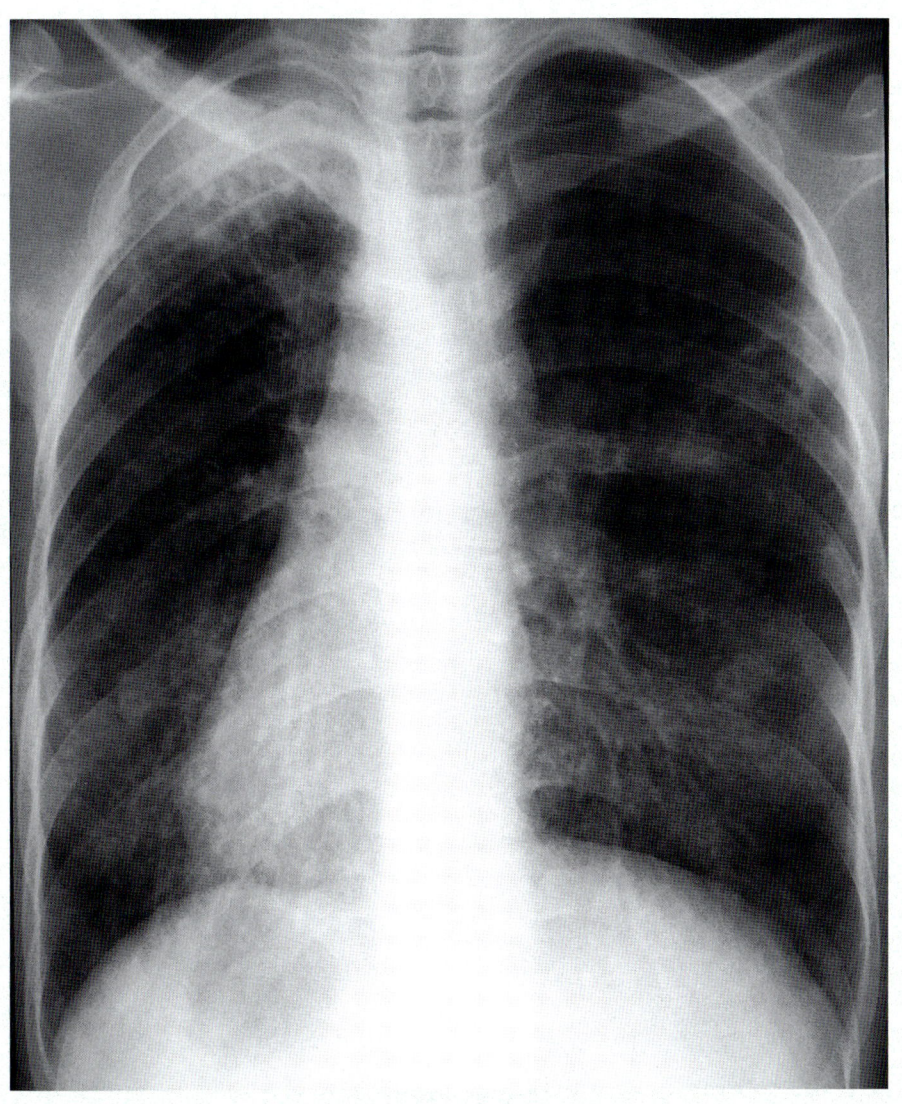

図1-a　胸部単純X線正面像

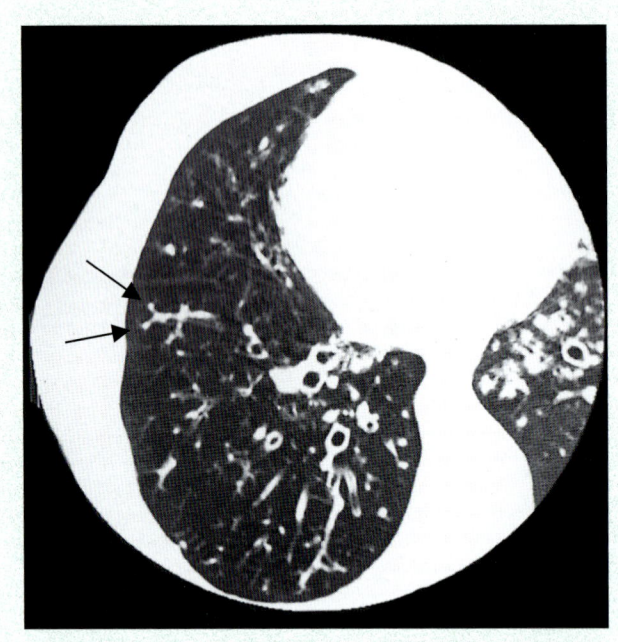

図1-b　胸部HRCT（右中下葉）

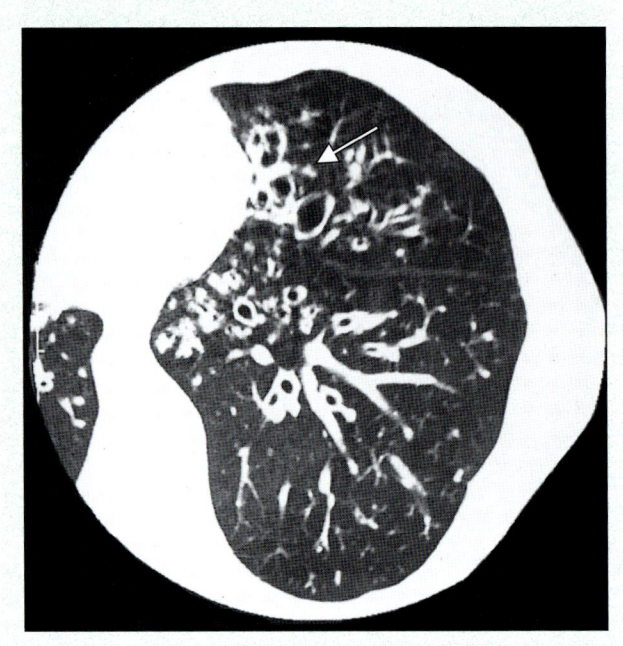

図1-c　胸部HRCT（左舌区・下葉）

原発性線毛運動機能異常症とは？

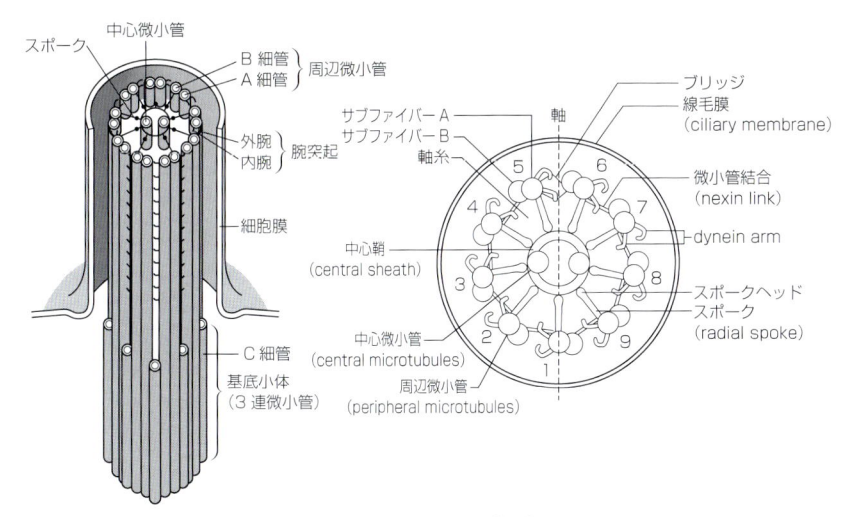

図2 線毛の超微構造
(長岡深雪,玉置 淳.カルタゲナー症候群.呼吸 2010；29：517-21より引用)

　線毛不動症候群(Immotile cilia症候群)とは，先天的な線毛の超微構造の異常により，全身の線毛運動機能障害として慢性呼吸器感染症(気管支拡張症)，慢性副鼻腔炎，男性不妊などを呈する疾患である。線毛運動が完全に欠如した症例のほかに，微弱な線毛運動や協調性の欠けた線毛運動を呈する症例も認められ，現在では原発性線毛運動機能異常症(primary ciliary dyskinesia：PCD)という名称が一般的である。

　常染色体劣性遺伝疾患で，発生頻度は10,000～30,000に1人とされ，性差はない。PCDの約半数に内臓逆位が認められ，内臓逆位，気管支拡張症，慢性副鼻腔炎の3つを伴うPCDはカルタゲナー(Kartagener)症候群と呼ばれている。本症例は，画像検査で副鼻腔炎が確認されており，カルタゲナー症候群に該当する。

　図2に正常線毛横断面の超微構造を示す[1]。PCDにおける構造異常では，dynein armの欠損が最も多く，その他にradial spokeの欠損，中心微小管の欠損，中心鞘の欠損などが報告されている。本症例における電子顕微鏡による気管支粘膜上皮線毛の超微構造異常は，観察された線毛の96％でdynein armが欠損しており，1線毛当たりのdynein armの欠損は内側のみが0.6，外側のみが6.0，両側が0.4であり，外側dynein arm欠損型のPCDと診断された。

　症状としては，気道の粘液線毛輸送系の障害による感染防御機能低下を原因とする上・下気道の感染症を乳幼児期からくり返すことが多く，咳，膿性痰，血痰，労作時呼吸困難などの呼吸器症状が主体である。なお，気管支拡張症は先天的には存在せず，下気道感染をくり返すことにより形成される。その他に，色素性網膜炎，慢性中耳炎，男性不妊，子宮外妊娠などが認められることがある。

　画像所見としては，Nadelら[2]の報告による新生児から26歳までの30例のPCDの胸部X線所見では，過膨張(97％)，気管支壁肥厚(90％)，区域性の容量減少または浸潤影(63％)，内臓逆位(50％)，区域性の気管支拡張(43％)であり，初期病変は気管支壁肥厚で肺実質の病変は右中葉(内臓逆位では左中葉)に強い傾

向であったとしている。Kennedyら[3]の45例（成人29例，小児16例）のPCDのHRCT（high-resolution CT）所見では，成人の100％と小児の56％で気管支拡張を認めており，部位としては右中葉が最も多く，次いで両側下葉に多く，上葉は少なかったと報告している。また，Hommaら[4]は，8例のカルタゲナー症候群の患者のCT所見として，全例に気管支拡張を，6例で膜性細気管支炎を反映すると考えられるびまん性の小葉中心性粒状影を両側下葉で認めたと報告している。

　診断としては，従来よりスクリーニング検査としてサッカリンテストと^{99m}Tcアルブミン吸入シンチグラフィーが行われてきた。サッカリンテストは簡易ではあるが，擬陽性および疑陰性が少なくない。近年，PCD患者の鼻腔内の一酸化窒素（NO）濃度が低下していることが明らかとなり，スクリーニング検査として注目されている。確定診断は，鼻腔粘膜または気管支粘膜生検検体での電子顕微鏡による上皮線毛の超微構造異常の証明である。

　治療は，線毛の超微構造の異常を修復する根本的な手段はなく，対症療法での経過観察とならざるを得ない。気道分泌物のクリアランス改善目的の体位ドレナージ，吸入療法，去痰薬内服，感染に対する抗菌薬使用などである。マクロライドの少量長期内服の効果は不明である。症例によっては，気管支拡張症や慢性副鼻腔炎に対して手術療法が行われる場合もある。PCDの予後は一般には良好といわれているが，一部の症例では比較的若年で慢性呼吸不全に進行する。このような症例では，肺移植の適応を検討すべきである。

文　献

1) 長岡深雪，玉置　淳．カルタゲナー症候群．呼吸2010；29：517-21.
2) Nadel HR, Stringer DA, Levison H, et al. The immotile cilia syndrome : radiological manifestations. Radiology 1985 ; 154 : 651-5.
3) Kennedy MP, Noone PG, Leigh MW, et al. High-resolution CT of patients with primary ciliary dyskinesia. AJR 2007 ; 188 : 1232-8.
4) Homma S, Kawabata M, Kishi K, et al. Bronchiolitis in Kartagener's syndrome. Eur Respir J 1999 ; 14 : 1332-9.

C

炎症性疾患

- Case 17　結核性肺炎
- Case 18　慢性細葉性散布肺結核症（岡病型ⅡB）
- Case 19　再発性多発軟骨炎
- Case 20　Granulomatosis with Polyangiitis（ウェゲナー肉芽腫症）
- Case 21　MPO-ANCA関連血管炎
- Case 22　Eosinophilic Granulomatosis with Polyangiitis（チャーグ・ストラウス症候群）
- Case 23　ポリマーヒューム熱
- Case 24　ベーチェット病
- Case 25　ヒトアジュバント病
- Case 26　幼虫移行症

Case 17　結核性肺炎

Tuberculous Pneumonia

徳田　均　吉川充浩　白井　剛

症例提示：考えてみよう

71歳，男性。
1週間続く39℃の発熱と咳嗽を主訴に外来を受診，入院となった。白血球10,780/μl，CRP 14.7mg/dl。喫煙歴60本/日×50年間。図1-aに胸部単純X線写真正面像，図1-b，cに胸部HRCTを提示する。

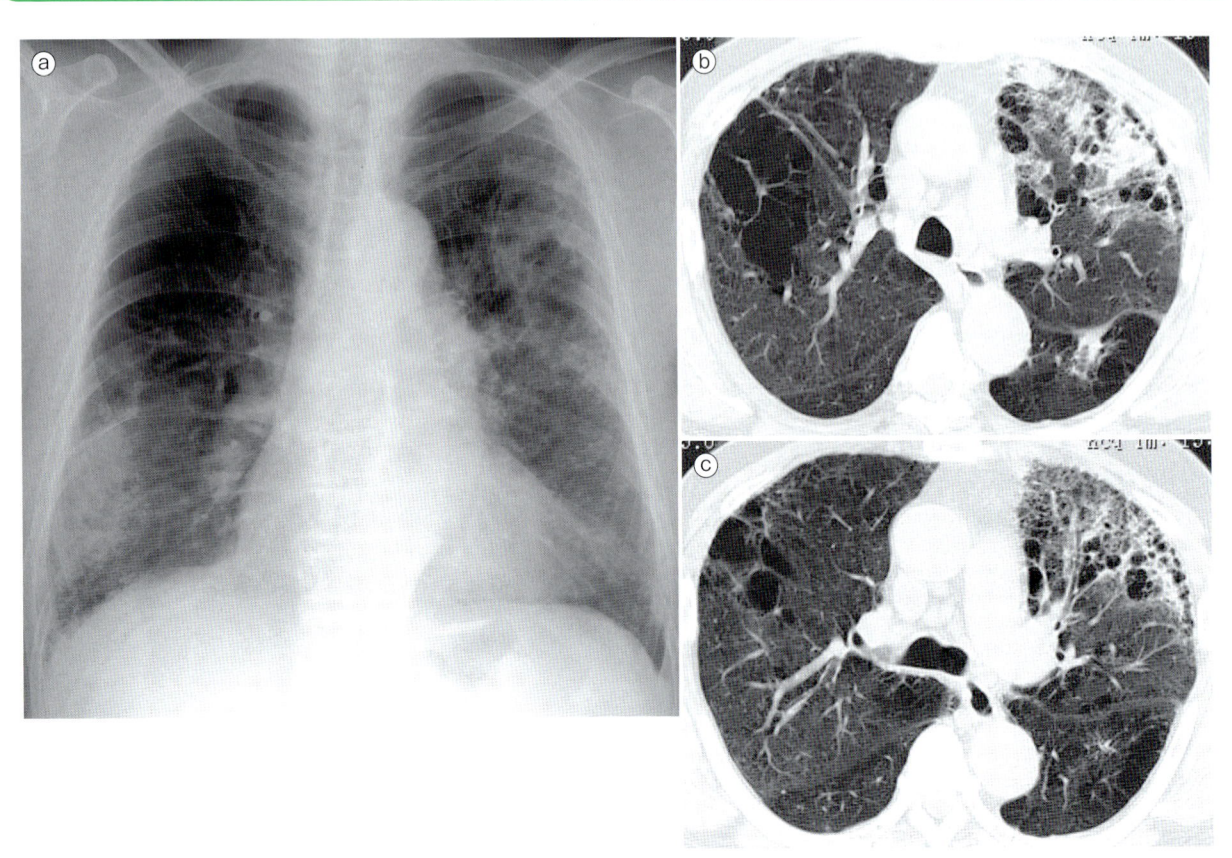

図1

Case 17 症例解説

　肺炎を疑いCAM，SBT/ABPC，次いでPZFXを投与した。CRPは低下傾向となったものの，発熱は続き，画像所見はむしろ増悪した。何らかの病原菌の複合感染を考慮し各種検査を施行，喀痰検査でTB-PCRが陽性となり，その後の培養検査で*Mycobacterium tuberculosis*が同定され，肺結核症の診断に至った。

　図1-aでは，右下肺野，左の上〜中肺野に，濃淡のむらのあるすりガラス陰影〜浸潤影がみられる。図1-b, cでは，左上葉の上区から舌区領域にかけて非区域性に広がる浸潤影〜すりガラス影を認める。散布性病巣などは見られず，この画像からは細菌性肺炎以外の疾患を疑うことは困難である。背景に高度の気腫性変化がある。陰影内部の透亮像は背景の気腫によるものと考えられる。

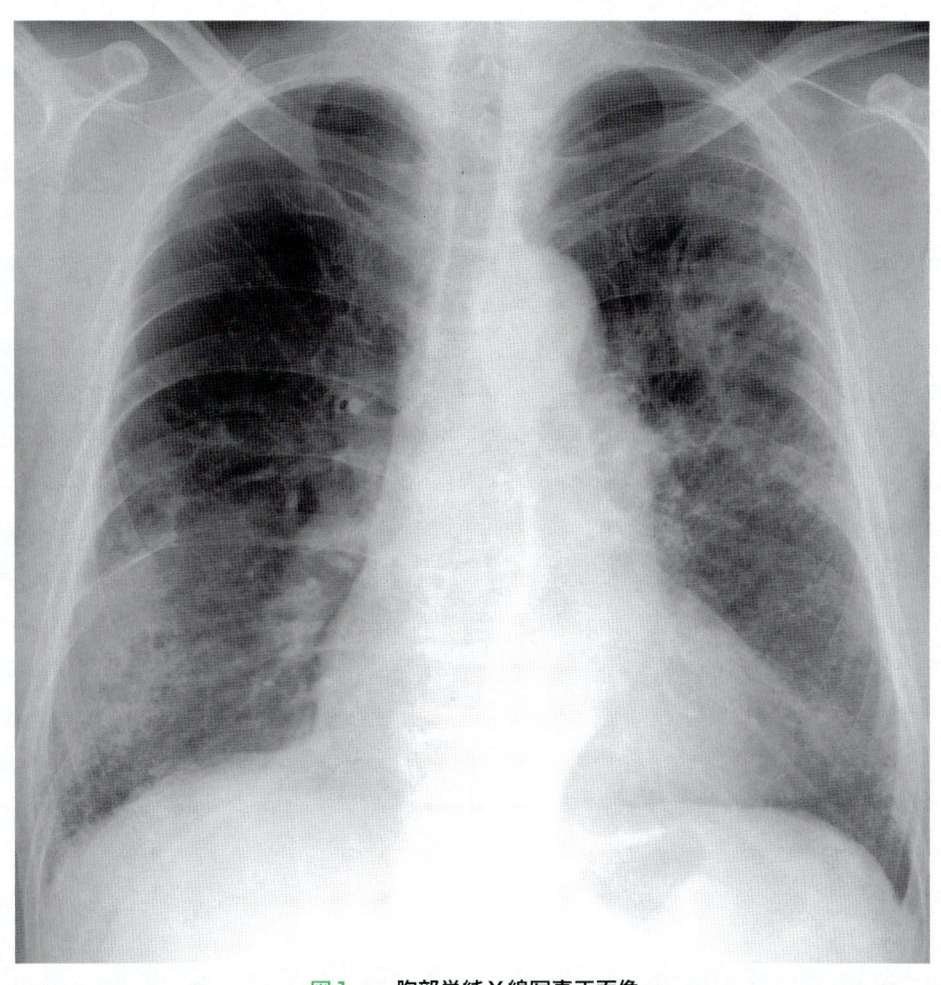

図1-a　胸部単純X線写真正面像
右下肺野および左上，中肺野に，広く濃淡のむらのある浸潤影を認める。

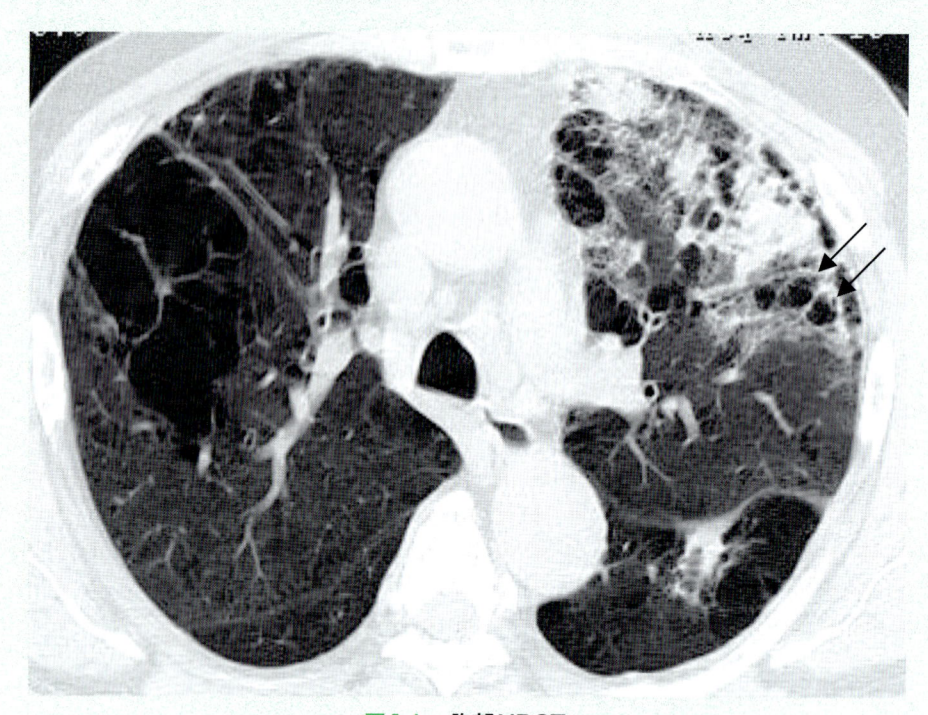

図1-b　胸部HRCT
左肺上葉に末梢側優位に浸潤影～すりガラス影がある。右肺野の高度の気腫性変化に着目。

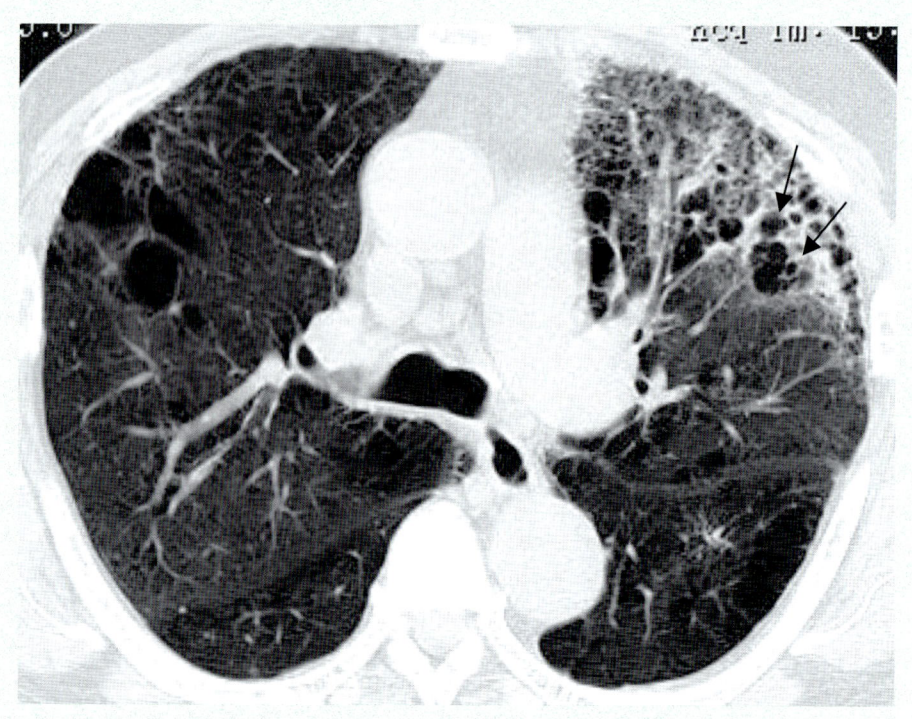

図1-c　胸部HRCT
左肺舌区のスライス。陰影内部の透亮像は背景の気腫によるものと考えられる。

結核性肺炎とは？

　肺結核で時に肺炎様の所見を呈することがあり，これを結核性肺炎（tuberculous pneumonia）と呼ぶ。古典的には乾酪性肺炎（caseous pneumonia）と呼ばれていたが，早期に治療の介入が行われる今日，乾酪化に至ることはまれであり，現在後者の名称は使用されない傾向にある。従来，病態は，経気道的に散布された多量の菌体成分に対する強い免疫応答により生じる，急速かつ広範な滲出性反応であるとされ，画像上は区域性，あるいは大葉性の一様な浸潤影を呈し，免疫活動が活発な若年者に多く，菌量も多いとされてきた[1,2]。

　ところが近年，本症例のように，特に高齢者において，それとは異なる臨床像の結核性肺炎が見られるようになった。画像上も細菌性肺炎との鑑別が困難で診断に苦慮する症例が少なくない[3,4]。

　われわれは同様の症例を過去6年間に10例経験している[4]。患者年齢は平均76.7歳と高齢であった。男性（8例）全例が濃厚な喫煙歴を有していた。関節リウマチ，心筋梗塞の既往や胃癌術後など背景疾患はさまざまであったが，いずれの症例においても栄養状態が不良で，BMIが18.7と低く，検査所見では血清アルブミン値（3.3g/dl），末梢血総リンパ球数（1,307/μl）が低値を示した（数値はいずれも平均値）。

　肺結核の画像所見は多彩であるが，その一部にでも小葉中心性粒状影，分岐状影など，特徴的な所見（細葉性病変）が見出せれば診断は比較的容易である[5]。また病変内部の空洞形成も肺結核を疑う端緒となる。ところが本症例を含めた結核性肺炎10例においては画像上これらの所見は一切認められず，周囲にすりガラス陰影を伴う非区域性の浸潤影を呈し，細菌性肺炎との鑑別は困難であった。多くの例で背景に高度の気腫性変化を伴っており，浸潤影の内部には透亮像を認めるが，その多くは空洞ではなく既存の気腫性変化によるものと考えられる。

　また診断に際しては早期の菌の検出が必ずしも容易ではない。塗抹検査陽性例は10例中5例と半数のみに留まり，塗抹陰性・PCR陽性2例，培養のみ陽性2例，塗抹・培養とも陰性でQFT-2G陽性で診断に至った例1例であった。また10例中6例で細菌（緑膿菌，MRSAなど）の複合感染を認めている。

　Leeらは画像上空洞形成がみられた肺結核40例と結核性肺炎16例の臨床像を比較検討している[6]。患者背景として結核性肺炎群では，より年齢が高く，かつ血清アルブミン値が低値であり，また細菌学的検査でも塗抹，培養検査で陰性の割合が高い傾向にあったと報告しており，今回われわれが経験した症例と同様の結果であった。

　画像上典型的な所見を欠く要因として，①背景の肺気腫の存在，②加齢，低栄養などに由来する免疫低下などが挙げられる。肺気腫においては末梢の細気管支はしばしば破壊されており，そのため肺結核症を特徴づける細葉性病変（細気管支レベルに形成される—画像上は小葉中心性の粒状・分岐状影）が発現し難い。また高齢者の肺結核においては，若年者に比べ空洞形成の頻度が低く浸潤影を呈する割合が高いとされ[7]，免疫不全者にみられる肺結核と同様，増殖性反応（肉芽腫形成）よりは浸出反応が主体となることが推測される。

　高齢化に伴い潜在的免疫機能低下，背景肺の構造的変化を伴う肺結核が今後ますます増加すると予測され，その場合，従来肺結核において有効性を発揮してきた画像診断が，必ずしも有効ではなく，高齢者に治療抵抗性の肺炎を診た場合は常に結核の可能性を考慮する必要がある。

文　献

1) 岩崎龍郎. 改訂結核の病理. 東京：結核予防会, 1997：97-8.
2) Septimus EJ, Awe RJ, Greenberg SD, et al. Acute tuberculous pneumonia. Chest 1977；71：774-5.
3) 田中裕士, 山田裕一, 伊藤英司. 肺抗酸菌症に類似する画像所見を呈する疾患. 結核 2009；84：585-90.
4) 吉川充浩, 徳田　均, 笠井昭吾, ほか. 肺気腫患者に発症した結核性肺炎の画像上および臨床上の特徴. 結核 2010；85：453-60.
5) 徳田　均. 肺結核症の画像所見：細葉性病変とその諸相. 結核 2009；84：551-7.
6) Lee KM, Choe KH, Kim SJ. Clinical investigation of cavitary tuberculosis and tuberculous pneumonia. Korean J Intern Med 2006；21：230-5.
7) Umeki S. Comparison of younger and elderly patients with pulmonary tuberculosis. Respiration 1989；55：75-83.

Case 18　慢性細葉性散布肺結核症（岡病型ⅡB）

Chronic Disseminated Acinar Pulmonary Tuberculosis

徳田　均

症例提示：考えてみよう

30歳代，男性。
2週間前からの下痢，1週間前からの発熱（38℃前後）で受診。呼吸器症状はない。BMI 16と痩せ形の体型，WBC 9,100/μl，CRP 11.7mg/dl，Alb 2.3g/dl。図1-aに胸部単純写真X線正面像，図1-b，cに肺野条件CTを示す。

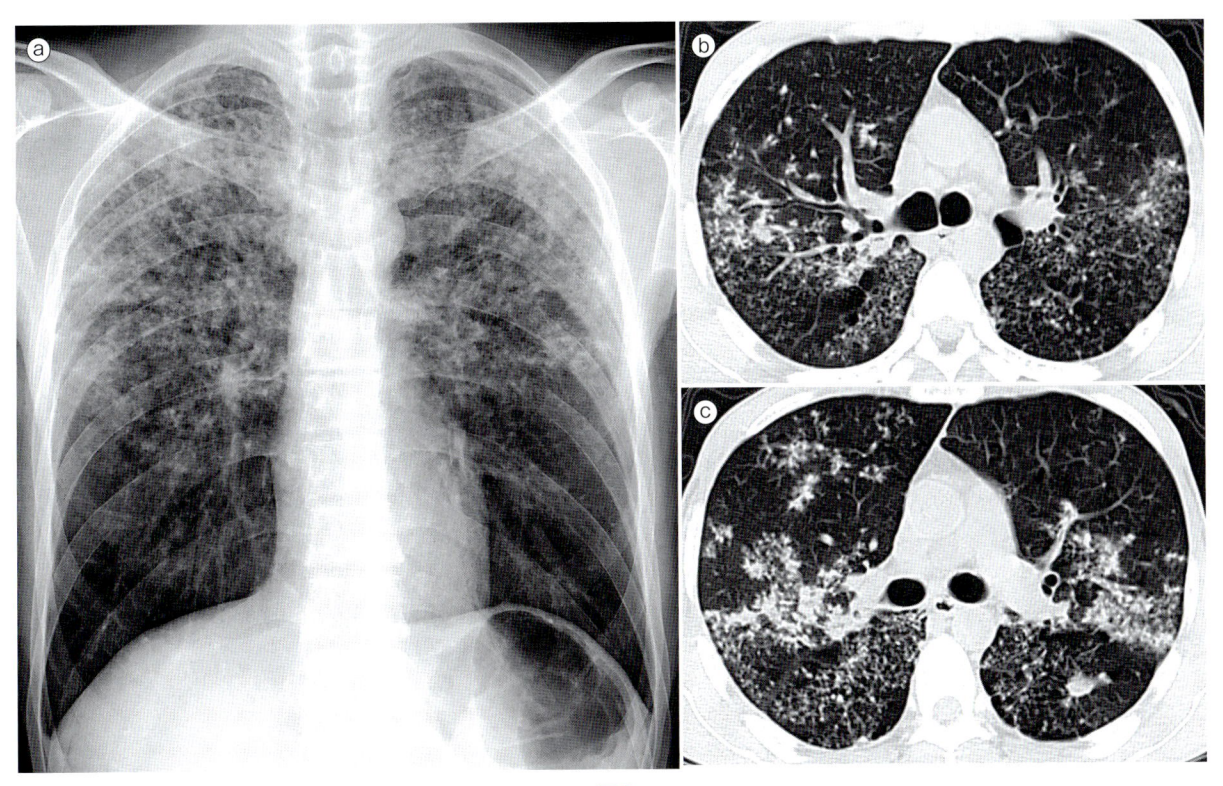

図1

Case 18 症例解説

　図1-aでは，両肺野に広く小結節影〜粒状影がみられる。分布は左右対称性で，上肺野優位である。粒状影，結節影の大きさは不揃いだが一つ一つは鮮明である。

　図1-b，cでは，広く微細粒状影，一部には分岐状影が展開している。融合してやや大きめの結節を形成しているところも見られる。その分布は一見規則性がないように見えるが，大まかに言えば区域性であり，また胸膜と一定の距離を示し（→），小葉中心性の特徴を備えている。図1-cでは，ところどころ，粒状影がブドウの房状に集簇しており（⇨），その大きさはちょうど小葉1個を反映している。病理学的には細葉性結節性と呼ばれる所見に合致し，結核症にしか見られない特異な所見であり，画像でこの所見に遭遇した場合，これのみを持って結核症と診断を下してもよいほどである。

　本例は喀痰の抗酸菌検査は陰性であったが，胃液検査から結核菌が証明され，診断が確定した。また大腸内視鏡検査で腸結核の所見であった。肺結核症の中でも，まれではあるが，画像上特異な所見を備えた病型，慢性細葉性散布肺結核症の典型例である。

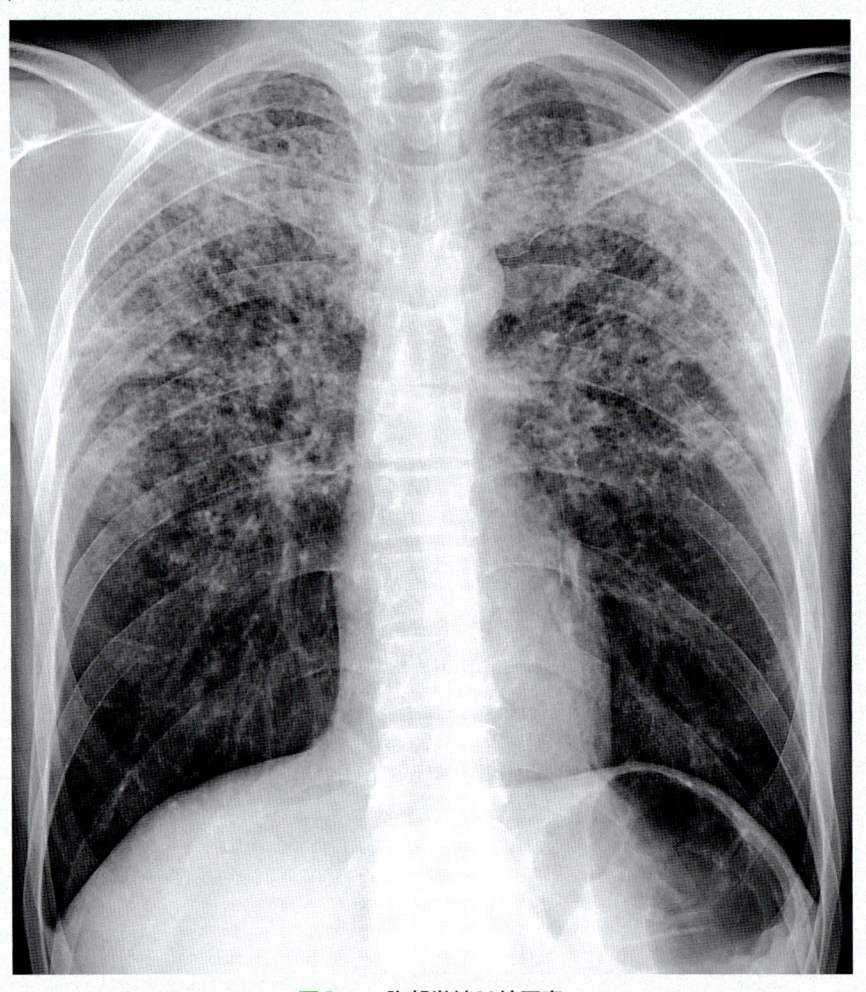

図1-a　胸部単純X線写真
両側肺野に左右対称性に小結節影〜微細粒状影が見られる。上肺野優位の分布。

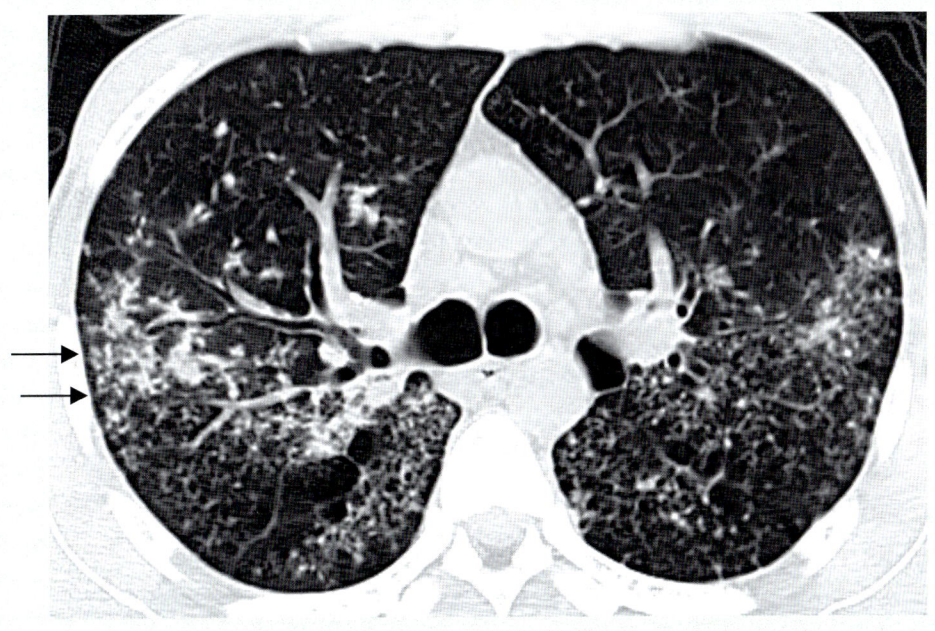

図 1-b　胸部HRCT
広く微細粒状影があり，分布には一見規則性がないかのようであるが，胸膜直下では一定の距離をとるなど，小葉中心性の特徴が認められる。

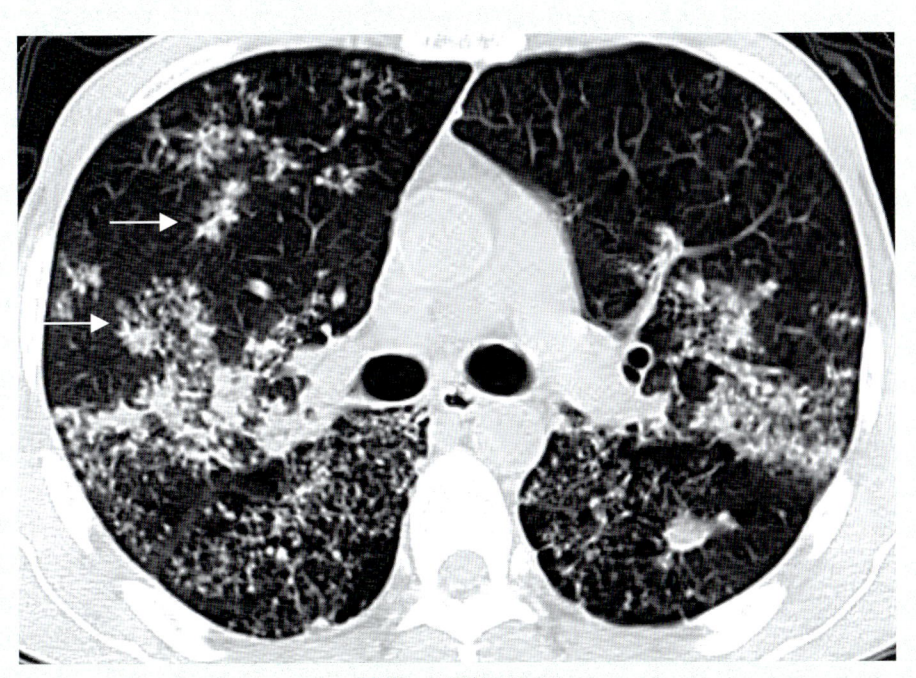

図 1-c　胸部HRCT
ところどころ，粒状影がブドウの房状に集簇しており，その大きさはちょうど小葉1個を反映している。

慢性細葉性散布肺結核症(岡病型ⅡB)とは？

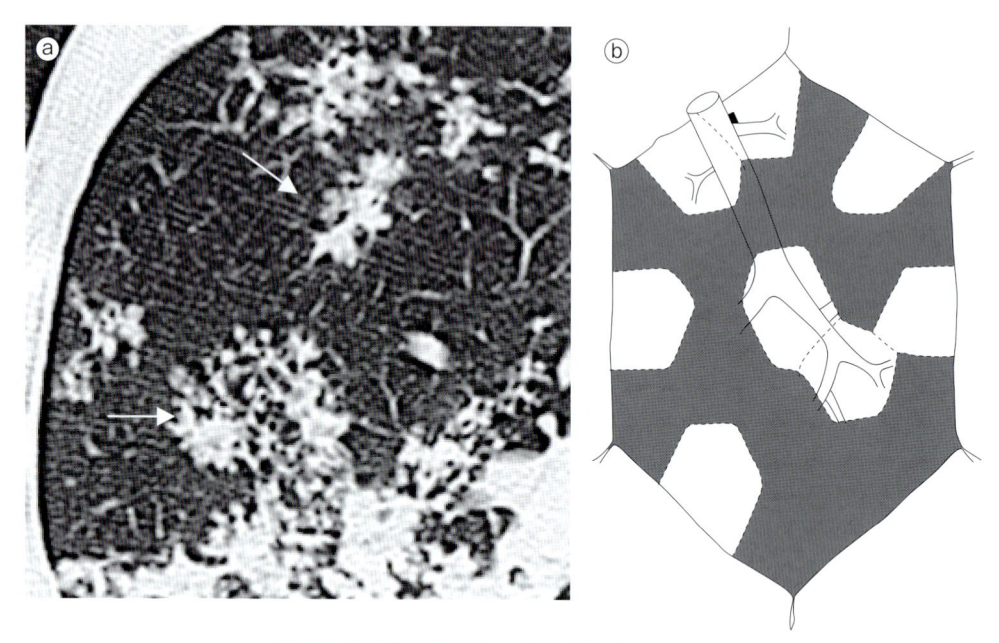

図2 「細葉性結節性」の画像所見とシェーマ
(a)では粒状影が集簇してブドウの房状になっているが，病理学的には(b)，小葉内で，ある細葉は冒され，そのとなりの細葉は冒されない，という分布を示す。1つの小葉内でこれほど入り組んだ分布をするのは疾患としては結核症くらいで，診断的価値が高い。
(bは岩崎龍郎．改訂結核の病理．東京：結核予防会，1997より改変引用)

　肺結核症の多くは，経気道性に，かつ緩慢に進展する。既存の病巣から新たに菌が散布されると，宿主に形成された特異免疫が発動され，細気管支レベルでこれを封じ込めようとして肉芽腫(結核結節)が形成される。これが病理学的には細葉性病変といわれるもので[1]，CT上は小葉中心性のハイコントラストな粒状影，分岐状影として現れ，肺結核症を画像で診断するうえで最も頼りになる特異的所見である[2,3]。通常は空洞影，塊状影，浸潤影などの周囲にみられるが，まれではあるがそのような粗大病変を示さず，肺全体にびまん性に細葉性病変が広がる病型がある。岡治道は肺結核症の病像を精緻に観察し，X線所見分類(岡氏肺結核病型分類)を作り上げたが，その中で，びまん性かつ播種状に広がる肺結核症をⅡ型とし，ⅡA：粟粒結核症，ⅡB：慢性細葉性散布肺結核症に分けた[4]。この岡病型ⅡBは，細葉性病変が全肺に広がる特異な病像で，一見粟粒結核症に似るが，病変はすべて細葉性(気道内)である点が異なる。その単純X線像は「肺野に広く細かい病変が散布されたものである。その散布状況は全肺野一様ではなく粗密の差があり，一つ一つの病影も多少大小があり，形も不規則である。典型的には，両側肺に殆ど対称的に，上方は密で下方に行くに従って疎に細葉性病変が散布している」とされており[5]，本例はまさにその典型例である。その頻度は全肺結核の0.5％といわれる。本病型は，通常は肺結核症の脇役的な変化である細葉性病変が，主役となって肺内に広く分布し，しかも空洞などの散布源がほとんど見られないという極めて特異な病態であり，なぜこのような事態が成立するのか理解が難しい。岡は乾酪性気管支炎などの目立たない散布源があり，そこからの経気

道性散布が時間をかけて起こったものであると主張した。一方岩崎は，多数の粟粒結核症のCT像の観察から，典型的な粟粒結核症においても肺尖部において個々の小病巣が気腔に破れ管内性の広がりを示す例を数多く見出し，典型的な岡ⅡB型との間に連続的な移行があるとし，岡ⅡB型は血行散布に始まり個々の病巣の気腔内進展により成立すると主張した[1]。著者は自験2症例の検討から，そのいずれも機序としてあり得ることを提唱した[3,6]。

　岡病型ⅡBの一部に，本例のように細葉性結節性病変がみられることがある。この所見はドイツの病理学者Aschoffが最初に記述し，それを承けて岩崎がさらに詳細に記述している[1]。1つの小葉内に，粒状影（細葉性病変）があたかもブドウの房のように集簇して見える。増殖性傾向の強い細葉性病変の間に健常な部分が残るため，このような特異な形態を呈するのであり，ほかの感染症ではたちまちのうちに汎小葉性の病変になるべきところである。これこそ肺結核症にしか見られない所見である。

　本病型においては，既存の病巣（結核性細気管支炎など）から菌が少量ずつ散布され，それに対し宿主が強い浸出反応ではなく，増殖性反応（肉芽腫形成性反応）を示すことから起こると解されている[1]。臨床的には極めて緩慢に進展し，呼吸器症状も乏しく，全身状態も保たれることが多い。菌量が少ないので，喀痰からの菌の検出は難しい。本例では胃液検査が有効であったが，気管支鏡が必要となることもある。本例ではたまたま腸結核を合併したために下痢を起こし栄養状態が悪化し受診となったが，それがなければ月単位，年単位で経過し軽微な症状あるいは検診などで偶然発見されることすらある。

文　献

1) 岩崎龍郎．改訂結核の病理．東京：結核予防会，1997．
2) Im JG, Itoh H, Lee KS, et al. CT-pathology correlation of pulmonary tuberculosis. Crit Rev Diagn Imaging 1995 ; 36 : 227-85.
3) 徳田　均．肺結核症の画像所見：細葉性病変とその諸相．結核2009；84：551-7．
4) 岡　治道．肺結核症の分類．戦争と結核．東京：日本医事新報社，1943：170-94．
5) 倉島篤行．岡ⅡB型の胸部X線所見．四元秀毅，倉島篤行，編．結核Up to Date第2版．東京：南江堂，2005：189-90．
6) 徳田　均．慢性細葉性撒布肺結核症（いわゆる岡ⅡB型）の成立期序：2症例からの考察．結核2007；82：507-13．

Case 19 再発性多発軟骨炎

Relapsing Polychondritis

山崎 進　小山信之　金澤 實

症例提示：考えてみよう

60歳代，男性。
湿性咳嗽，喀痰および喘鳴を主訴に来院した。両側の耳介が腫脹しており，発熱はないが白血球8,700/μl，好中球80％，CRP 5.79mg/dlと炎症所見を認める。図1-aに胸部単純X線像，図1-b，cに縦隔条件CTを示す。

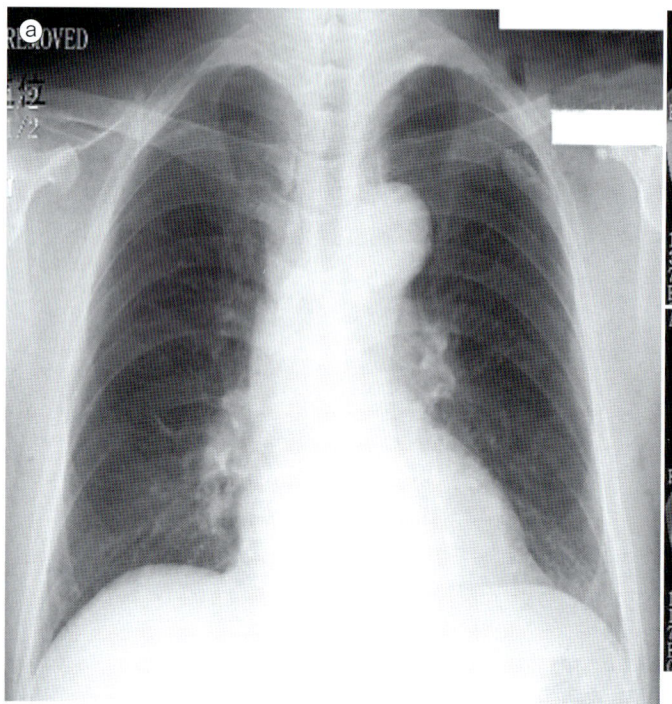

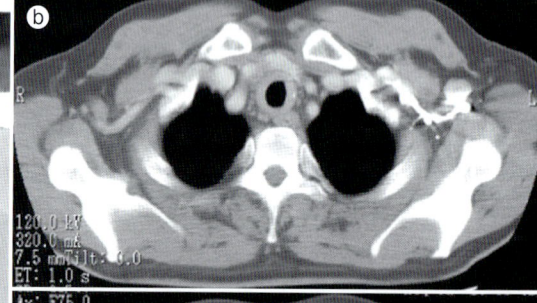

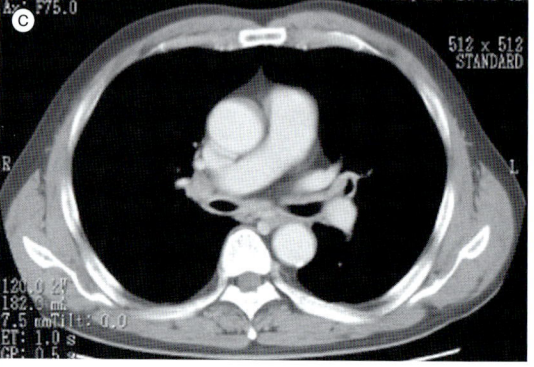

図1

Case 19 症例解説

　図1-aでは気管壁が厚く気管腔が狭小化しており（→），気管分岐部からさらに両側主気管支にも肥厚が及んでいる。その他，肺野や肺門・縦隔に明らかな異常影は認められない。図1-bでは，気管上部の気管壁がほぼ全周性に比較的均一に肥厚しており（▶），図1-cでは気管壁と同様，気管分岐部から両側主気管支にも明らかな全周性の肥厚を認める（▶）。図1-d，eでは図1-aと同様に気管壁肥厚がみられ，さらに気管軟骨が肥厚しているのがわかる。

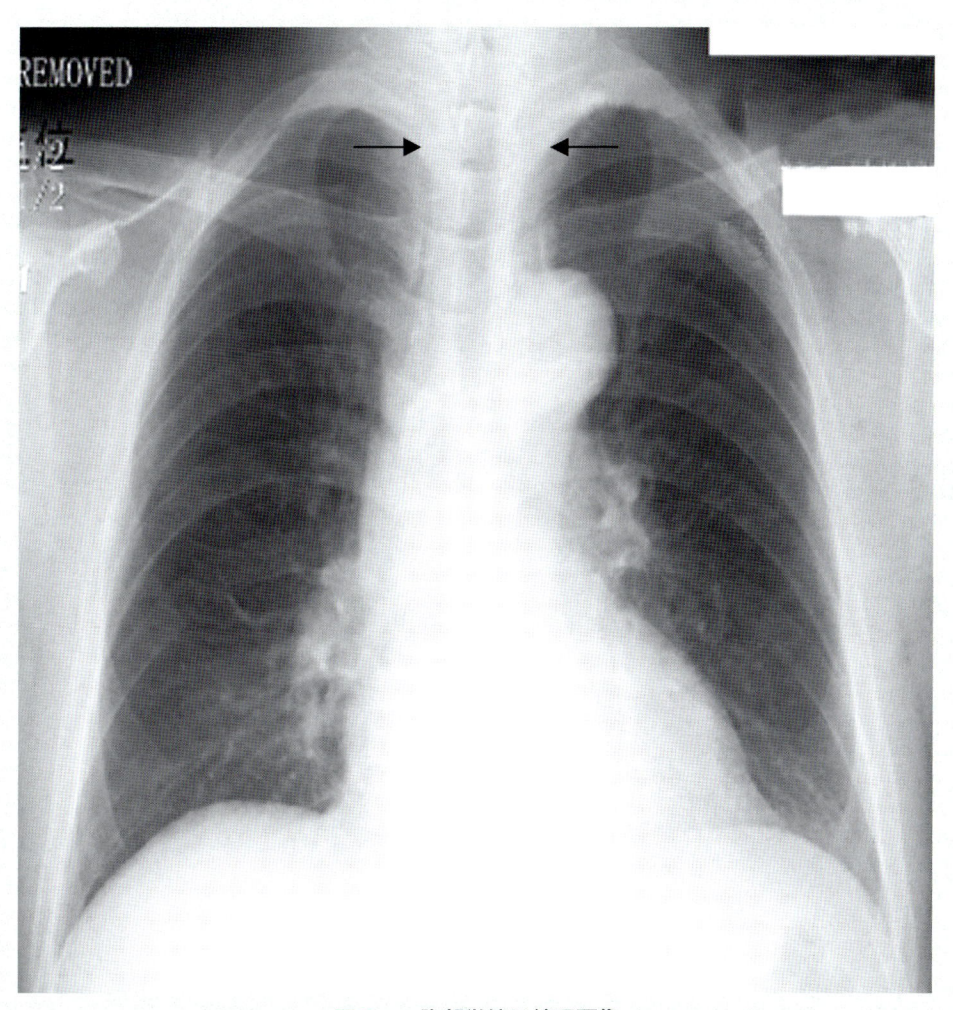

図1-a　胸部単純X線正面像

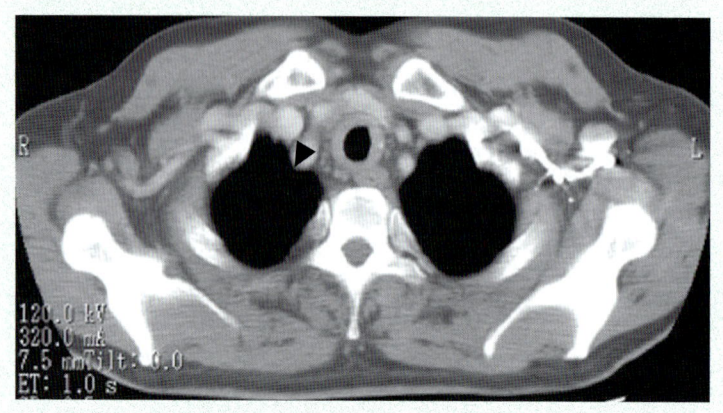

図1-b　胸部造影CT（気管上部）

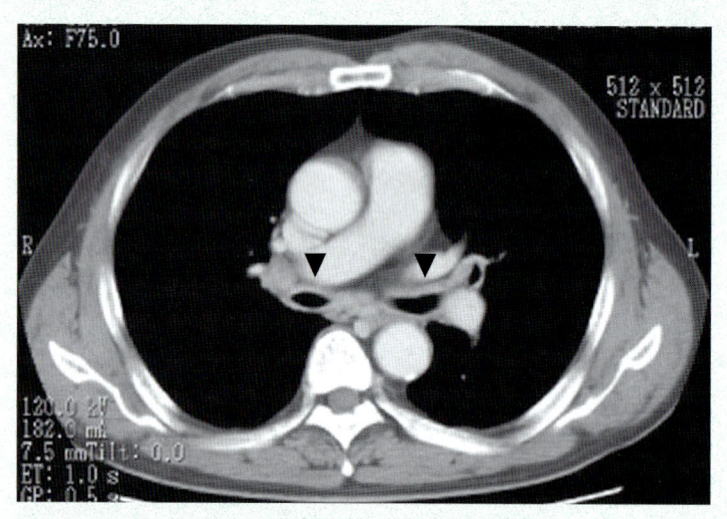

図1-c　胸部造影CT（気管分岐部）

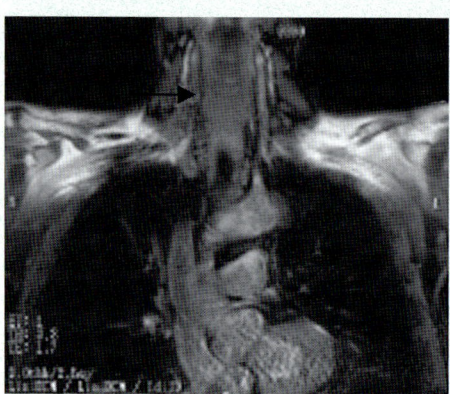

図1-d　胸部MRI（冠状断）　　図1-e　胸部MRI（矢状断）

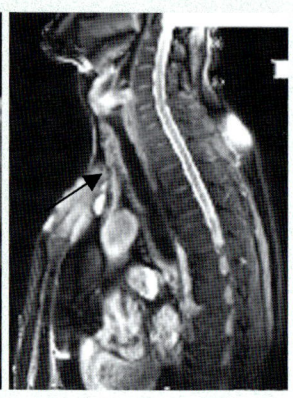

再発性多発軟骨炎とは？

図2　PET
a　治療前, b　治療後

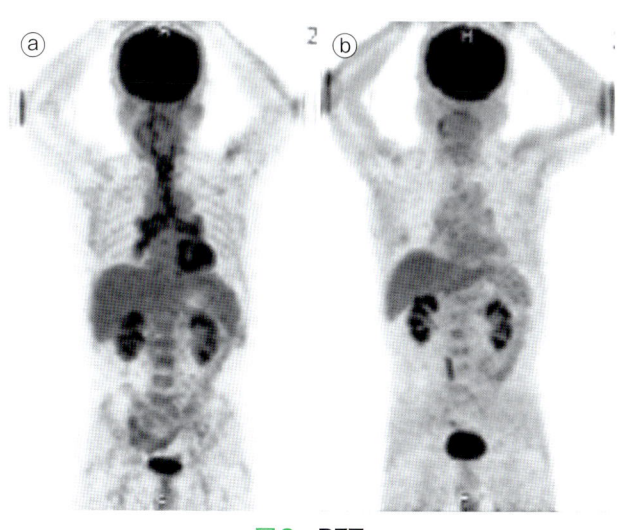

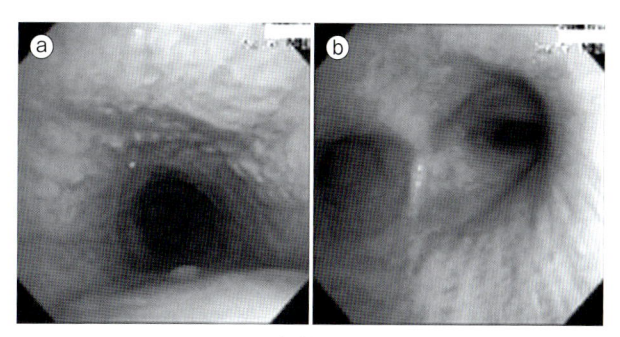

図3　気管支鏡所見
a　気管, b　気管分岐部

　再発性多発軟骨炎(relapsing polychondritis)は，耳介の硝子軟骨をはじめとした全身の軟骨組織に起こる原因不明の炎症性疾患である．1923年にJaksch-Watenhorstが"poly-chondropathy"として最初に報告し，1960年Pearsonらの報告により疾患概念がほぼ確立した[1)2)]．約30％に自己免疫疾患，血管炎や骨髄異形成症候群との合併が見られ，抗Ⅱ, Ⅸ, Ⅺ型コラーゲン抗体陽性を示すことも多く，またHLAクラスⅡ DR4陽性の頻度が健常人の約2倍という報告もあり[3)]，現在は自己免疫的機序による発症が考えられている．

1　症　状

　発熱，体重減少などの全身症状から難聴，視力障害，嗄声，呼吸困難，関節痛など症状は多彩で非特異的である．また関節リウマチをはじめ他疾患の症状と類似することも多く，しばしば診断に難渋する．軟骨炎による耳介の腫脹が最も特徴的で，生検による病理組織診断に用いられることが多い．関節炎，鼻軟骨炎，眼症状，喉頭気管病変，皮膚病変もよくみられる．

2　検　査

　血液検査では白血球増多，CRP高値，血沈亢進などの非特異的炎症所見や抗核抗体，抗Ⅱ, Ⅸ, Ⅺ型コラーゲン抗体が陽性を示すことが多い[4)]．呼吸器病変では胸部X線写真，CT，MRIで気道壁肥厚，特に軟骨の肥厚とそれに伴う気道狭窄が特徴的である．膜様部は肥厚しないこともあるが，軟骨周囲への炎症，浮腫の波及もあり本症例のように全周性に肥厚することが多い．気道狭窄による無気肺や肺炎を呈することもある．^{99m}Tcシンチグラムやガリウムシンチグラムにより全身の病変の検出が可能だが，最近は18FDG-PETによる病変への特徴的な集積と治療効果判定への活用も報告されている(図2)[5)]．呼吸機能検査では中枢気道閉塞パターンを呈し，気管支鏡検査では喉頭から気管，気管支まで広範囲に粘膜浮腫と気道狭窄を認める(図3)．病理組織ではリンパ球の軟骨膜への浸潤による炎症所見が特徴的である．

3 診断

McAdamらにより提唱され，その後MichetらとDamianiにより改訂された診断基準が用いられている（表）[6)〜8)]。鑑別診断として，耳病変では蜂窩織炎や外耳道炎，凍傷，虫刺され，鼻病変では結核，ウェゲナー肉芽腫症，NK/T細胞リンパ腫，気道病変では気道損傷，アミロイドーシス，悪性リンパ腫，眼病変では関節リウマチ，ウェゲナー肉芽腫症，結節性動脈周囲炎，ベーチェット病などが挙げられる。合併するほかの自己免疫疾患，血液疾患との鑑別にも注意が必要である。

表 再発性多発軟骨炎の診断基準

1. 再発性両側耳介軟骨炎
2. 非びらん性血清反応陰性炎症性多発関節炎
3. 鼻軟骨炎
4. 眼球炎症
5. 喉頭軟骨，気管軟骨等気道軟骨炎
6. 内耳・前庭神経障害
   ①これらのうち，以下のいずれかを満たす場合，再発性多発軟骨炎と診断する。1〜6の3項目以上を満たす。
   ②軟骨生検の病理所見が一致した場合，1〜6の1項目以上を満たす。
   ③ステロイド（またはダプソン）が奏功する2カ所以上の軟骨炎。

4 治療

軽症例や限局性病変では非ステロイド性抗炎症薬（non-steroidal anti-inflammatory drugs：NSAIDs）のみでコントロールが可能だが，NSAIDs無効例，重症例，全身性病変ではステロイド治療が必要となる。プレドニゾロン0.5〜1.0mg/kg/dayで開始することが多いが，漸減中にしばしば増悪がみられる。ステロイド無効例やステロイドを減量できない症例には免疫抑制薬を考慮する。シクロホスファミド，アザチオプリン，シクロスポリン，メトトレキサートなどが用いられる。また最近ではTNFα阻害薬をはじめとした新しい薬剤による治療も報告されている[9)]。なお気道狭窄に対する気道内ステント留置をはじめとした各臓器病変に対する処置も行われることがある。

5 予後

以前は一般的に進行性で予後不良といわれていたが，最近ではTrenthamらが8年生存率94％と比較的良好な予後を報告している[10)]。死因は呼吸器合併症，心血管合併症が多く，その他2次感染，腎不全，血管炎などである。

文　献

1) Jaksch-Wartenhorst R. Polychodropathy. Wiener Archiv fur Innere Medizin 1923 ; 6 : 9-1300.
2) Peason CM, Kline HM, Newcomer VD. Relapsing polychondritis. N Engl J Med 1960 ; 263 : 51-8.
3) Lang B, Rothenfusser A, Lanchbury JS, et al. Susceptibility to relapsing polychondritis is associated with HLA-DR4. Arthritis Rhem 1993 ; 36 : 660-4.
4) Yang CL, Brinckmann J, Rui HF, et al. Autoantibodies to cartilage collagens in relapsing polychondritis. Arch Dermatol Res 1993 ; 285 : 245-9.
5) Yokoyama T, Koyama N, Kodama K, et al. ^{18}F-fluorodeoxyglucose positron emission tomography for relapsing polychondritis as a diagnostic approach and evaluation of disease activity. BMJ Case Reports 2009 ; doi : 10.1136/bcr. 02.2009. 1591.
6) McAdams LP, O'Hanlan MA, Bluestone R, et al. Relapsing polychondritis : prospective study of 23 patients and a review of the literature. Medicine (Baltimore) 1976 ; 55 : 193-215.
7) Michet CL Jr, McKenna CH, Luthra HS, et al. Relapsing polychondritis. Survival and predictive role of early disease manifestations. Ann Intern Med 1986 ; 104 : 74-8.
8) Damiani JM, Levine HL. Relapsing polychondritis : report of ten cases. Laryngoscope 1979 ; 89 : 929-44.
9) Valesini G, Iannuccelli C, Marocchi E, et al. Biological and clinical effects of anti-TNFα treatment. Autoimmun Rev 2007 ; 7 : 35-41.
10) Trentham DE, Le CH. Relapsing polychondritis. Ann Intern Med 1998 ; 129 : 497-502.

Case 20

Granulomatosis with Polyangiitis
（ウェゲナー肉芽腫症）

高橋雅士

症例提示：考えてみよう

60歳代，男性。
鼻閉，鼻汁が続き近医でアレルギー性鼻炎として加療中，全身倦怠感も出現したため，精査のため来院となる。

図1-aに胸部単純X線写真正面像，**図1-b**に肺野条件CTを示す。

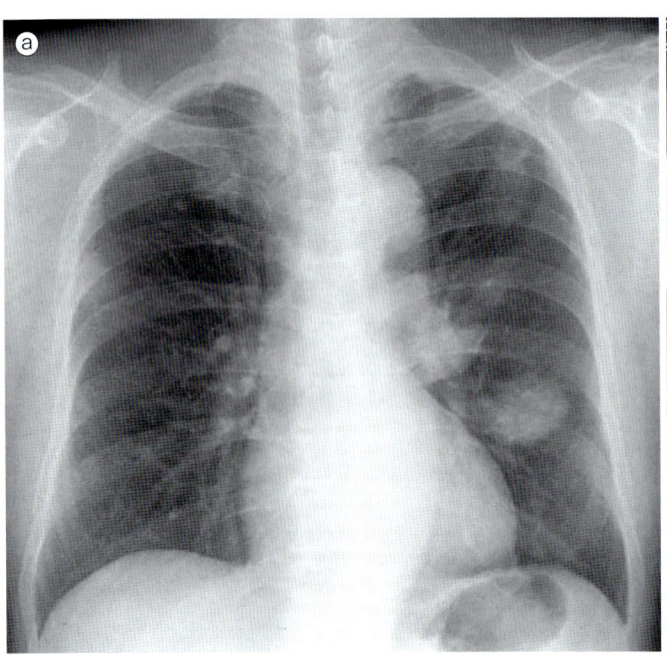

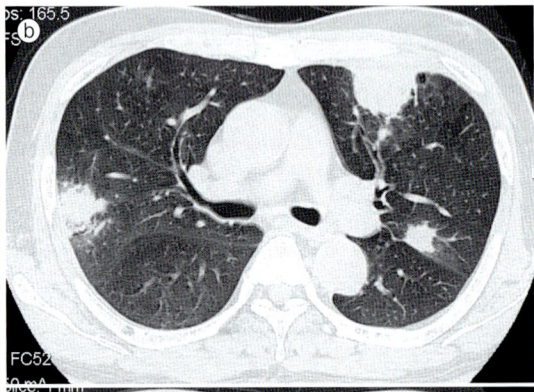

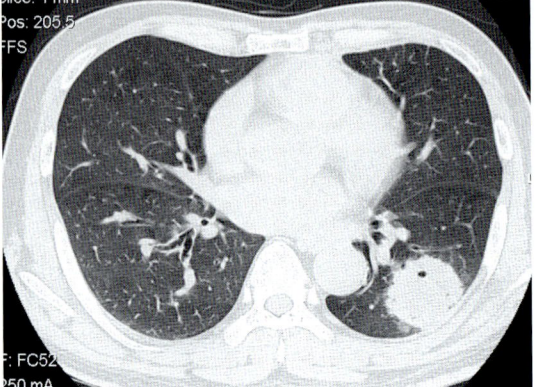

図1

Case 20 症例解説

　図1-aでは，両側肺野に多発する腫瘤陰影を認める。図1-bでは，肺野の胸膜下領域を主体に腫瘤影が多発している。腫瘤陰影の辺縁にはすりガラス濃度を伴う（→）。また，一部の腫瘤には空洞形成（▶）が認められる。

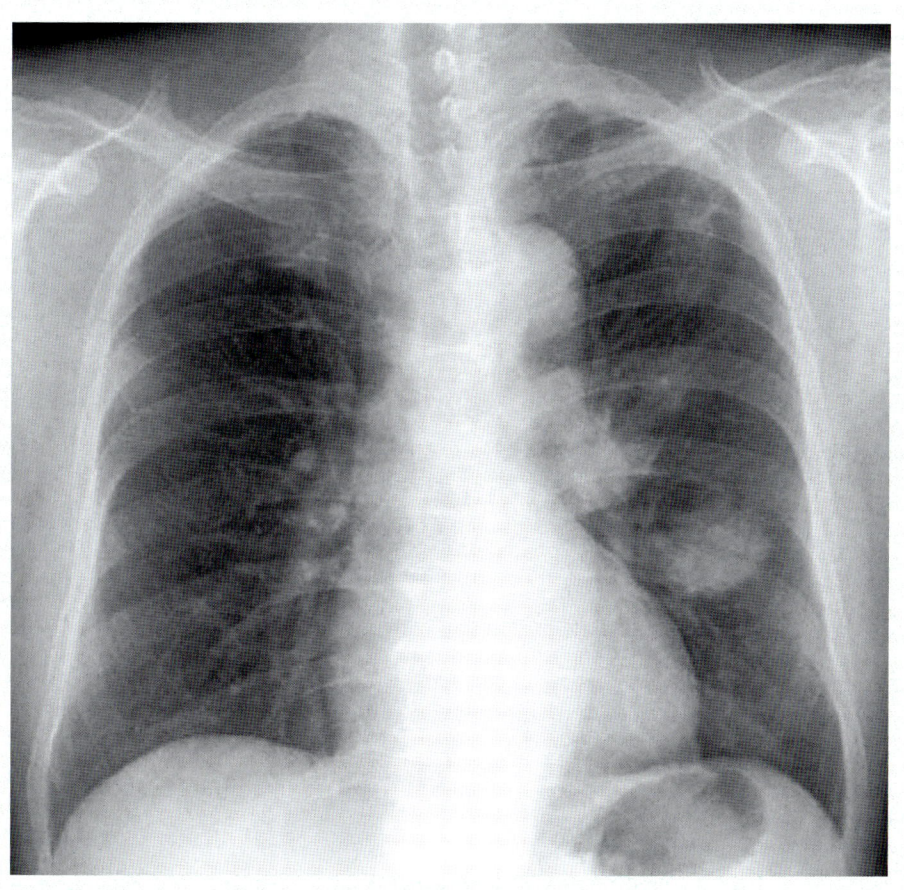

図1-a　胸部単純X線写真

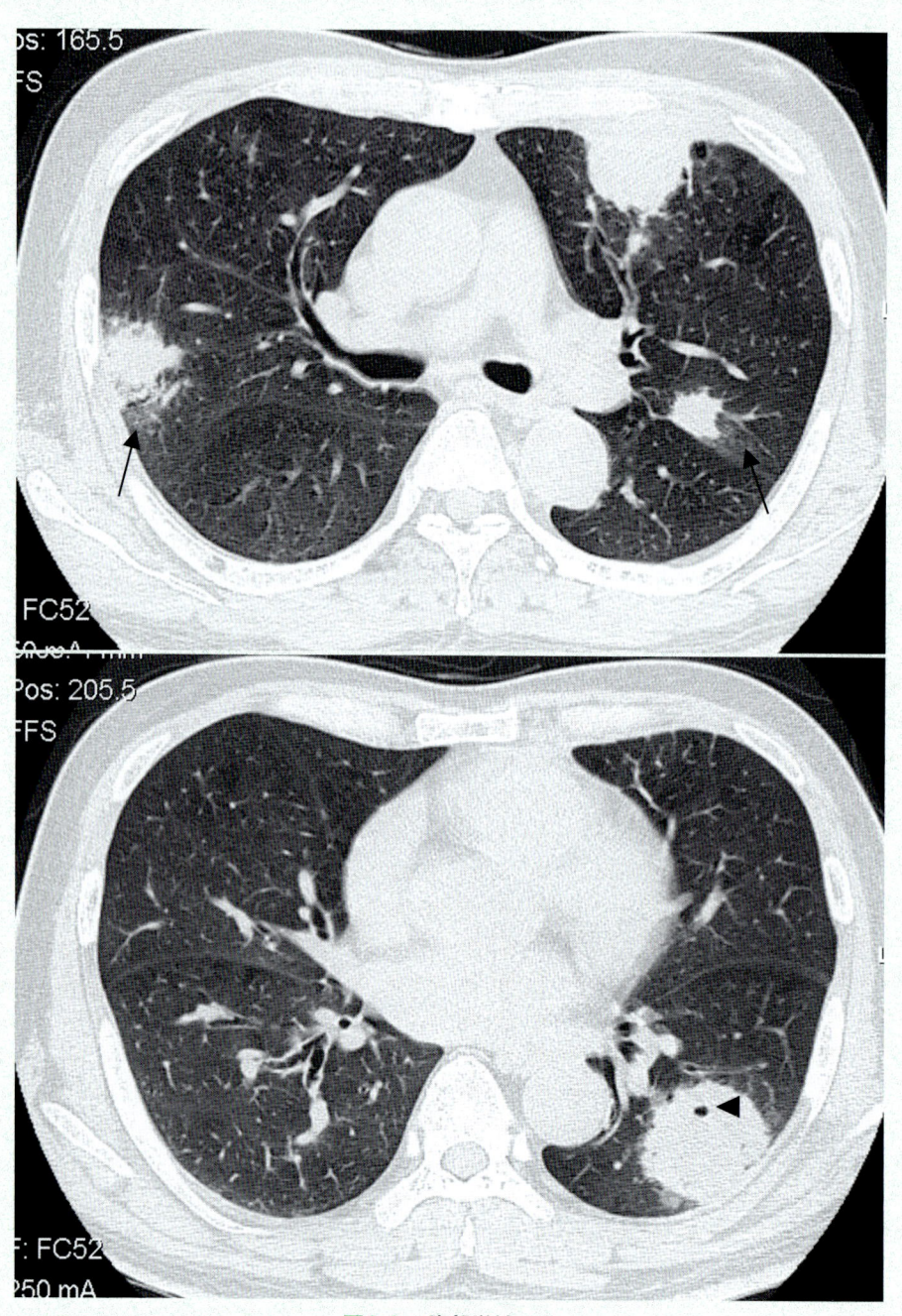

図1-b　胸部単純CT

ウェゲナー肉芽腫症とは？

ウェゲナー肉芽腫症は壊死性肉芽腫と血管炎を特徴とする血管炎症候群の1つのタイプと考えられている。病理学的には，①上気道および下気道の壊死性肉芽腫性炎症，②全身性壊死性肉芽腫性血管炎，③壊死性半月体型性腎炎を特徴とする。②の全身性の血管炎は小血管を侵すことが特徴的であり，特に肺胞毛細血管や糸球体毛細血管が主な病変の場とされる。Proinase-3（PR-3）ANCAが高率に陽性を示すことが知られており，その感度は活動性のある本疾患に対しては感度，特異度とも90％以上と報告されている。病変が上気道あるいは肺のみに存在し，腎病変が見られないものを限局型（limited type），上気道，肺，腎のすべてに病変が認められるものを全身型（generalized type）という。全身型ではPR-3 ANCA陽性の頻度は高率であるが，限局型ではその比率は低下する。男女比は1対1.8で，好発年齢は60歳代前半とされている。疾患の9割以上が経過中に何らかの耳鼻咽喉科的な症状を呈する。下気道あるいは肺の所見では咳嗽，喀血，呼吸苦，胸痛などが報告されている。経過中の感染の合併が臨床的な再燃を惹起する可能性があり，特に上気道，肺における黄色ブドウ球菌の感染が重要である。

胸部単純X線写真上の所見（表1）としては，多発性の肺結節あるいは肺腫瘤，限局性あるいはびまん性のコンソリデーションなどが挙げられる。

結節あるいは腫瘤は，通常2～4cmの大きさで，多発することが多いが，単発の場合もあり得る。通常円形から楕円形で，辺縁は平滑なことも不明瞭なこともあり得る。肺内分布に特徴的な所見は報告されていない。結節あるいはコンソリデーションの空洞化は40％程度に認められる。壁の厚さ，形状はさまざまである。両側性のびまん性のコンソリデーションは，通常びまん性の肺胞出血を表す。このほか，無気肺，気管支肺血管束の肥厚，縦隔・肺門リンパ節腫大，胸水，気胸，気管・気管支狭窄などがある。

CTでは胸部単純X線写真で不明瞭であった微細な所見が明らかになる（表2）。つまり，数mm大の粒状病変や気管支壁肥厚などである。CTでは，2cm以上の結節に空洞の頻度が高いことが報告されている。CT上，結節の辺縁は不整で不明瞭なことが多く，スピキュラなどを伴うこともある。時にCT-halo signを伴うこともある。Feeding vessel signは必ずしも特異的な所見ではない。一部の症例では胸膜下あるいは気管支肺動脈束周囲に分布することがあり，また，小葉中心性粒状陰影を呈する場合もある。このほかの所見としては，多発浸潤影，すりガラス陰影などが認められ，これらは通常，肺出血を表しているものとされているが，すりガラス陰影については胞隔炎を表している可能性もある。ほかに報告されている所見としては胸膜肥厚，胸水，肺門縦隔リンパ節腫大などがある。また気管支壁肥厚も比較的高率に認められるとされる。気管支壁肥厚は，時に気管支拡張を伴う場合もある。これらの変化は区域気管支から亜区域気管支で強いとされる。

表1　ウェゲナー肉芽腫症の胸部単純X線写真所見

多発結節，腫瘤（空洞）
単発，多発コンソリデーション（空洞）
びまん性コンソリデーション
気管支壁肥厚
無気肺
胸水
胸膜肥厚

表2　ウェゲナー肉芽腫症のCT（HRCT）所見

ランダム分布の多発結節，腫瘤
結節，腫瘤の空洞
気管支肺動脈束に沿った結節
びまん性あるいは限局性のコンソリデーション，すりガラス陰影
気管支壁肥厚
小葉中心性粒状影

1〜2割の症例で，気管に病変が形成されることがあるとされる．通常，声門下レベルに平滑あるいは不整な壁肥厚と内腔の狭小化を呈し，石灰化することもある．

　画像診断は，ウェゲナー肉芽腫症の初回診断，治療効果判定，再燃の判断などに大きな役割を果たすが，診断確定後の治療経過における画像には，感染の併存，薬剤性肺炎，肺外要因による肺所見（尿毒症など）なども考慮する必要があり，その読影はより複雑となる．

Case 21 Myeloperoxidase-Antineutrophil Cytoplasmic Antibody-Related-Disease

MPO-ANCA関連血管炎

叶内 哲

症例提示：考えてみよう

70歳代，男性。
咳，発熱，血痰があり，市販の感冒薬を内服するが改善せず，5日後には呼吸困難が出現し来院した。WBC 14.8×10³/μl，CRP 23.32mg/dl，血清クレアチニン1.5mg/dlと高値を示した。図1-aに来院時の胸部X線写真，図1-bに肺野条件の胸部CTを示す。

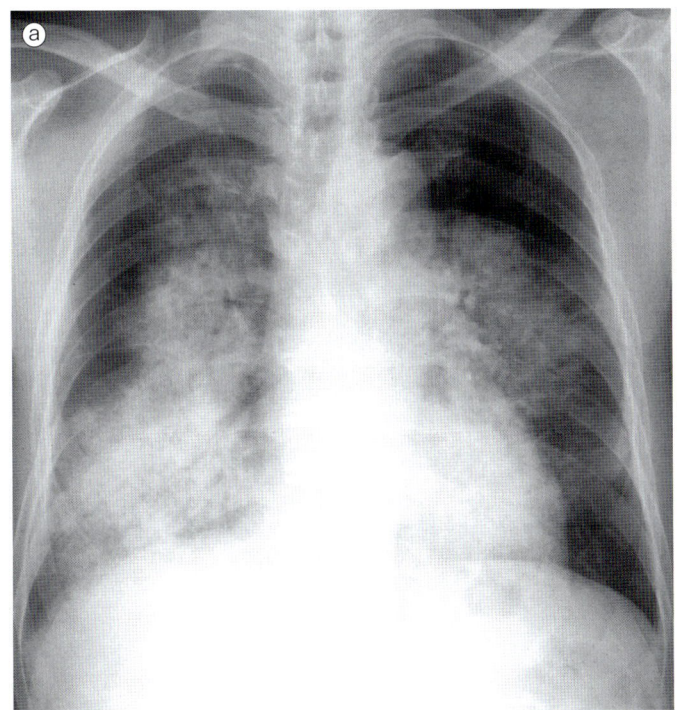

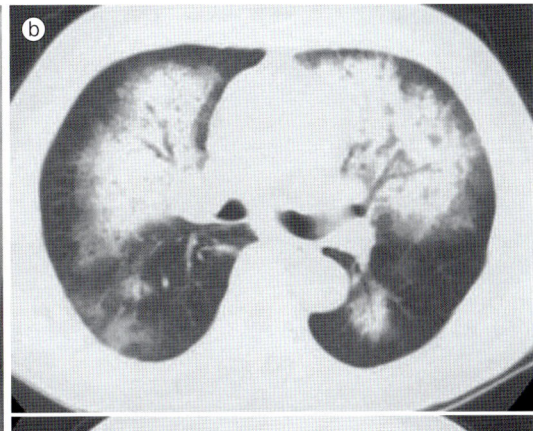

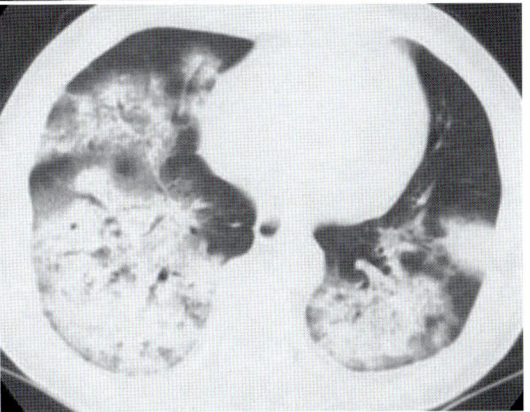

図1

Case 21 症例解説

　両肺野に広範囲な浸潤影が認められる（図1-a）。図1-bでは，陰影はほぼ左右対称性で全葉にびまん性に存在するが，胸膜直下は比較的保たれている。病変と正常肺は直線的に境界され，病変が多小葉性分布を呈していることがわかる。図1-cでは，濃厚な浸潤影の周囲にはすりガラス状陰影が認められる。陰影内のエアブロンコグラムが明瞭で，気管支閉塞の所見はない。小葉中心性結節も認められない。

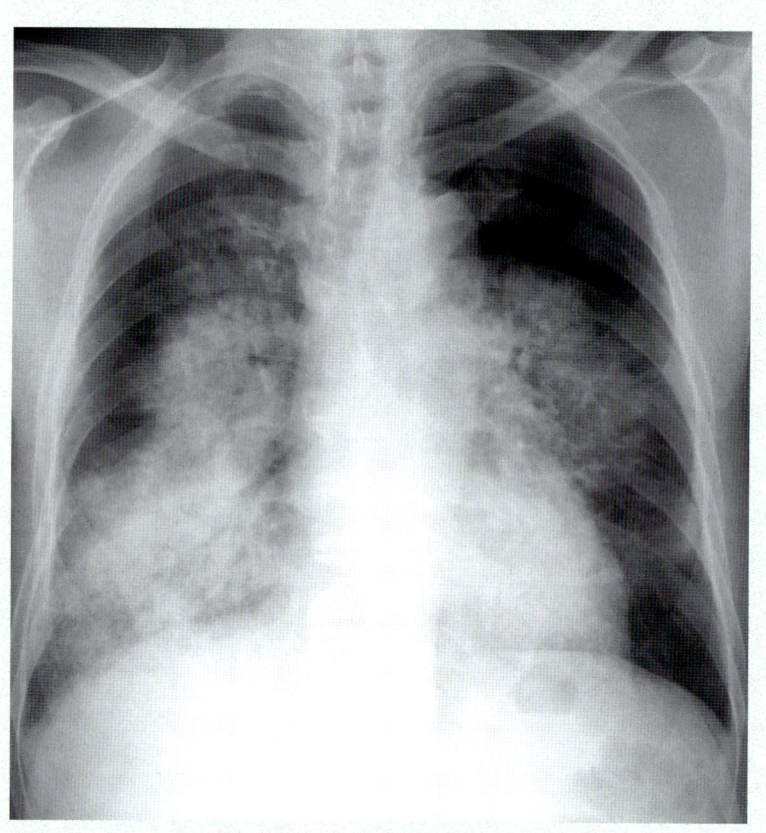

図1-a　胸部X線写真
両肺野に広範な浸潤影が認められる。

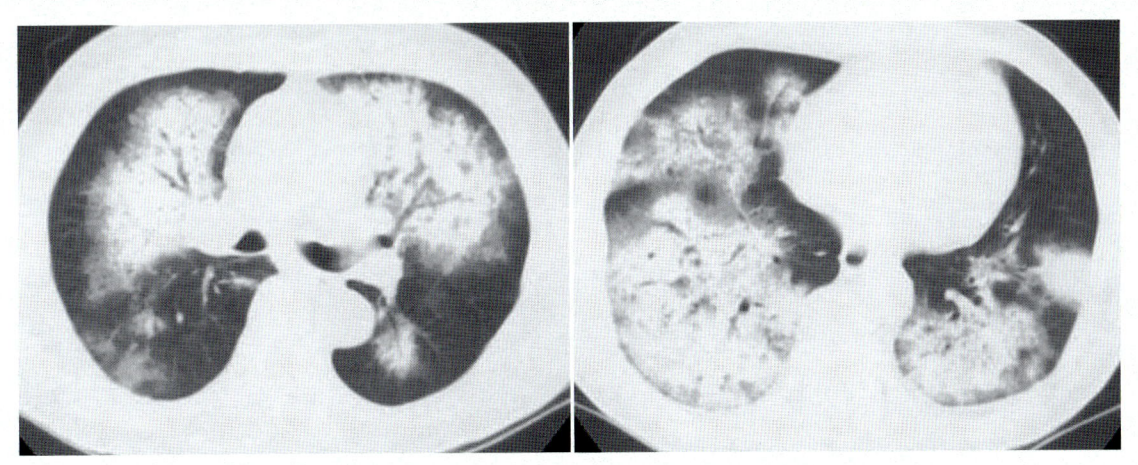

図1-b　胸部CT
陰影は左右対称性で，全葉にわたって存在する。

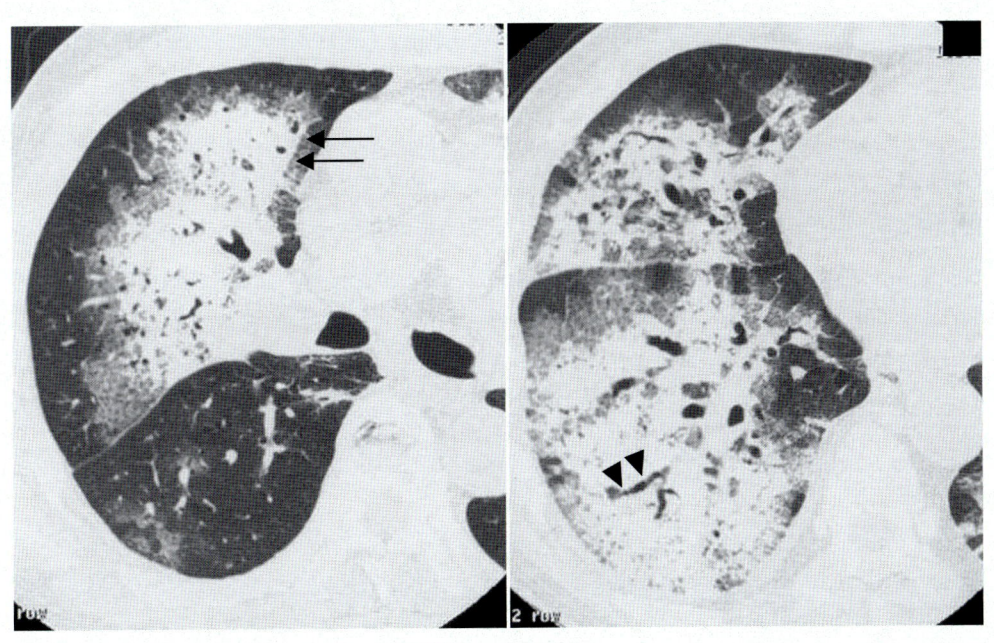

図1-c　HRCT
病変と正常肺とは直線的に境界されている（→）。陰影内にエアブロンコグラムが認められる（▲）

MPO-ANCA関連血管炎とは？

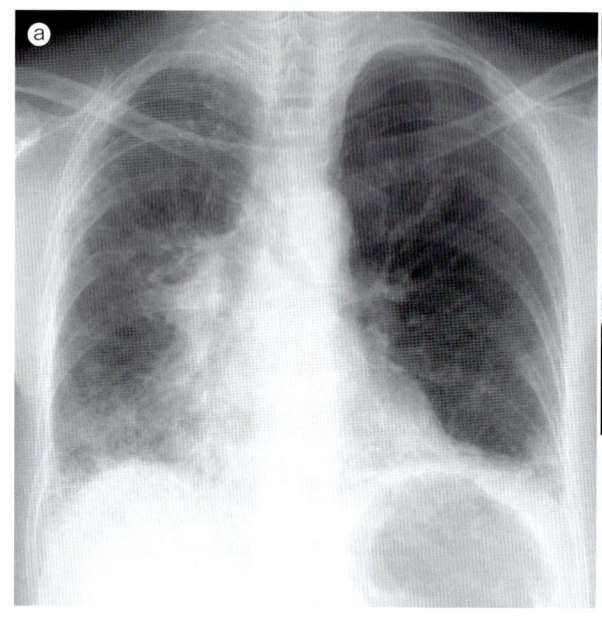

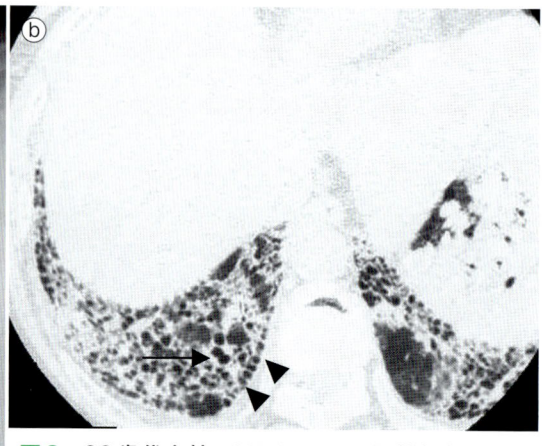

図2　60歳代女性：MPO-ANCA陽性慢性間質性肺炎

a　胸部X線写真：両側下肺野に網状影やすりガラス状陰影が認められ，容積減少を伴っている。
b　末梢肺に収縮性変化を伴う浸潤影と，牽引性気管支拡張（→），蜂窩肺と考えられる小嚢胞の集簇（▲）が認められる。

　ANCA（anti-neutrophil cytoplasmic antibody）が陽性となる血管炎には，顕微鏡的多発血管炎（microscopic polyangitis：MPA），ウェゲナー（Wegener）肉芽腫症，チャーグ・ストラウス（Churg-Strauss）症候群，これらの診断基準を満たさない群がある。ANCAは好中球細胞質成分に対する自己抗体で，Proteinase-3に対応するPR3-ANCAと，myeloperoxidaseに対応するMPO-ANCAに大別される。PR3-ANCAは，ウェゲナー肉芽腫症の疾患標識抗体であり，MPO-ANCAは顕微鏡的多発血管炎とアレルギー性肉芽腫性血管炎（チャーグ・ストラウス症候群）の標識抗体である。この項目では，特に顕微鏡的多発血管炎について記載する。

　顕微鏡的多発血管炎は小血管（毛細血管，細動静脈）を冒す壊死性血管炎である。中型の筋性動脈を主体とする結節性動脈炎とは標的となる血管の大きさで区別される。肺と腎が冒されることが多いが，全身の血管炎により皮膚の紫斑や多発単神経炎，脳出血，心筋障害，壊死性膵炎，消化管穿孔などを生じる例もある。発熱や易疲労などの全身症状を伴い，肺出血を発症すると，咳，血痰や喀血，呼吸困難を生じる。胸部X線写真や胸部CTはびまん性肺胞出血を反映し，非区域性の広範な浸潤影やすりガラス状陰影を示す。陰影内にはしばしば明瞭なエアブロンコグラムが観察される。本症例では陰影は肺の内層に強かったが，末梢領域を優位とすることもある。画像所見から，グッドパスチャー（Goodpasture）症候群や全身性エリテマトーデス（systemic lupus erythematosus：SLE）などほかの原因によるびまん性肺胞出血と鑑別することはできない。また，陰影は肺炎や肺水腫にも類似し非特異的である。特に，発熱，白血球上昇，CRP高値などの炎症所見を伴うので，レジオネラ肺炎などの重症肺炎との鑑別が難しい。感染症との鑑別には，気管支肺胞洗浄液検査で血性の洗浄液やヘモジデリン貪食マクロファージを検出することが有効である。また，肺病変においては，慢性間質性肺炎が単独で見られたり他病変に先行したりする症例がある。図2は慢性間質性肺炎

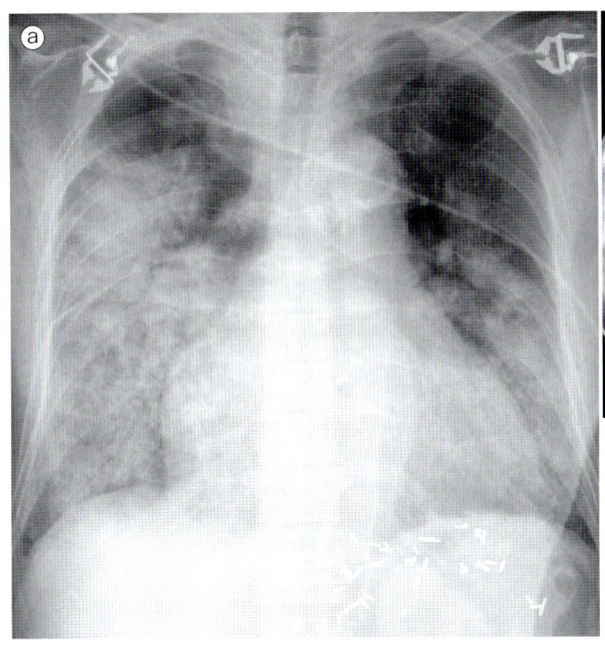

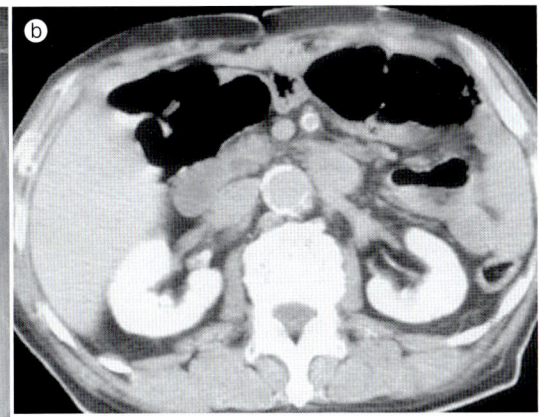

図3 80歳代男性
a 胸部X線写真：両肺野に広範な浸潤影が拡がっている。
b 造影剤投与から6時間後のCT：造影剤の排泄が遅延し，両腎がhigh densityを示している。

が先行した例で，その後神経症状や肺出血を来した。

腎病変は急速進行性糸球体腎炎で，血尿，蛋白尿，血清クレアチニン値の上昇が認められる。本症例では，初診時のクレアチニン値は1.5mg/dlであったが，急速に無尿となり透析を要した。図3の症例は，意識不明で発見されたため喀血と吐血との区別が難しく，前医で造影CTが行われていた。6時間後の当院初診時のクレアチニン値は1.9mg/dl，CTでは造影剤の腎排泄が遅延し腎がhigh densityを示している。

確定診断は，肺，腎，皮疹のある皮膚などの障害組織の生検により壊死性血管炎を証明することによってなされるが，診断基準では，急速進行性糸球体腎炎，肺出血または間質性肺炎の2項目を満たし，MPO-ANCAが陽性であれば確実とされている。治療は，障害臓器とその障害程度，血管炎の活動性を評価し，ステロイドとシクロホスファミドの併用療法を主軸として寛解導入を目指す。日和見感染症に対するケアも重要である。

文 献

1) 尾崎承一，中林公正．ANCA関連血管炎の前向き臨床研究：JMAAV．脈管学2009；49：53-61．
2) 尾崎承一，安藤太三，居石克夫，ほか．血管炎症候群のガイドライン．循環器病の診断と治療に関するガイドライン(2006-2007年度合同研究班報告)．Circ J 2008；72：1253-346．
3) Ando Y, Okada F, Matsumoto S, et al. Thoracic manifestation of myeloperoxidase-antineutrophil cytoplasmic antibody(MPO-ANCA)-related disease. CT findings in 51 patients. J Comput Assit Tomogr 2004；28：710-6．

Case 22 Eosinophilic Granulomatosis with Polyangiitis（チャーグ・ストラウス症候群）

佐藤秀一

症例提示：考えてみよう

40歳代，男性。
右上下肢の脱力と右下肢のしびれを主訴に来院した。四肢に小粒状の皮疹の多発（体幹＞四肢）がみられた。WBC 21,700/μl，CRP 8.03mg/dl，LDH 884IU/ℓ。
図1-aに胸部単純X線正面像，図1-b，cに肺野条件表示CTを示す。

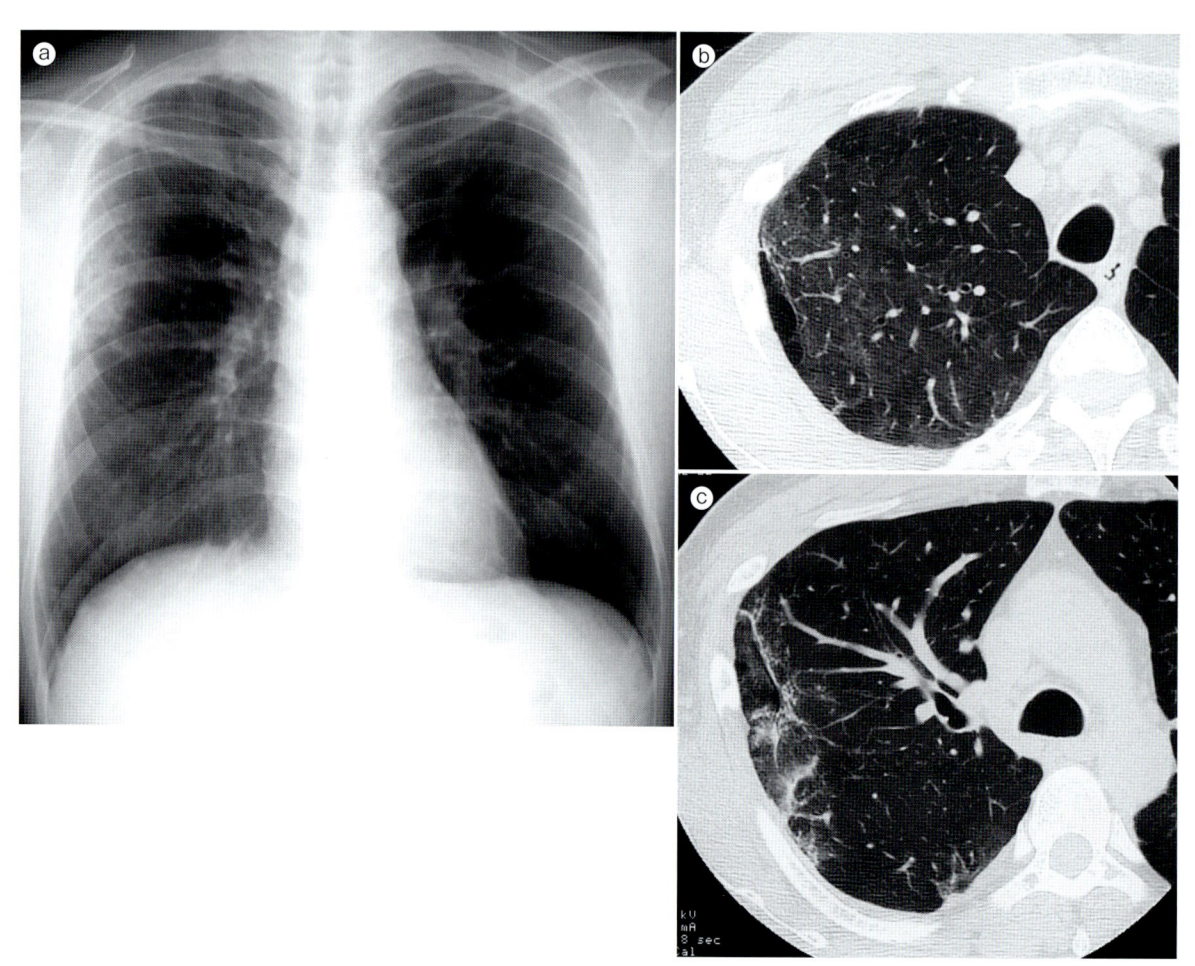

図1

Case 22 症例解説

　WBCは21,700/μlだが，末梢血好酸球は50.5％と著明に上昇し，気管支喘息の既往もあった。図1-aでは，右上中肺野外側にすりガラス陰影がみられ（→），右肺尖部，右下肺野にもわずかにすりガラス陰影（▶）がみられる。図1-b，cでは右上葉S¹に非区域性のすりガラス様濃度上昇域が広がり，胸膜下ではブラによりスペアされる。右S²の胸膜直下にはすりガラス様濃度上昇域と限局的な浸潤性変化も伴っており（→），全体として非区域的分布をとっていた。図1-d，eでは，両側前頭葉から頭頂葉の皮質下白質に，灰白質と深部白質の境界領域を中心に多発性に高信号域がみられ（→），拡散強調像でより明瞭となっている。これらは好酸球増多や血管炎による病変の分布を示している。皮疹は点状出血で，多発単神経炎，神経因性膀胱もみられた。

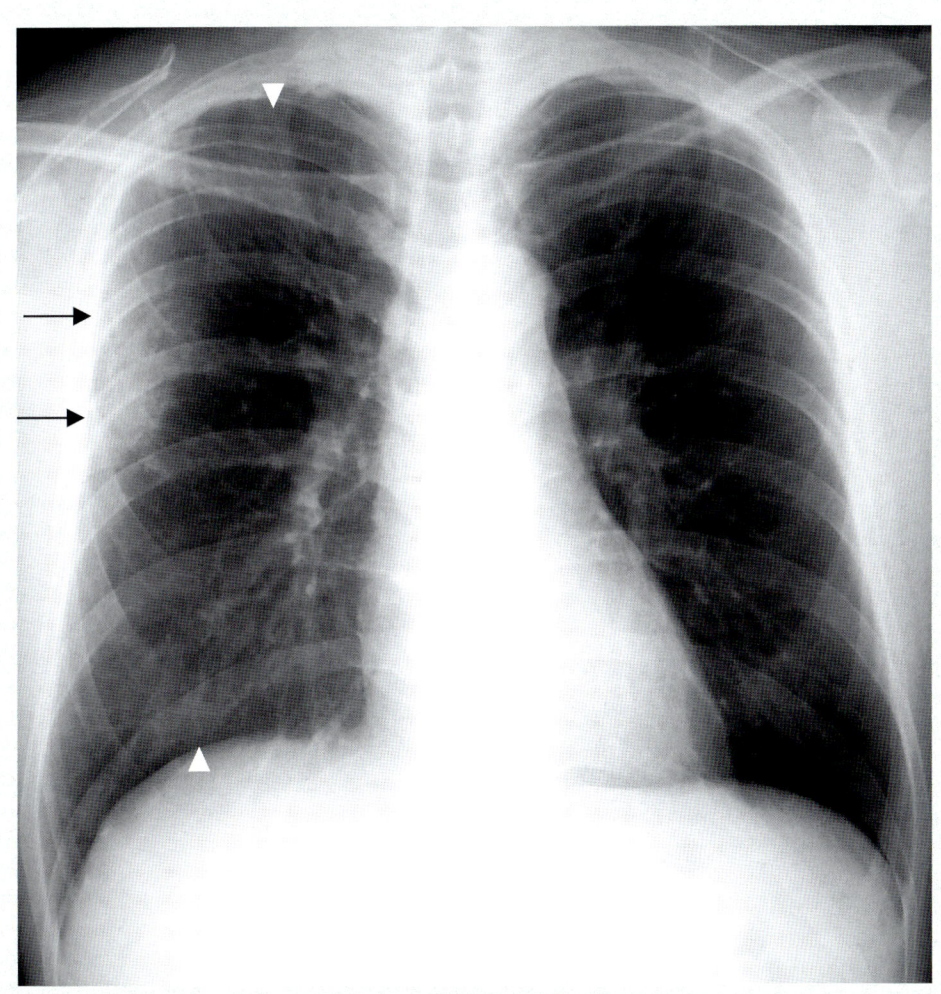

図1-a　胸部単純X線正面像
右上中肺野外側と右肺尖部や下肺野のすりガラス陰影。

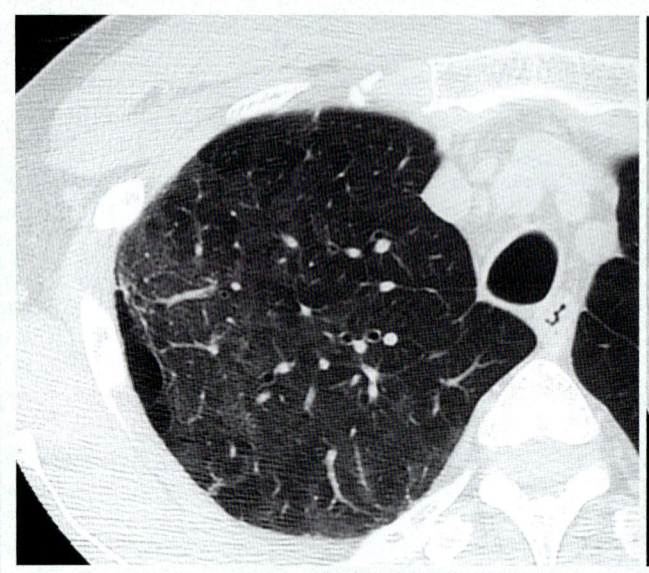

図1-b　胸部単純CT
右上葉S¹の非区域性すりガラス様濃度上昇域。

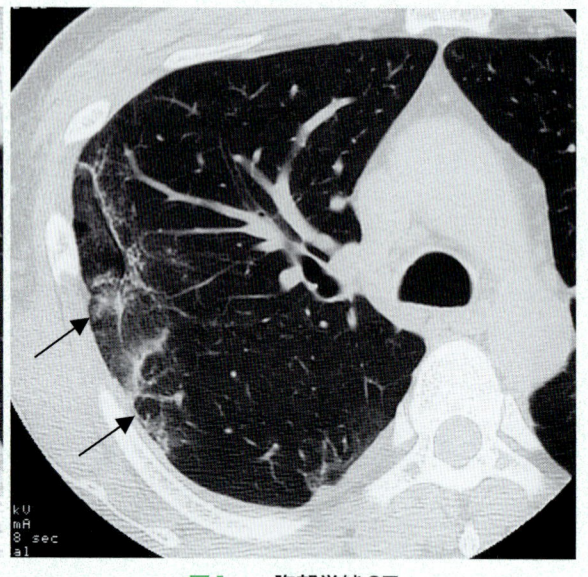

図1-c　胸部単純CT
右上葉S²では浸潤性変化も伴う。

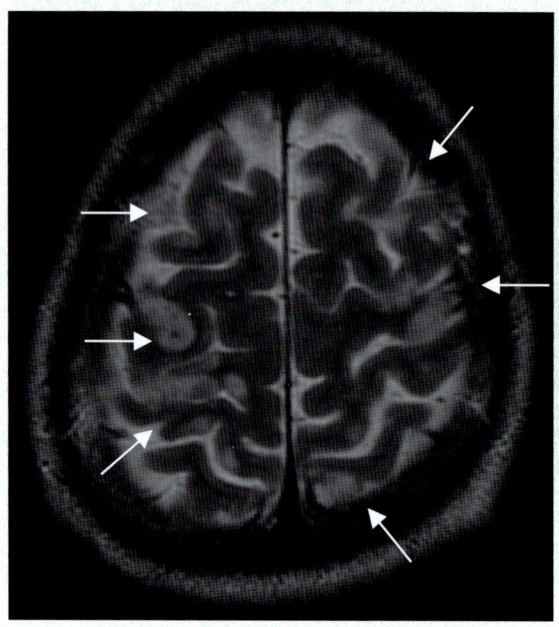

図1-d　頭部MRI T2強調像(T2WI)
両側前頭葉から頭頂葉の皮質下白質の多発性高信号域。

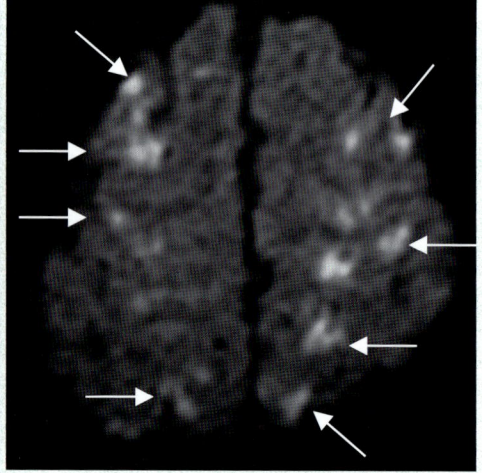

図1-e　頭部MRI拡散強調像(DWI)
T2強調像よりも明瞭な高信号域がみられる。

チャーグ・ストラウス症候群とは？

　アレルギー性肉芽腫性血管炎（allergic granulomatous angitis：AGA）とも呼ばれ，気管支喘息を前駆症状とし，好酸球性血管炎による全身に症状を呈する疾患である。
　病理学者のChurgとStraussが結節性動脈周囲炎から喘息，好酸球増多を伴った一群を独立させたことに始まる。
　疫学は2.4～6.8人/100万人で，性差はなく，気管支喘息患者では64.4人/100万人が発生している。30～60歳代に多く，40歳代に好発する。男女比は4：6である。
　病変は肺が最も多く，次に皮膚病変の合併がある。心血管系，中枢神経系，消化器系などにも障害を起こす。中動脈から静脈まで広範囲の血管が障害される[1]。

1 診断基準

　厚生省特定疾患系統的脈管障害調査研究班の臨床診断基準（1988），同じく病理組織学的所見を加えた診断基準とAmerican College Rheumatology（ACR, 1990）がある。要するに，①喘息，②好酸球増多（10％以上），③単発あるいは多発神経炎，④移動性あるいは一過性の肺浸潤，⑤副鼻腔炎，⑥血管外好酸球浸潤を伴う血管炎の病理組織のうち①②を含めて4項目以上みたすことでsensitivity 85％，specifity 99.7％である。
　臓器の生検により，小動脈，細動脈，細静脈の壊死性血管炎がみられ，血管とその周囲の組織への好酸球の浸潤がみられると診断は確定する。血中のMPO（myeloperoxidase）-ANCA（anti-neurophil cytoplasmic anti body）は48～66％に陽性となり，これも診断の一助となる。血清IgEが高値となる。

2 臓器症状[2]

　血管炎症状は多彩である。喘息，好酸球増多が通常先行し，血管炎が生じてくる。
1)肺　気管支喘息が平均8～9年先行する：93％。
　　　単純胸部X線では非固定/散在性の不整形陰影：33％。
　　　肺胞出血，間質性肺炎，胸膜炎。
2)心血管系（33％）　死亡の主原因：48％。
　　　　　　　　心筋梗塞，好酸球性心内膜炎，心筋炎，心筋症，心内血栓。
3)神経系　多発性単神経炎：65％。
　　　　　中枢神経病変：6～8％で脳梗塞，脳出血，くも膜下出血。
4)腎臓　まれであり，蛋白尿や腎炎，腎不全。
5)皮膚　皮疹（紫斑，結節性病変，紅斑，水疱，潰瘍）：70％，皮下出血。
6)消化器（19％）　好酸球性胃腸炎，消化管出血や腸管穿孔。腹膜炎，胆嚢炎。
7)副鼻腔炎

3 画像所見[3)〜6)]

　肺が最も高頻度に侵される臓器であり，その特徴を知ることは大事で，その所見は非特異的と言われているが，好酸球増多症に伴う画像所見と考えるとわかりやすい。

　胸部単純X線写真では一過性，移動性の末梢優位の斑状のすりガラス様陰影，浸潤影が比較的多くみられ，両側，多発性であり，下肺野優位で再発性でもある。慢性好酸球性肺炎やLöffler症候群と類似し，鑑別は難しいと考えられる。

　CTでは，両側末梢優位のコンソリデーションあるいはすりガラス様濃度上昇域が高頻度で好酸球性肺炎や器質化肺炎，壊死性肉芽腫，肉芽腫性血管炎に対応しているといわれている。小葉中心性の小結節や粒状所見は比較的高頻度にみられ，病理像の血管炎，血管周囲の細胞浸潤好酸球性細気管支炎に対応していた。コンソリデーション周囲のすりガラス様濃度上昇域，いわゆるCT-halo signは，中心部のコンソリデーションが出血壊死や肉芽腫に，周囲のすりガラス様濃度上昇域が好酸球および巨細胞の間質浸潤に対応していた。小葉間隔壁の肥厚は50〜60％でみられ，好酸球浸潤を伴った小葉間隔壁の浮腫性変化や心不全による間質性肺浮腫に対応していた。

　気管支壁肥厚も高頻度で喘息に関連し，気管支壁への好酸球浸潤に対応し，ほかの好酸球増多を伴う疾患との鑑別点になる。

　結節形成を時に認めることがあり，内部に細気管支透亮像や空洞を示すことがある。

　リンパ節腫大は44％でみられ，心嚢液貯留と胸水貯留は22％でみられた。胸部単純X線写真の25％，CTの10％は異常所見が観察されない。

　中枢神経系（6〜8％）では，梗塞や出血，くも膜下出血がみられ，好酸球性心内膜炎による微小塞栓形成や好酸球増多による凝固異常，血管炎などによる。それ以外には髄膜や皮質の増強効果が報告されている。

　心臓病変は33％にみられ，心筋梗塞，好酸球性心内膜炎，心筋炎，心筋症，心内血栓が報告されており，死亡の主原因（48％）となる。MPO-ANCA陰性では心病変の合併に注意する。

4 治療[7)]

1）ステロイド薬：死亡率を最高50％低下させ，治療の中心基盤である。
2）Cyclophosphamide：再発率を低下させたとの報告があるが，尿路系悪性腫瘍の発生率を15〜45倍増加させる問題点がある。
3）免疫グロブリン大量静注療法：効果があったとする報告がある。ステロイド薬抵抗性の末梢神経症状に対して，劇的に効果を示したとする報告がある。

5 予後[1)]

　ステロイドによる適切な治療が施行されなければ，血管炎を発症して3カ月以内に致死率は50％と以前は報告されたが，最近の報告では5年生存率は70％以上である。

　最も重要な因子は心合併症（心不全，心筋梗塞）である。ステロイド抵抗性や多臓器障害に至る場合は予後不良といわれている。

文　献

1) 大林王司, 大田　健. アレルギー性肉芽腫性血管炎(Churg-Strauss症候群). 呼吸器科 2004；5：190-4.
2) 佐々木信人, 山内広平. Churg-Strauss症候群. 呼吸 2006；25：137-44.
3) Choi YH, Im JG, Han BK, et al. Thoracic manifestration of Churg-Strauss syndrome : radiologic and clinical fgindings. Chest 2000；117：117-24.
4) Worthy SA, Müller NL, Hansell DM, et al. Churg-Strauss syndrome : the spectrum of pulmonary CT findings in 17 patients. AJR 1998；170：297-300.
5) Tokumaru AM, Obata T, Kohyama S, et al. Intracranial meningial involvement in Churg-Strauss syndrome. AJNR 2002；23：221-4.
6) 田中伸幸, 江本拓也, 松本常男, ほか. 血管炎：その臨床所見と画像所見―肺. 臨床画像 2005；21：850-62.
7) 瀬戸口京吾, 猪熊茂子. アレルギー性肉芽腫性血管炎. 呼吸器科 2003；4：479-83.

Case 23　ポリマーヒューム熱

Polymer Fume Fever

佐藤秀一

症例提示：考えてみよう

20歳代，男性。
呼吸困難を主訴に来院した。飲酒後明け方帰宅し，レトルトパックを温めたまま眠ってしまい，焦げ臭で目を覚まし，火を消し，そのまま入眠する。昼過ぎに息苦しさと寝汗で覚醒した。図1-aに胸部単純X線正面像，図1-bに肺野条件表示CTを示す。

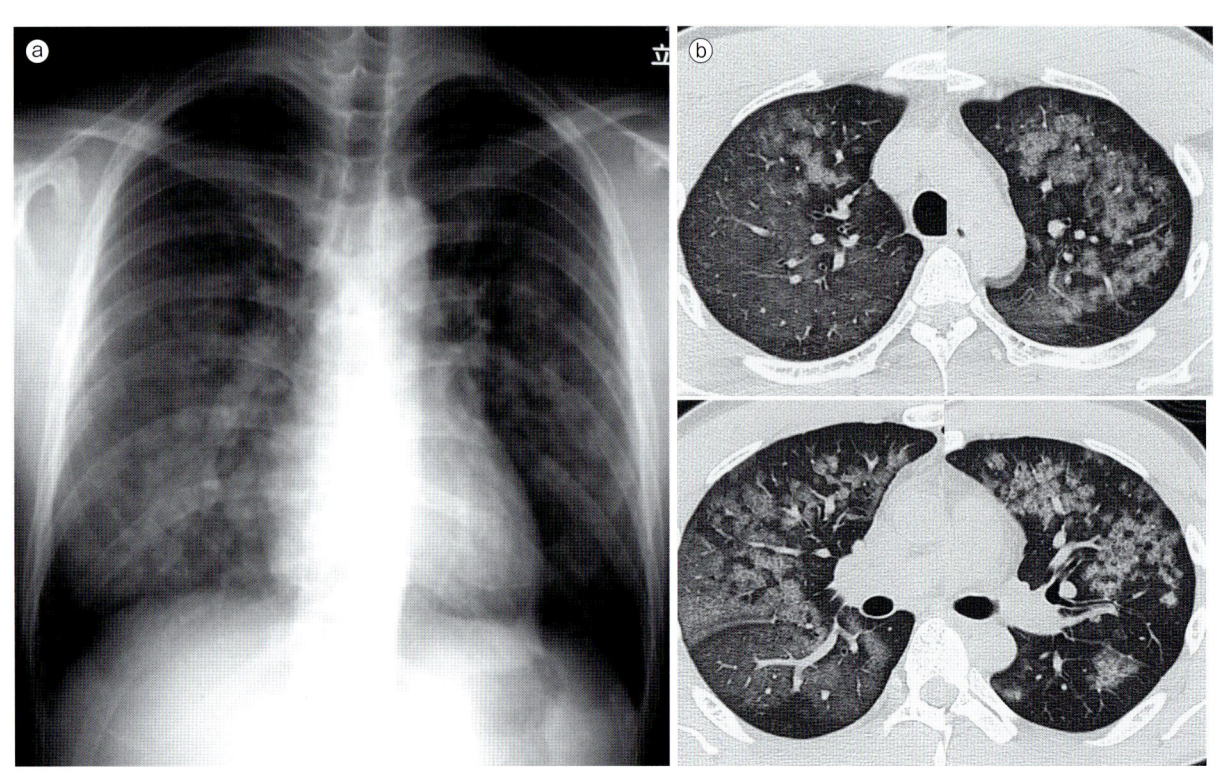

図1

Case 23 症例解説

　図1-aでは，両側上肺野から下肺野にかけて肺門から広がるように浸潤影，すりガラス陰影がみられ（→），胸膜下は保たれ，肺水腫の像と類似した所見を呈している。心拡大はなく，胸水もみられない。図1-bのように胸膜直下，肺門部をスペアするように両側上葉から下葉にはすりガラス様濃度上昇域が分布し，汎小葉性，びまん性の広がりを認める。肺水腫に類似するが，胸水や肺血管の増強は認めず，このような中間層優位に非区域性の広がりを認めた場合，吸入による急性肺障害を考慮する必要がある。軽度だが小葉間隔壁の肥厚を認める（→）。

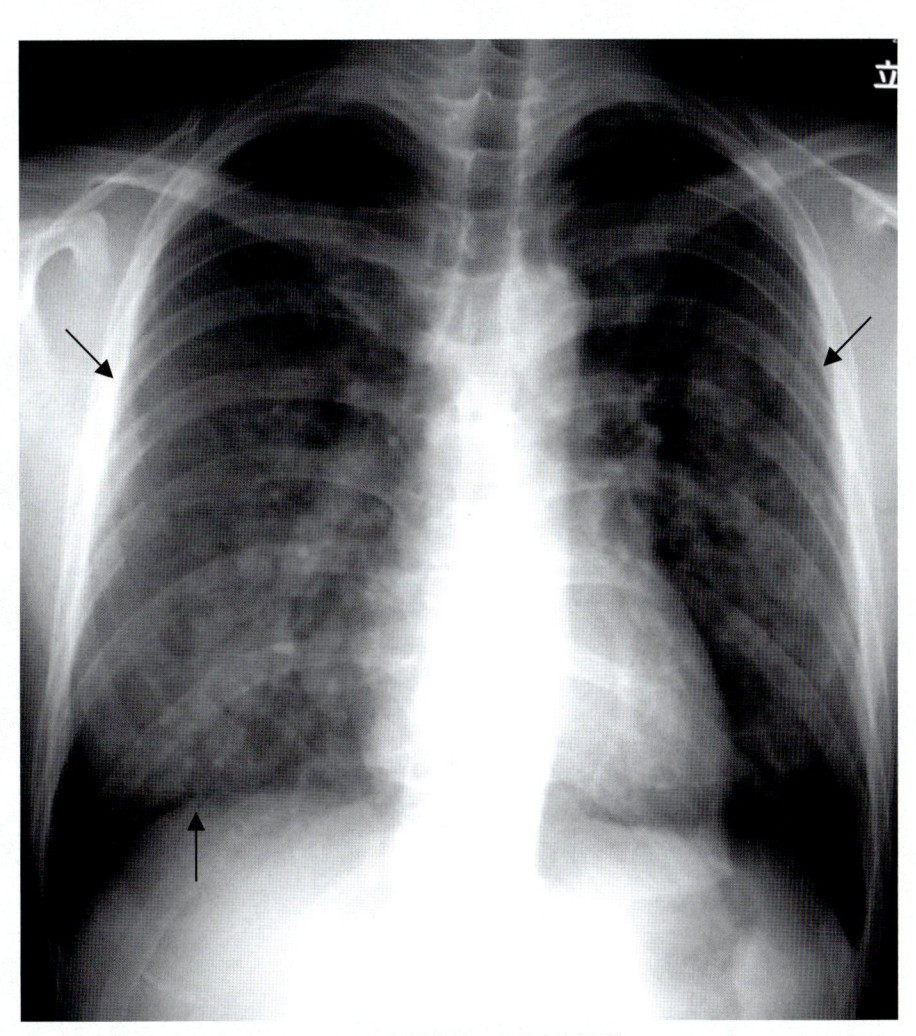

図1-a　胸部単純X線撮影正面像
両肺野には肺水腫様の浸潤影，すりガラス様陰影が分布。

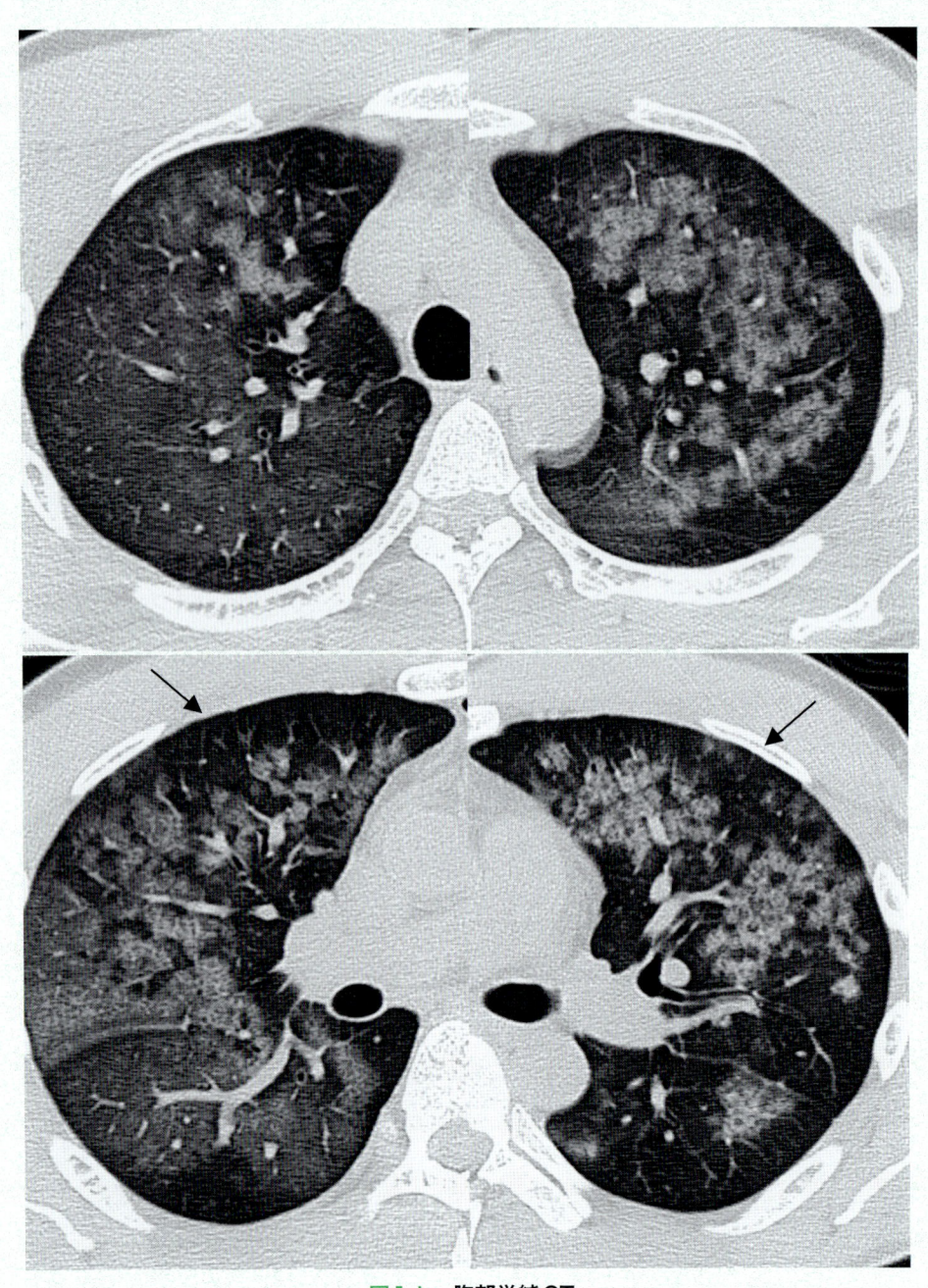

図1-b　胸部単純CT

両側上葉から下葉の汎小葉性びまん性に分布するすりガラス様濃度上昇域。胸膜直下は保たれ、軽度小葉間隔壁に肥厚が存在。

ポリマーヒューム熱とは？

　テフロン吸入による呼吸器系に障害を起こすのはポリマーヒューム熱と呼ばれている[1]。テフロンコーティングやフッ化水素などのプラスチックポリマーを350～450℃に加熱することにより粒子形態が微粒子化し，このヒューム粒子を吸入することで，肺胞レベルでトラップされ，気道・肺胞を直接刺激することで発現すると言われている[2]。

　典型的症状は①吸入直後の咳嗽，咽頭痛の出現，②吸入4～6時間後には発熱，呼吸困難，頻脈が出現し，白血球増加と胸部単純X線写真で陰影が出現，③吸入48時間後には症状が改善し，④吸入3～7日後に症状が消失すると言われている[2,3]。時に非心原性肺水腫などの急性呼吸不全を来し，死亡することもある[4]。

　今回はテフロンコーティングされている鍋でレトルトパックを温め，そのまま眠ってしまったことで鍋を焦し，発症したと考えられた。通常の調理では195℃までしか上昇せず，毒性は出現しない。

　急性肺水腫の像を呈したが，ラットに450℃に加熱したテフロンを吸入させた結果83％で肺水腫を生じた報告がある[5]。この急性肺水腫は血管透過性亢進による非心原性肺水腫と考えられた。今回のCT所見も非心原性肺水腫の像であり，肺門部と胸膜下はスペアされており，このような中間層優位の分布をみた場合には吸入による急性肺障害を考慮する必要がある。この症例はポリマーヒューム粒子の吸入であるが，類似した所見を呈するものとして防水スプレー吸入（撥水剤のフッ素樹脂）による急性肺障害がある。

　本症例では気管支鏡と気管支肺胞洗浄液で少量の肺出血の所見が認められた。

　治療は無治療や酸素投与などの対症療法が基本で，症状が強い場合にはステロイドや抗菌薬，利尿薬が投与された報告もある[1,2,5]。

文 献

1) 外山勝弘，木村一博，宮下美奈穂，ほか．テフロン加工フライパン4時間の過燃焼により生じたヒューム吸入による肺水腫の1例．日呼吸会誌2006；44：727-31.
2) Shusterman DJ. Polymer fume fever and other fluorocarbon pyrolysis-related syndromes. Occup Med 1993；8：519-31.
3) Kuntz WD, McCord CP. Polymer-fume fever. Occup Med 1974；16：480-2.
4) Silver MJ, Young DK. Acute noncardiogenic pulmonary edema due to polymer fume fever. Cleve Clin J Med 1993；60：479-82.
5) Lee KP, Seidel WC. Pulmonary respnse to perfluoropolymer fume fever and particles generated under various exposure conditions. Fundam Appl Toxicol 1991；17：254-69.

Case 24 ベーチェット病

Behçet Disease

栗原泰之

症例提示：考えてみよう

70歳代，女性。
喀血と軽度呼吸苦を主訴に来院した。発熱や白血球の増加などはみられない。
図1-a，bに肺野条件表示のCT，図1-cに肺血流シンチ前後像を示す。

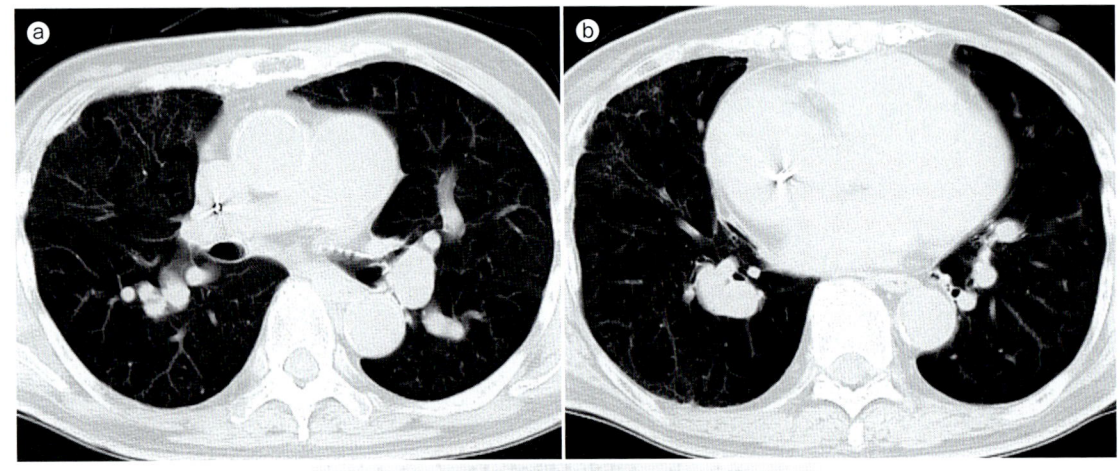

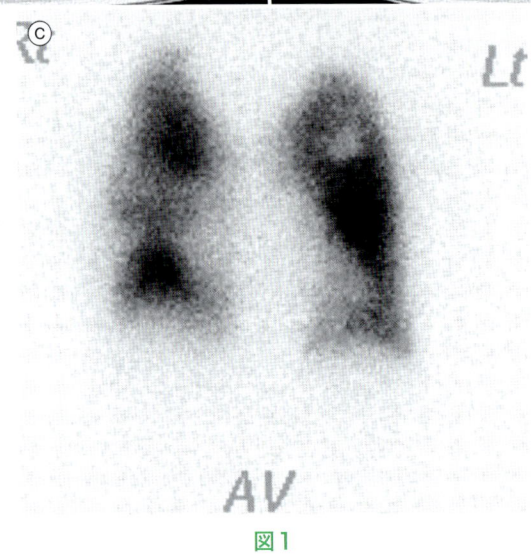

図1

Case 24 症例解説

図1-a, b では肺動脈に多発性に囊状拡張や拡張蛇行が見られ，上行大動脈と比べると肺動脈本幹の拡張も認められ肺高血圧症が疑われる。右胸膜には不整脈が認められる（→）。また図1-cでは両肺にperfusion defects を認め，多発性に肺血管を侵す病態が疑われる。

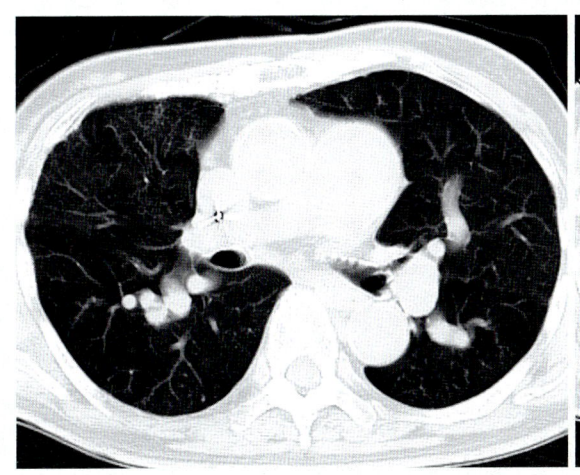

図1-a　胸部単純CT

図1-b　胸部単純CT

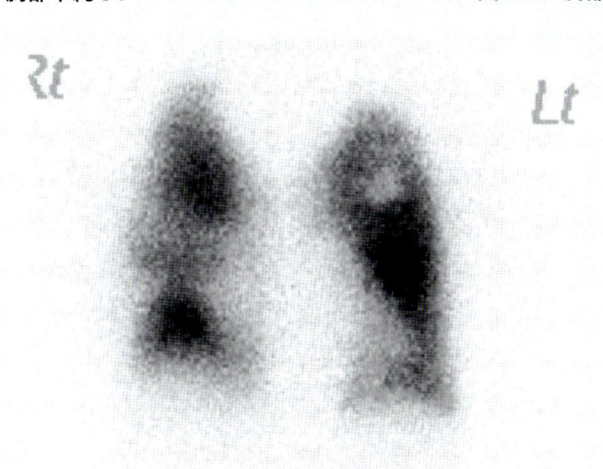

図1-c　肺血流シンチ前後像

ベーチェット病とは？

　ベーチェット（Behçet）病は，1937年にトルコ・イスタンブール大学皮膚科教授Hulusi Behçetによって報告された原因不明の慢性再発性全身性炎症性疾患である。口腔粘膜の再発性アフタ性潰瘍，皮膚症状，眼症状，外陰部潰瘍を主症状とし，副症状として関節炎，副睾丸炎，消化器病変，血管病変，中枢神経病変がある。アジアから中近東，地中海沿岸諸国（シルクロード沿い）で多発し，米国や北欧ではまれな疾患である。日本国内では，北海道，東北に多い。男女比はほぼ同数で20歳代後半から40歳代にかけて頻度が高い。本邦の罹患率は10万人に7～8.5人で，患者数は，1972年には8,000人，1991年には18,300人とされていたが，現在減少傾向にあり，2007年3月末現在，特定疾患医療受給者数は16,638人である。

　ベーチェット病で血管病変があるもの，すなわちvascular-Behçetは，一般的には5～10％に見られる病型と考えられているが，順天堂大学医学部衛生学の研究によると742人のベーチェット病患者のうちわずか22人（3.0％）であった[1]。さらに肺動脈瘤を呈したものはHamza[2]は500例のベーチェット病症例中，3例のみで，ベーチェット病による肺動脈病変は極めてまれと解釈できる。肺病変を伴うベーチェット病は若年男性に多く，自覚症状は喀血や血痰が多い（77％）。その発生機序は，①肺動脈瘤の破裂，②肺梗塞，③肺動脈瘤の近傍気管支への交通，④肺胞毛細血管の破綻，⑤上大静脈血栓症に伴う気管支静脈の破裂などが考えられている。肺病変を有するベーチェット病患者は，ほかの病型より予後不良であり[3]，特に喀血を有する患者の死亡率は高く，30％は2年以内に死亡するといわれている[4]。喀血以外の臨床症状は，呼吸苦，胸痛，咳嗽，発熱などが挙げられる。肺病理学的所見は肺動脈瘤以外としては，血栓症，出血，梗塞，再発性肺炎，器質化肺炎，胸膜病変などが挙げられる。

　ベーチェット病の肺病変の特徴的所見は肺動脈瘤の形成といえる。単純写真における急性の肺門の拡大や，多肺葉にわたる円形陰影の出現は肺動脈瘤を示すことがある。診断に最も有用なのは造影CTで，肺動脈の嚢状あるいは紡錘状の拡張を見いだすことができる。肺動脈瘤は右下葉肺葉枝に多く，次に左下葉肺葉枝，右主肺動脈に見いだされる傾向にある[5]。血栓症は必ずしも深部静脈からの肺血栓症ではなく肺動脈自体の炎症によることが多い。肺動脈瘤の鑑別疾患としては，①感染症（アスペルギルス症，結核症，一般細菌による肺炎），②血管炎（巨細胞動脈炎，Hughes-Stovin syndrome），③膠原病（マルファン症候群），④外傷（胸部外傷，スワン・ガンツカテーテルによる医原性外傷）などがある。

　肺実質でよく見られる画像所見は，胸膜直下の陰影で，楔状であったり辺縁不鮮明な円形陰影であったりする[6]。出血を伴った限局的な血管炎，梗塞や炎症性病変を示しているものと思われる。肺胞充填性陰影で比較的急速に改善する場合は肺出血をみていると思われる。ベーチェット病における肺胞充填性陰影は器質化肺炎や感染性肺炎を示していることもある。

　胸膜の血管炎は限局性胸膜肥厚を形成することがある。胸水も血管炎や肺梗塞，上大静脈血栓症に伴い出現する。また縦隔の所見としては反応性縦隔リンパ節腫大や心嚢水がみられることがある。心臓内血栓は右心系にみられることが多い。

文　献

1) 新見正則. 血管ベーチェット病. 脈管学J Jpn Coll Angiol 2009 ; 49 : 391-8.
2) Hamza M. Large artery involvement in Behçet's disease. J Rheumatol 1987 ; 14 : 554-9.
3) Kohno S, Fujikawa M, Kanda T, et al. A case of Behçet's syndrome with rupture of a pulmonary aneurysm : autopsy findings and a literature review. Jpn J Med 1986 ; 25 : 293-300.
4) Raz I, Okon E, Chajek-Shaul T. Pulmonary manifestations in Behçet's syndrome. Chest 1989 ; 95 : 585-9.
5) Tunaci M, Ozkorkmaz B, Tunaci A, et al. CT findings of pulmonary artery aneurysms during treatment for Behçet's disease. AJR 1999 ; 172 : 729-33.
6) Hiller N, Lieberman S, Chajek-Shaul T, et al. Thoracic manifestations of Behçet disease at CT. RadioGraphics 2004 ; 24 : 801-8.

Case 25 ヒトアジュバント病

Human Adjuvant Disease

室井美穂

症例提示：考えてみよう

40歳代，女性。
15年前に豊胸術の既往あり。抗菌薬不応性の微熱，浸潤影で入院。入院時末梢血白血球数13,600/μl，CRP 4.4 mg/dl。図1-aに胸部単純X線正面像，図1-b，cに肺野条件CTを示す。

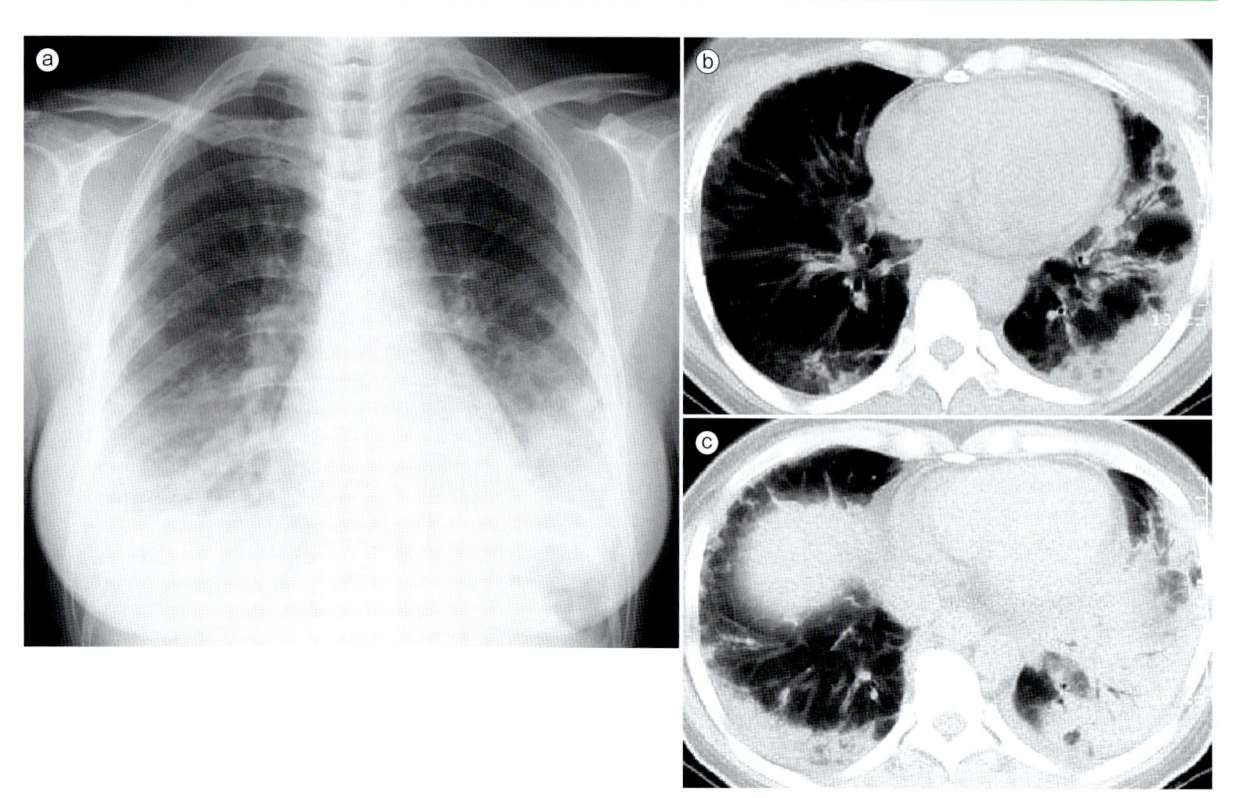

図1

Case 25 症例解説

　図1-aでは両側下肺野に浸潤影が見られる。図1-b，cでは両側下葉胸膜下に非区域性の浸潤影が見られ，気管支血管束周囲にも網状影や浸潤影が認められる（→）。15年前にシリコンバックによる豊胸術（図1-d）の既往があり，膠原病（強皮症および筋炎）様の症状も認めたためヒトアジュバント病と診断した。シリコンバックの除去により浸潤影は改善した。

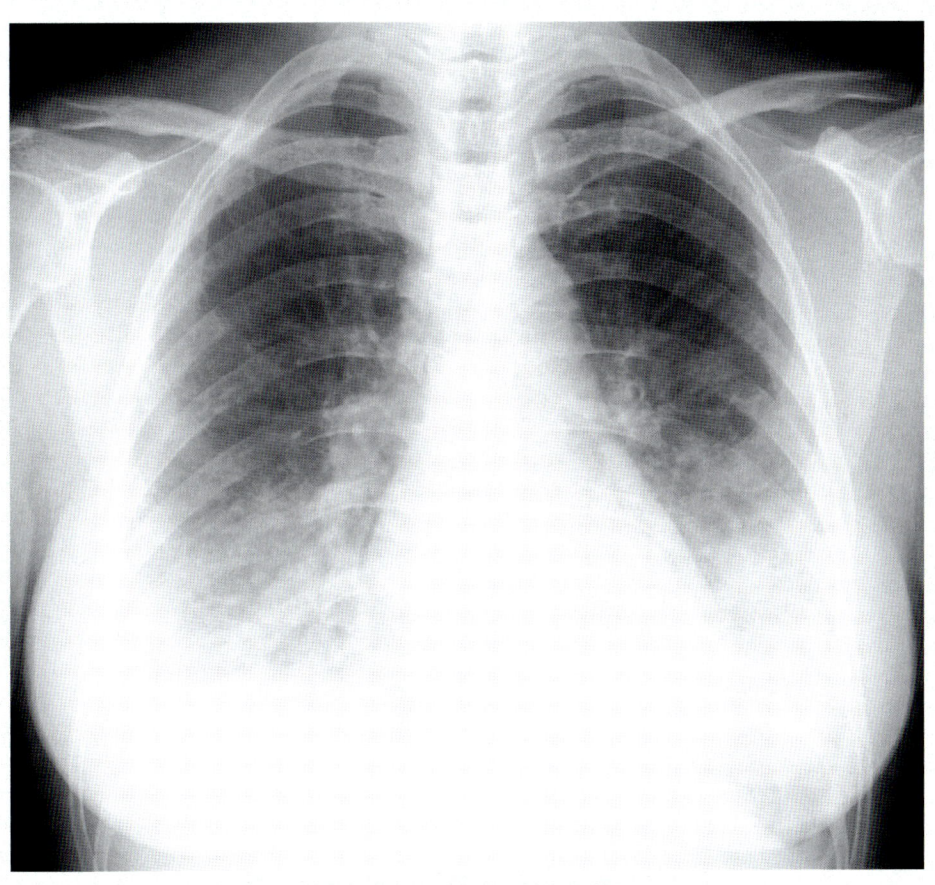

図1-a　胸部単純X線正面像
両側下肺野に浸潤影が見られる。

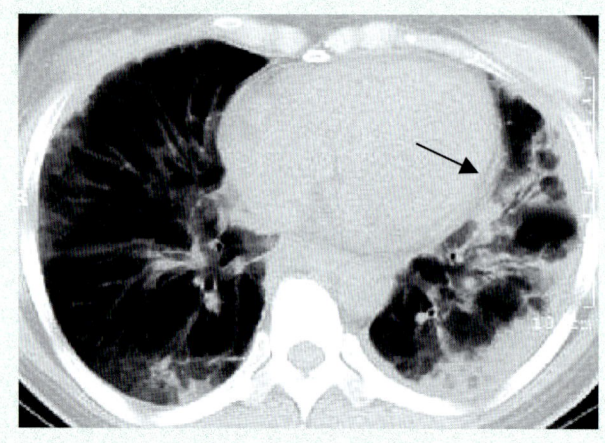

図 1-b　胸部単純 CT
気管支血管束周囲に網状影や浸潤影が認められる（→）。

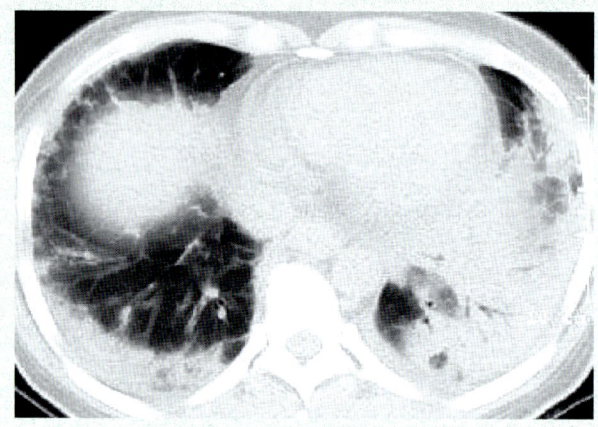

図 1-c　胸部単純 CT
両側下葉胸膜下に非区域性の浸潤影が見られる。

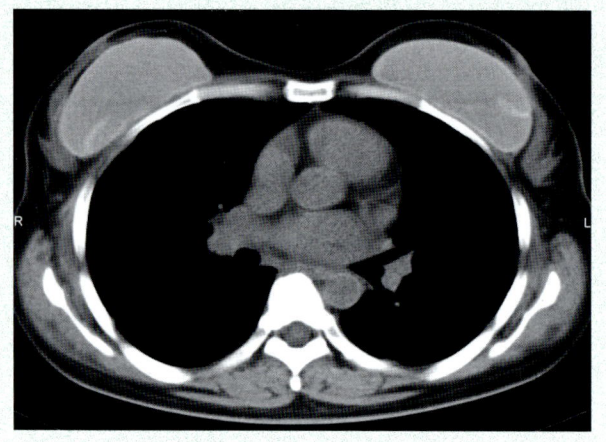

図 1-d　胸部単純 CT
両側乳房内にシリコンバックを認める。

ヒトアジュバント病とは？

　ヒトアジュバント病とは，シリコンやパラフィンなどの異物を用いた美容形成外科術後に起こる膠原病もしくは類縁の自己免疫疾患様の病態をいう。本来はシリコンやパラフィンに抗原性はないが，蛋白質と結合すると結合した蛋白質側に抗原性を惹起する，いわゆるアジュバント効果によって膠原病を誘発するのではないかと考えられている。1964年に三好らが，パラフィンまたはシリコンによる豊胸術後に乳房の硬結，高γ-グロブリン血症，CRP陽性，赤沈亢進を伴い，関節リウマチ様症状を呈した2例を報告したのが最初である[1]。ヒトアジュバント病の明確な定義は定められていないが，その特徴として以下の6つが挙げられる[2]。
①異物を使用した美容外科手術の既往がある患者に，膠原病ないし自己免疫疾患様の症状が起こる。
②乳房，鼻その他の部位に，パラフィンやシリコンなどアジュバント活性をもち得る異物が長期間存在する。
③血清学的検査上，抗核抗体，リウマトイド因子などの自己抗体を検出する。
④病理組織学的検索より，同部もしくは所属リンパ節に異物肉芽腫を認める。
⑤異物を除去することにより症状が軽快する。
⑥患者の症状を説明できるような感染症や悪性腫瘍などの合併がない。
　さらに臨床症状により，定型的な膠原病症状を呈する第1群（Ⅰa群：強皮症，Ⅰb群：強皮症以外の膠原病）と第2群（膠原病様症状を呈するが特定の膠原病の診断基準を満たさないもの）に分類される。熊谷は膠原病と診断できる症例の中で，強皮症および混合性結合組織病の頻度が高い傾向にあると報告している[3]が，最近では強皮症の割合が減少し，相対的に関節リウマチやシェーグレン症候群が増加しているとの報告もある[4]。本症例は両手指の腫脹，爪上皮出血，近位筋力低下，筋原性酵素の上昇，リウマトイド因子陽性などを認め強皮症や筋炎を疑ったが，厳密には診断基準を満たさず第2群と考えた。高崎らによると美容形成術からヒトアジュバント病発症までの期間は平均18.1±11.9年で，最も多いのは20年以上の症例である。治療は異物の外科的摘出術が推奨されているが，除去後も病状が改善しない症例もあり各疾患の治療を要する。
　一方，世界的にはsilicone granulomaあるいはsilicone lymphadenopathyとして報告がみられる[5]。Janowskyらによるメタアナリシスでは，シリコンバックインプラントと自己免疫性疾患との間に因果関係は証明されず[6]，いまだ詳細な病態は明らかになっていない。
　ヒトアジュバント病の肺病変（胸部画像所見）について総括的報告や症例報告はほとんどないが，強皮症が多い傾向にあることから間質性肺炎（NSIPもしくはUIPパターン）の合併が推測される。本症例のようにOPパターン様の画像所見を呈したヒトアジュバント病はほとんど報告がなく，貴重な症例と考える。
　間質性肺炎の患者で膠原病類似ではあるが既存の疾患概念で説明のつきにくい症例を見た場合，本疾患の可能性を考慮する必要がある。

文　献

1) 三好和夫, ほか. 人体におけるAjuvant加遷延感作を思わせる高γグロブリン血症：乳形成術の後にみられた障害. 日医新報 1964；2122：9-14.
2) Kumagai Y, Abe C, Shiokawa Y. Scleroderma after cosmetic surgery. Arthritis Rheum 1979；22：532-7.
3) 熊谷安夫. ヒト・adjuvant病. 日内会誌 1991；80：1775-8.
4) 高崎芳成, ほか. ヒトアジュバント病に関する臨床的検討. 順天堂医 2006；52：580-7.
5) Press RI, Peebles CL, Kumagai Y, et al. Antinuclear autoantibodies in woman with silicone breast implants. Lancet 1992；340：1304-7.
6) Janowsky EC, Kupper LL, Hulka BS. Meta-analyses of the relation between silicone breast implants and the risk of connective-tissue diseases. N Engl J Med 2000；342：781-9.

Case 26 幼虫移行症

Visceral Larva Migrans

氏田万寿夫

症例提示：考えてみよう

30歳代，男性。
2カ月程度続く咳嗽，発熱，下痢。来院時末梢血白血球数9,200/μl（好酸球52.6％），CRP 0.43 mg/dl。図1-aに胸部単純X線正面像，図1-bに図1-aと同日の高分解能CT像を示す。

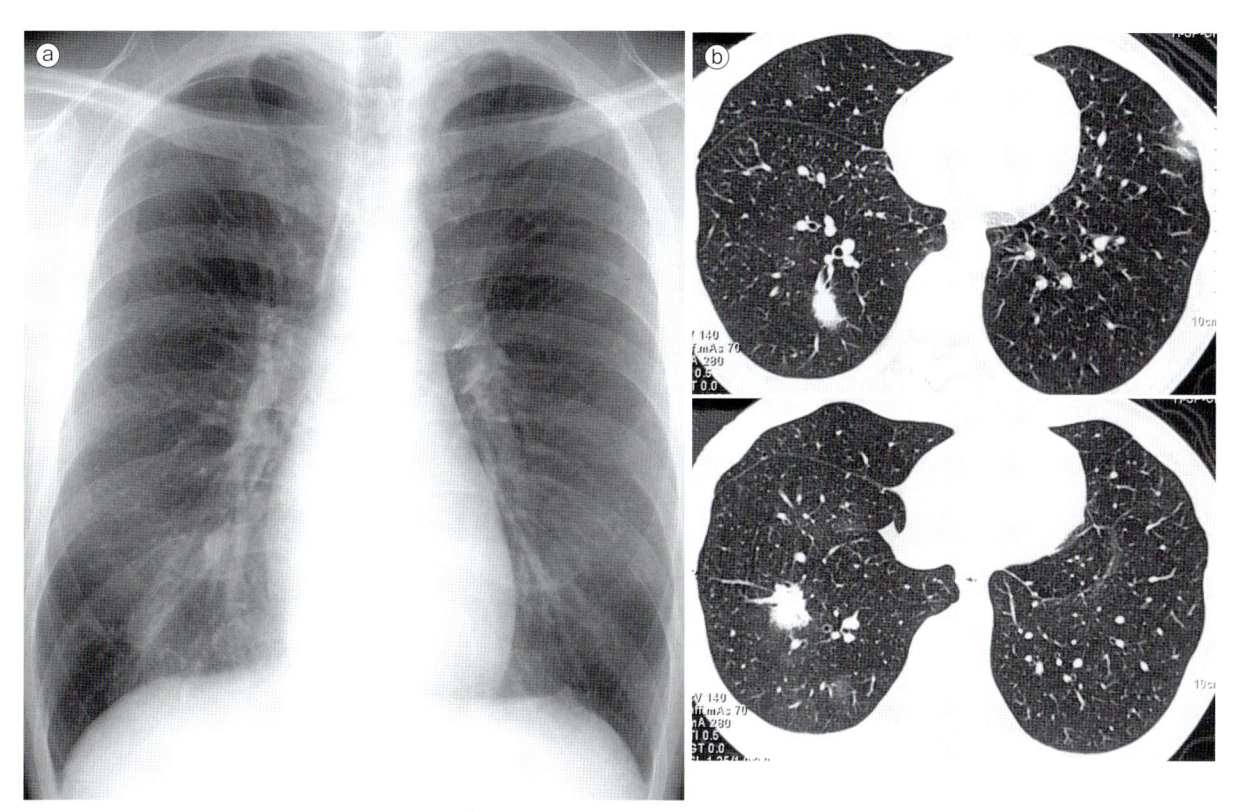

図1

Case 26 症例解説

図1-aで右下肺野に2つの結節陰影が認められる(→)。同日の図1-bでは,両側下葉に結節や境界やや不明瞭なすりガラス影が多発している。3週間後の図1-cで右下葉の充実性結節は消失し,別の部位に周囲にすりガラス影を伴う小結節(CT haloサイン;▶)や境界不明瞭なすりガラス影が出現しており,さらに2カ月後の図1-dにおいて新たな結節やすりガラス影が認められる。比較的短期間に結節やすりガラス影の消退,出現を呈している。

末梢血の著明な好酸球増多や食品摂取歴から寄生虫感染が疑われ,血清および気管支肺胞洗浄液でイヌ回虫抗体が強陽性を示し,幼虫移行症(イヌ回虫症)と診断された。

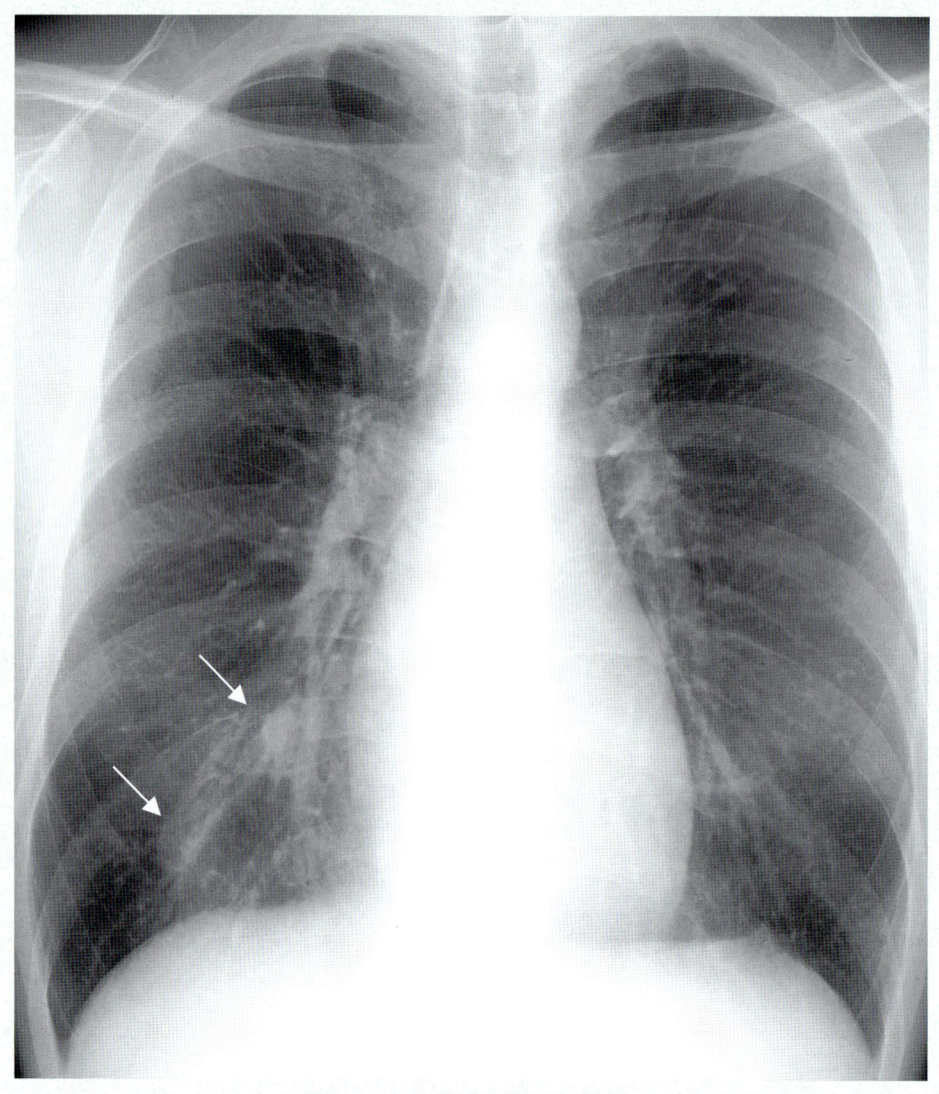

図1-a　胸部単純X線撮影正面像

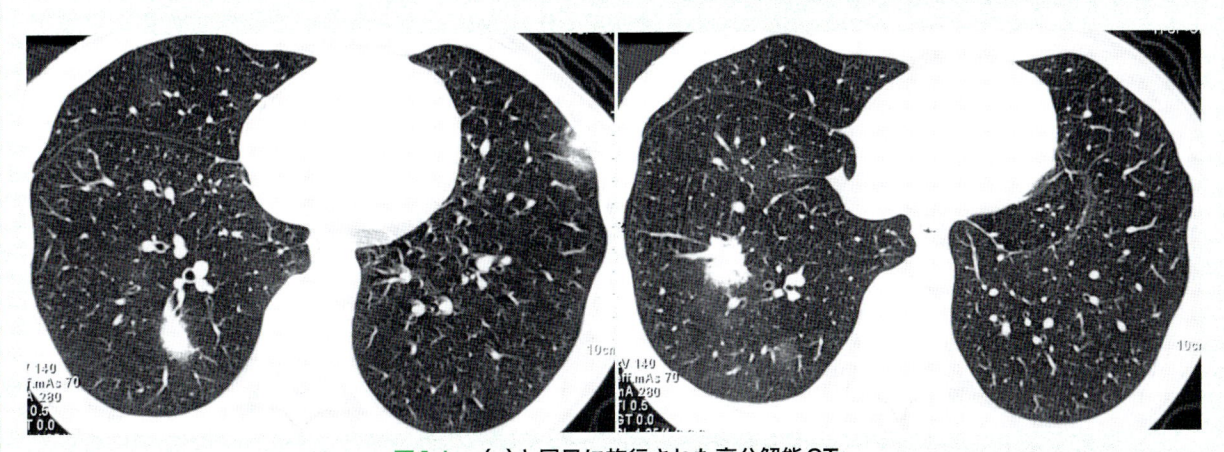

図 1-b　（a）と同日に施行された高分解能 CT
両側下葉に若干いびつな充実性結節や境界やや不明瞭なすりガラス影がみられる。

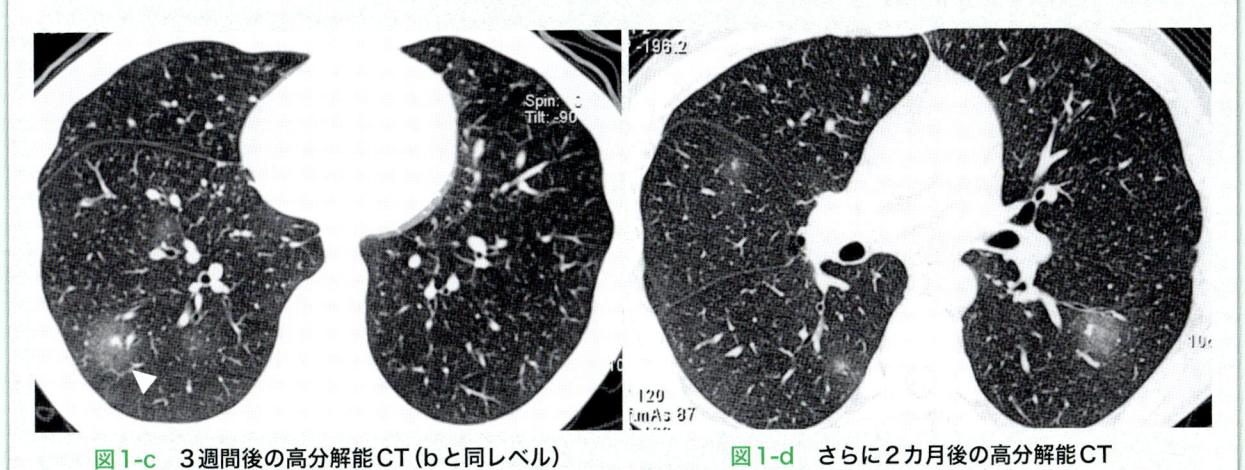

図 1-c　3 週間後の高分解能 CT（b と同レベル）
充実性結節は消失し，異なる部位に halo sign を呈する結節やすりガラス影を認める。

図 1-d　さらに 2 カ月後の高分解能 CT
以前の CT では認められない部位に小結節やすりガラス影が認められる。

幼虫移行症とは？

　好適宿主ではないヒトへ感染し，体内で発育せず幼虫のまま生存し，さまざまな臓器，組織に迷入，移動することによって引き起こされる寄生虫感染症を幼虫移行症（larva migrans）と呼ぶ。寄生部位から皮膚幼虫移行症と内臓幼虫移行症に大別される。種々の寄生虫が幼虫移行症を引き起こすが，肺に病変を来すものとしてイヌ回虫，ブタ回虫，顎口虫，マンソン孤虫症などがある。イヌ回虫症の報告例が最も多いが近年ではブタ回虫症の発生も増加している[1]。

　イヌ回虫やブタ回虫の成虫は子イヌやブタの小腸に寄生し，糞便とともに排泄された虫卵は適当な温度・湿度を有する土壌で幼虫包蔵卵となる。イヌ回虫では，ヒトへの感染は砂場遊びや子イヌとの接触の際に偶発的に幼虫包蔵卵を経口摂取して起きる。イヌ，ブタ回虫ともに，無農薬・有機肥料野菜の摂取も感染経路として考えられている。また幼虫形成卵がトリなどのほかの動物に摂食されると，幼虫は成熟することなくその動物の肝臓や筋肉などに長期にわたり寄生する（待機宿主）。したがってこれらの回虫に感染したトリやウシなどの刺身やレバ刺しの生食によっても感染する。わが国では食品媒介感染症としての報告が多く，感染経路として重要である。ヒトに経口摂取された虫卵は小腸内で孵化し，幼虫は粘膜から組織内へ侵入し，門脈を介し肝へ到達し，血行性に肺，さらに中枢神経，眼などへ到達する。

　臨床症状は侵入臓器や部位によりさまざまである。肺病変は約半数でみられるとされるが，肺病変を伴う症例では，しばしば咳嗽，発熱，全身倦怠感などの感冒様症状で発症し，時に喘息様発作や蕁麻疹などアレルギー症状を伴う[1]。患者末梢血の好酸球増多やIgE上昇を伴う高ガンマグロブリン血症が高頻度に認められる。診断は血清や体液，あるいは気管支肺胞洗浄液の酵素抗体法（ELISA）であり，特異度が高く有用である。病変組織から幼虫を検出することは極めてまれであり，虫卵が検出されることは決してない[1]。標準的な治療法はアルベンダゾールの内服である。副作用として肝機能障害が高頻度でみられるので注意を要する。

　イヌまたはブタ回虫の主な胸部画像所見は，末梢肺野優位に分布する多くは10mm以下の結節，斑状のすりガラス影や慢性好酸球性肺炎に類似したコンソリデーションであり，本症例のように経過中に肺病変が移動する[2〜4]。小さく淡いすりガラス影を主体とする症例では単純撮影で異常を指摘し難いこともある[2]。ブタ回虫症28名のCT所見の報告では，結節の頻度が最も多く19名に，すりガラス影が18名，小葉間隔壁肥厚が14名に認められ，また本症例でも認められたCT halo signと称する同心円状のすりガラス影を伴う充実性結節が17名と高頻度にみられたという[3]。病変は圧倒的に末梢肺野優位に分布し，フォローアップCTが得られた7名全例で肺野病変は移動性であった。病理学的に，すりガラス影は肺胞壁への好酸球を主体とした炎症細胞浸潤であり，中心部の充実性小結節は壊死組織に対応していた[3]。

　イヌ，ブタ回虫症の鑑別診断としてウイルス感染症，血管炎，真菌感染症が重要であり，喘息様症状や好酸球増多，IgE上昇がみられ，画像上移動性の肺病変を示す点でアレルギー性肉芽腫性血管炎（Churg-Strauss症候群）との鑑別は特に重要である[2]。発熱，咳嗽を主訴とし，末梢血好酸球増多とIgEの上昇がみられ，獣肉の生食歴がある患者の胸部CTで移動性の結節やすりガラス影を認める場合，イヌ，ブタ回虫による幼虫移行症も念頭に置くべきである。

文　献

1) 有薗直樹，丸山治彦．幼虫移行症：肺病変を中心として．日胸2007；66：281-8.
2) Sakai S, Shida Y, Takahashi N, et al. Pulmonary lesions associated with visceral larva migrans caused by Ascaris suum or Toxocara canis: imaging of six cases. AJR 2006；186：1697-702.
3) Okada F, Ono A, Ando Y, et al. Pulmonary computed tomography findings of visceral larva migrans caused by Ascaris suum. J Comput Assist Tomogr 2007；31：402-8.
4) Inoue K, Inoue Y, Arai T, et al. Chronic eosinophilic pneumonia due to visceral larva migrans. Intern Med 2002；41：478-82.

D

腫瘍ないし腫瘍類似疾患

- Case 27 原発性肺癌（大細胞神経内分泌癌）
- Case 28 原発性肺癌（粘表皮癌）
- Case 29 肺多形細胞癌
- Case 30 腺様嚢胞癌
- Case 31 腫瘍塞栓 PTTM
- Case 32 カポジ肉腫
- Case 33 硬化性血管腫
- Case 34 肺MALTリンパ腫
- Case 35 血管内リンパ腫症
- Case 36 肺原発性悪性リンパ腫（非ホジキンリンパ腫, MALToma）
- Case 37 慢性膿胸続発悪性リンパ腫
- Case 38 メトトレキサート関連リンパ増殖症
- Case 39 ランゲルハンス細胞組織球症
- Case 40 Erdheim–Chester病

Case 27 原発性肺癌（大細胞神経内分泌癌）

Large Cell Neuroendocrine Carcinoma

楠本昌彦

症例提示：考えてみよう

70歳代，女性。
徐々に増悪する咳とわずかの血痰を主訴に近医受診，胸部X線写真で異常がみられ紹介となった。喫煙者。図1-aに胸部X線正面像，図1-bに肺野条件の薄層CT，図1-cに縦隔条件の薄層CTを示す。

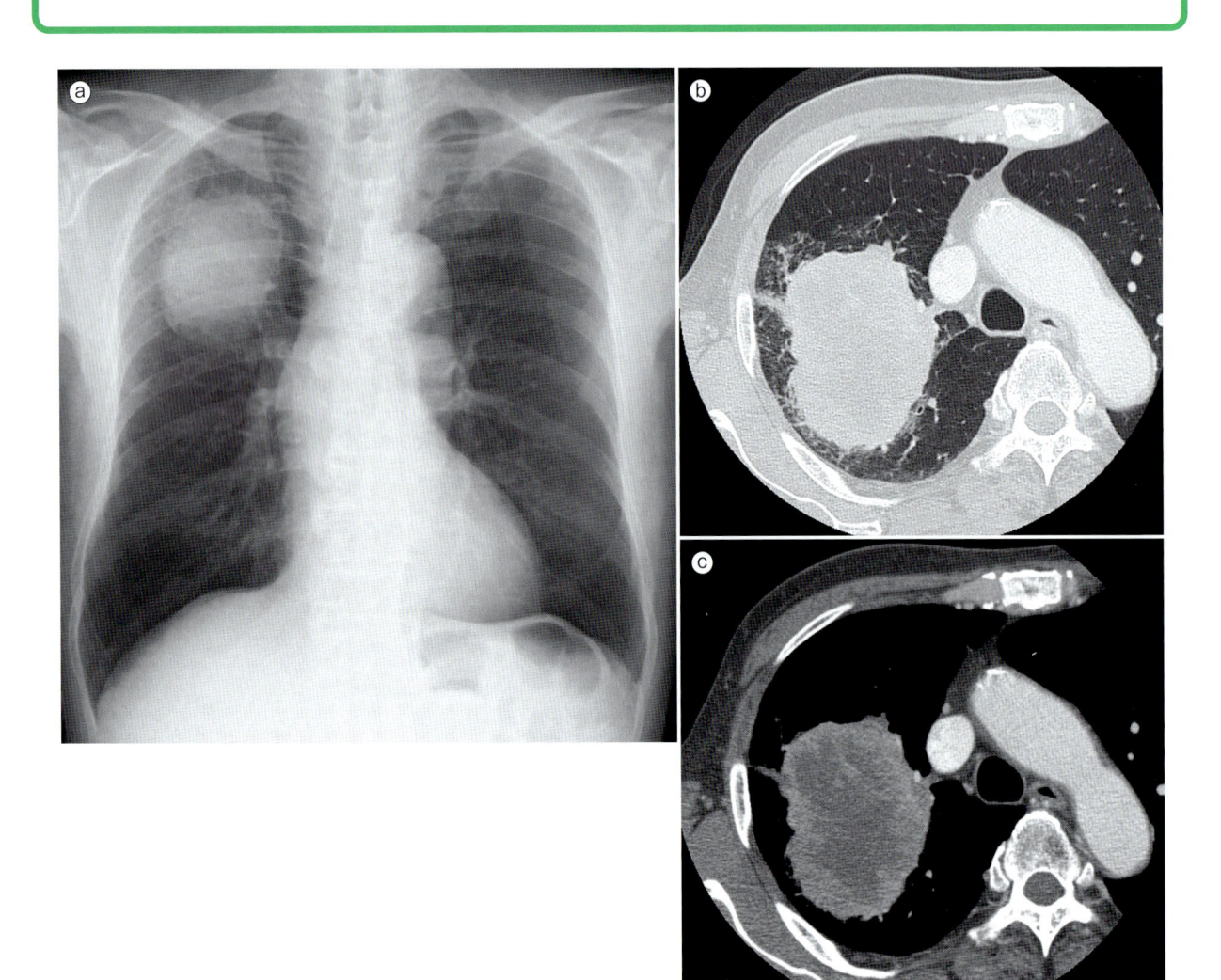

図1

Case 27 症例解説

　図1-aでは，右上肺野から中肺野に腫瘤影がみられる。胸部X線写真で指摘できるような肺門リンパ節の腫大や縦隔リンパ節の腫大はみられず，胸水貯留もみられない。

　図1-bでは，腫瘤の境界は比較的明瞭で，辺縁は分葉状である。さらに腫瘤の周囲の肺には肺の圧排によると思われるすりガラス影がみられる。図1-cの縦隔条件の薄層CTでは腫瘤の辺縁部が比較的よく造影され，内部にあまり造影を受けていない。その他の断面でも縦隔および肺門リンパ節の腫大はみられなかった。

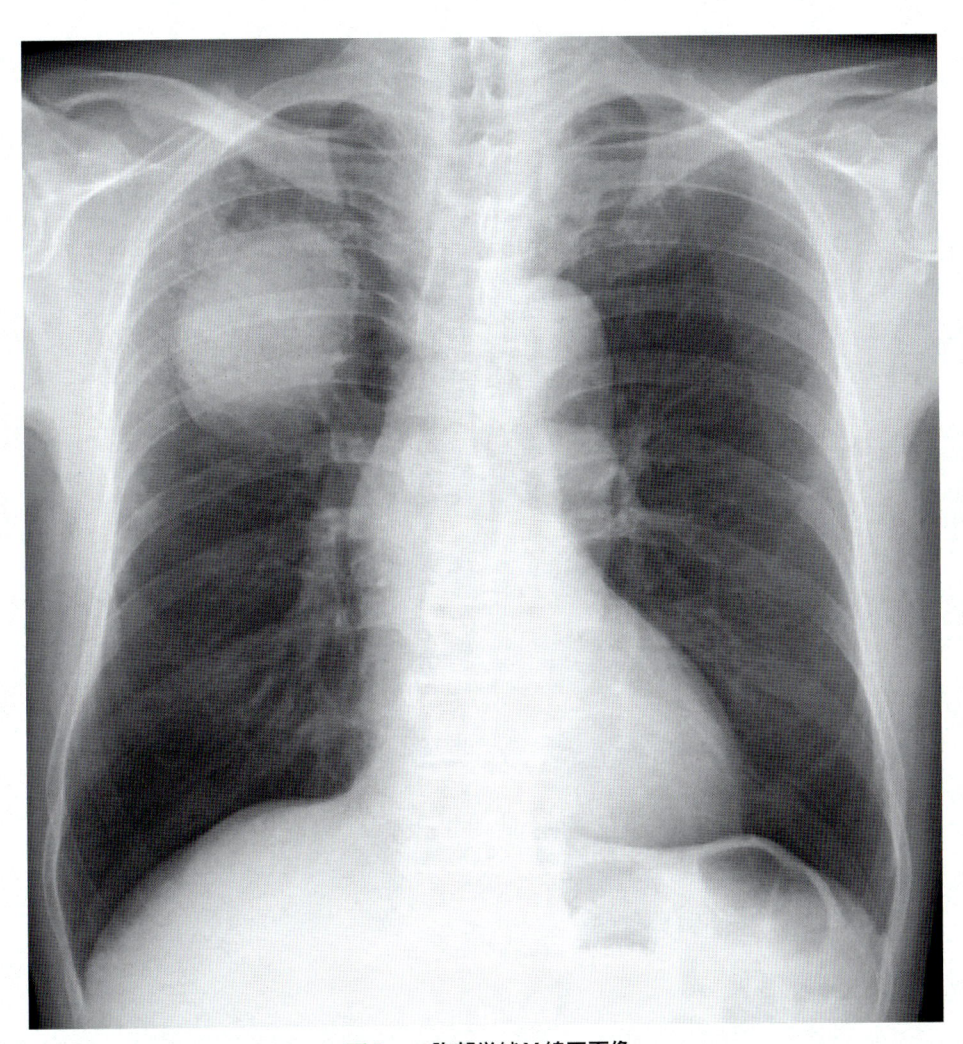

図1-a　胸部単純X線正面像

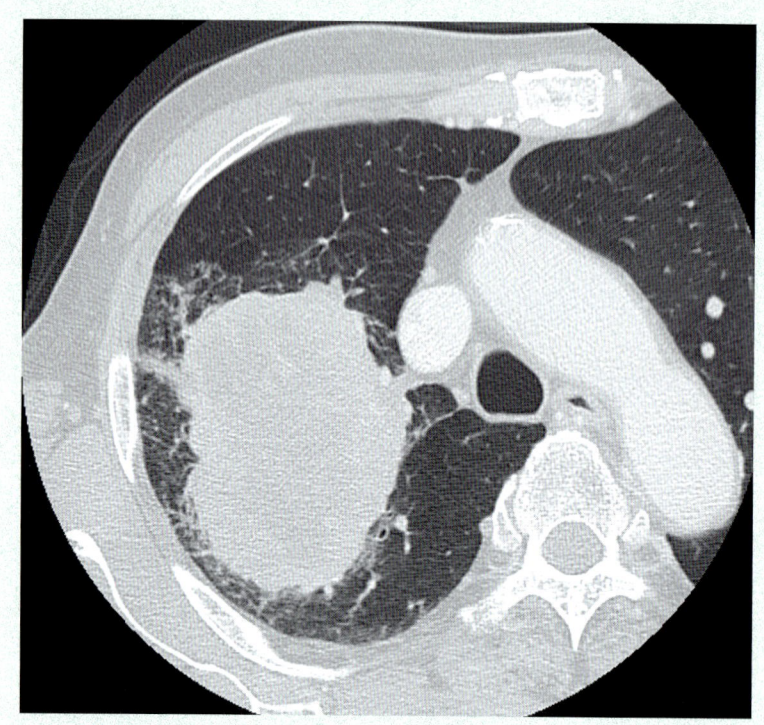

図1-b　高分解能CT

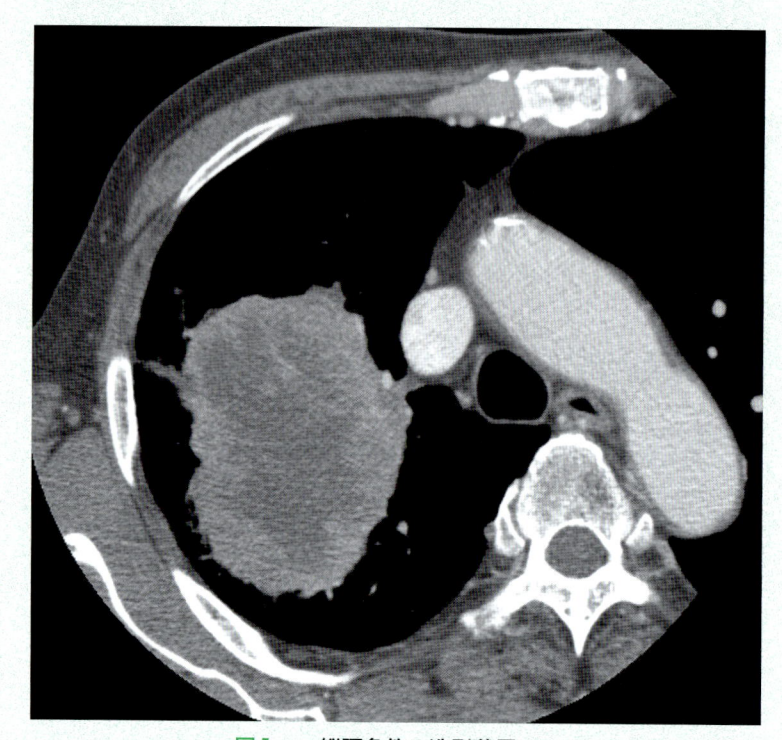

図1-c　縦隔条件の造影薄層CT

大細胞神経内分泌癌とは？

　大細胞神経内分泌癌（large cell neuroendocrine carcinoma：LCNEC）は，1991年にTravisらによって提唱され[1]，1999年のWHOの病理組織分類の改訂の際に，大細胞癌の一亜型として加えられた[2]。以後，肺の神経内分泌腫瘍は，悪性度の低い順に，定型的カルチノイド，非定型的カルチノイド，大細胞神経内分泌癌，小細胞癌に分類されることになった。

　大細胞神経内分泌癌の組織学的な特徴としては，類器官（organoid）構造や柵状配列（palisading），ロゼット様配列といった神経内分泌腫瘍としての所見を示すことで，かつ核分裂像が多く，壊死もみられ，中心壊死を伴う胞巣形成もみられる。腫瘍細胞は大きく，小細胞癌と異なって比較的広い胞体をもち，クロマチンの荒い核と明瞭な核小体をもつ。このような組織像をもつことが特徴とされ，さらに免疫組織学的染色などで神経内分泌性格が確認できると大細胞神経内分泌癌と診断できるとされる。

　大細胞神経内分泌癌は肺癌切除例での約2〜3％を占める比較的まれな組織型である。大細胞神経内分泌癌は肺末梢に発生するが，時に中枢側に発生することもある。肉眼的に腫瘍は充実性で，境界は通常明瞭で辺縁不整である。割面上，灰黄色調の広範な壊死を伴っていることが多い。しばしばリンパ節転移を来す。

　大細胞神経内分泌癌の臨床上の特徴は，喫煙者で高齢者に多いといった特徴がある。この点は肺小細胞癌に類似しており，若年者や非喫煙者にもみられることのある定型的あるいは非定型的カルチノイドとは異なっている。切除例での予後の検討では，定型的カルチノイド，非定型的カルチノイド，大細胞神経内分泌癌，小細胞癌の順に予後が悪くなるが，大細胞内分泌癌と小細胞癌の間に有意差はみられなかったとされる[3]。また大細胞神経内分泌癌の臨床上の1つの問題として，治療前の生検や細胞診で本症の確定診断をつけることが難しいことである。術前診断で，小細胞癌や分類困難な非小細胞肺癌と診断された例で，術後切除標本での最終病理診断で大細胞神経内分泌癌と診断されることも少なくない。

　大細胞神経内分泌癌のCT上の特徴は，切除例での検討によると[4]，肺末梢に存在するものが多く（84％），大きさは32±19mm（平均値±標準偏差）であった。腫瘍の辺縁は分葉状のものが多く（79％），スピクラもみられる。スピクラのみられるものは，背景肺に肺気腫を合併しているものが多くみたとされる。腫瘍内に石灰化やエアブロンコグラムを有する症例はみられなかった。造影CTでは，不均一に造影される腫瘍は大きく（51±18mm），均一に造影されるものは比較的小さい（25±10mm）。不均一に造影された例では，病理標本で大きな壊死を有していたが，造影CTで均一に造影されていた症例でも，組織学的には壊死が存在していたとされる[4]。

　今回の症例でも，腫瘍は約8cmと大きく，分葉状の辺縁をもち，造影CTで大きな非造影領域が内部にみられ，大細胞神経内分泌癌に特徴的な画像所見を示していた。しかし，大細胞神経内分泌癌は以上のようなCT所見を有するが，実際には末梢発生の扁平上皮癌や低分化腺癌などとの鑑別は困難で，腫瘤が小さく均一に造影される場合などは，小細胞肺癌との画像上の鑑別は困難である。

　大細胞神経内分泌癌の治療法については，現在は非小細胞肺癌として扱われているため，手術適応はⅠA期からⅢA（N2を除く）期で，抗癌薬治療の際も非小細胞癌としての化学療法のレジメンが用いられているが，これらについては今後の検証が待たれる。

文 献

1) Travis WD, Linnoila RI, Tsokos MG, et al. Neuroendocrine tumors of the lung with proposed criteria for large-cell neuroendocrine carcinoma. An ultrastructural, immunohistochemical, and flow cytometric study of 35 cases. Am J Surg Pathol 1991 ; 15 : 529-53.
2) Travis W, Colby TV, Corrin B, et al. Histopathologic typing of lung and pleural tummors, 3rd ed. New York : Springer, 1999 : 40-1.
3) Asamura H, Kameya T, Matsuno Y, et al. Neuroendocrine neoplasms of the lung : a prognostic spectrum. J Clin Oncol 2006 ; 24 : 70-6.
4) Oshiro Y, Kusumoto M, Matsuno Y, et al. CT findings of surgically resected larger cell neuroendocrine caricinoma of the lung in 38 patients. AJR 2004 ; 182 : 87-91.

Case 28 原発性肺癌（粘表皮癌）

Mucoepidermoid Carcinoma

楠本昌彦

症例提示：考えてみよう

30歳代後半，女性。
発熱，咳などの感冒様症状で近医を受診，胸部X線写真で異常がみられ紹介となった。
非喫煙者。図1-aに胸部X線正面像，図1-bに高分解能CT，図1-cに縦隔条件の造影CTを示す。

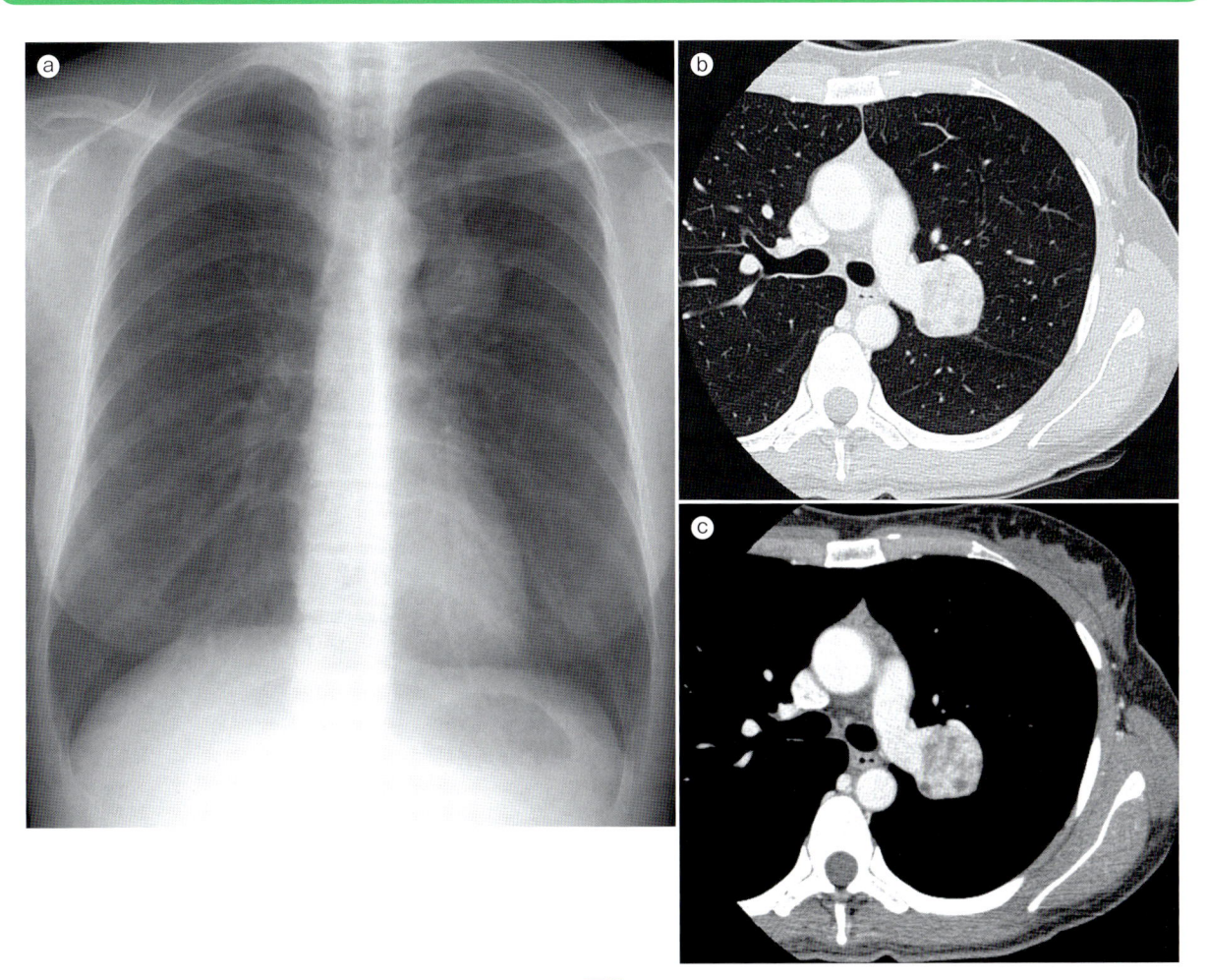

図1

Case 28 症例解説

　図1-aでは，左肺門部から上肺野にかけて大きさ約4cm大の境界明瞭な腫瘤影がみられる（→）。図1-bでは，腫瘤は左上葉の比較的中枢側に存在し，境界は明瞭で，辺縁は平滑である（→）。図1-cでは，腫瘤の内部は不均一に造影され，特に造影されない小円形の領域が点在している（→）。さらに腫瘤の中枢側では左気管支上葉枝は内腔に突出する腫瘤によって高度狭窄し（図1-d，→），この末梢で気管支の閉塞が確認できた。また腫瘤の末梢側の肺S^{1+2}b領域では，淡い粒状影が多発し，腫瘍の閉塞による2次的な変化がみられる（図1-e，→）。肺腫瘍と診断し，左上葉切除が行われ，粘表皮癌と病理学的に診断された。

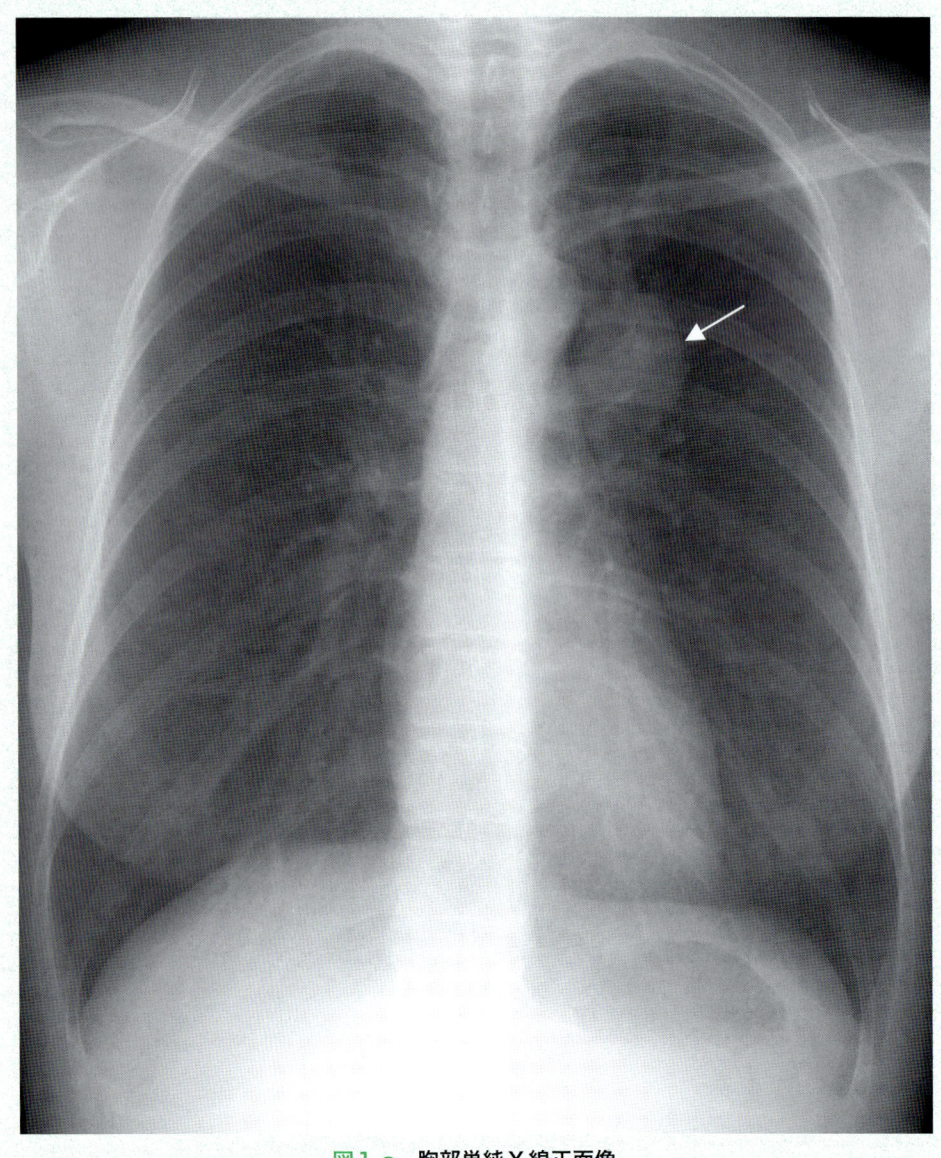

図1-a　胸部単純X線正面像

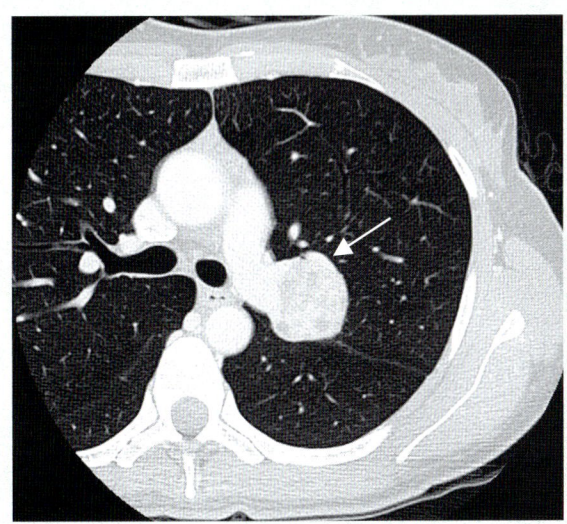

図1-b 高分解能CT

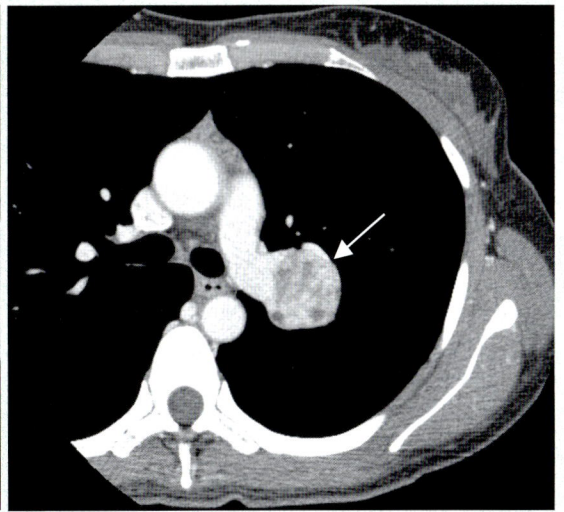

図1-c 造影薄層CT(縦隔条件)

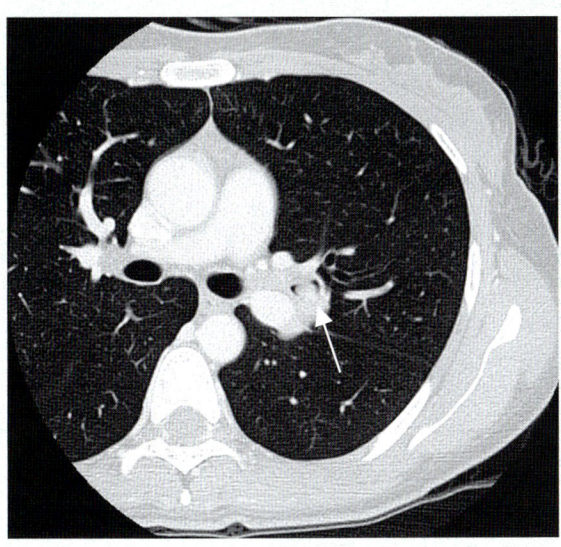

図1-d 高分解能CT

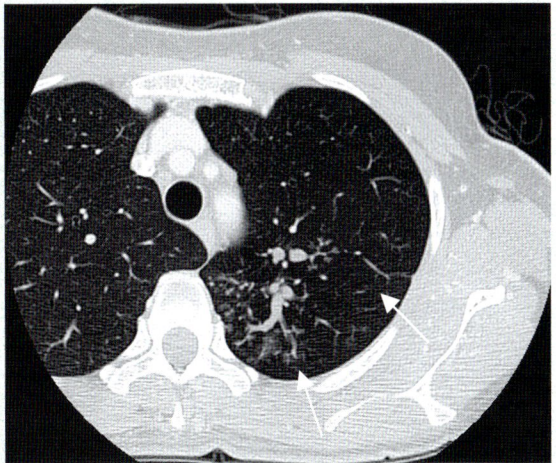

図1-e 高分解能CT

147

粘表皮癌とは？

肺の粘表皮癌は気管支由来の腫瘍で，肺腫瘍の0.1～0.2％とまれな腫瘍である[1]。カルチノイド，腺様嚢胞癌とともに肺の低悪性度の腫瘍として分類されるが，カルチノイドや腺様嚢胞癌よりもさらに頻度が少ない。

肺の粘表皮癌は，30～40歳代と肺癌の中では比較的若年に発生することが多い。喫煙とは関連がないとされ，男女差もない。主気管支，区域気管支レベルなどの比較的中枢側の太い気管支で発生することが多く，気管支粘膜上皮下で気管支軟骨の内側に腫瘍を形成し，気道内腔に突出するように鋳型状に進展する。腺様嚢胞癌と異なって気管からの発生はまれである。臨床症状としては，咳嗽，発熱，血痰などで，気道閉塞による症状や気管支狭窄に伴う肺炎による症状がみられる。したがって同部位の反復性の肺炎をみた際は，粘表皮癌を含んだ気管内病変や腫瘍の存在を疑って精査を進める。

組織学的にみると，粘液産生細胞，扁平上皮細胞および中間細胞（分化の方向が明らかでない多角型細胞）の3種類の細胞が種々の割合で混在して出現し，嚢胞状充実性ないし乳頭状の構造で増殖する。これら3種類の細胞がともに存在するのは低悪性度の場合で，通常嚢胞状病変が有意である。一方，粘表皮癌のなかには高悪性度のものがあり注意を要する。高悪性度の粘表皮癌は，低悪性度の場合に比べて充実性に増殖し，腫瘍細胞の分化が低く，細胞異型や核分裂像，壊死巣などが特徴とされる。高悪性度の粘表皮癌は，低悪性度のものに比べてさらに頻度は低いが，広汎な局所浸潤がみられ転移の頻度も高く，一般に予後不良である[2]。

肺の粘表皮癌の画像診断上の特徴は，主気管支，区域気管支などの太い気管支から連続する境界明瞭な腫瘤である。高分解能CTでは，腫瘍によるこれらの気管支の狭窄や閉塞像，気管支内腔にポリポイドに突出する所見が確認できる[3]。また腫瘍の末梢の肺に閉塞性肺炎や無気肺がみられることも多い。腫瘤の辺縁は平滑で，形状は円形や楕円形を示す。造影前のCTでは腫瘍は均一であることが多いが，点状の石灰化をみることもある[4]。一方，造影CTでは腫瘍は不均一ながらよく造影される[3]。不均一に造影される要因としては，腫瘍の嚢胞状部分が一定の大きさになると造影を受けない小円形の領域としてみられ，間質の多い部分がよく造影されるのと対照的になり，全体として不均一に造影されるものと思われる。気管支カルチノイドも比較的太い気管支から発生する境界明瞭な腫瘤であるが，造影CTで腫瘍内部が均一に造影される点で粘表皮癌とは異なる。

粘表皮癌の治療は，原則的に外科的切除である。低悪性度の粘表皮癌は，予後は一般的には良好で，再発，転移を来すことはまれとされている。ただし高悪性度のものは予後不良で，低悪性度のものが5年生存率は80％であったのに対して，高悪性度のものは31％という報告がある[5]。

文　献

1) Colby T, Koss M, Travis W. Tumors of salivary gland type. In : Tumors of the lower respiratory tract AFIP atlas of tumor pathology. 3rd series, Vol 13. Washingtom DC : American Registry of Pathology, 1995 : 65-89.
2) 杉本幸司, 足立秀治, 楠本昌彦, ほか. 臨床的悪性経過を示した肺粘表皮癌の1例：その臨床経過と本邦13例の臨床的悪性例に関する文献的考察. 肺癌 1993 ; 33 : 247-53.
3) Ishizumi T, Tateishi U, Watanabe S, et al. Mucoepidermoid carcinoma of the lung : high-resolution CT and histopathologic findings in five cases. Lung Cancer 2008 ; 60 : 125-31.
4) Kim TS, Lee KS, Han J, et al. Mucoepidermoid carcinoma of the tracheo-bronchial tree : radiographic and CT findings in 12 patients. Radiology 1999 ; 212 : 643-8.
5) Vadasz P, Egervary M. Mucoepidermoid bronchial tumors : a review of 34 operated cases. Eur J Cardiothorac Surg 2000 ; 17 : 566-9.

Case 29

Pleomorphic Carcinoma of the Lung

肺多形細胞癌

酒井文和

症例提示：考えてみよう

70歳代，男性。
右背部痛を主訴に来院した。胸部異常陰影を指摘された。胸痛がある。図1-aに胸部単純X線正面像，図1-bに縦隔条件CT像，図1-cに肺野条件CT像を示す。

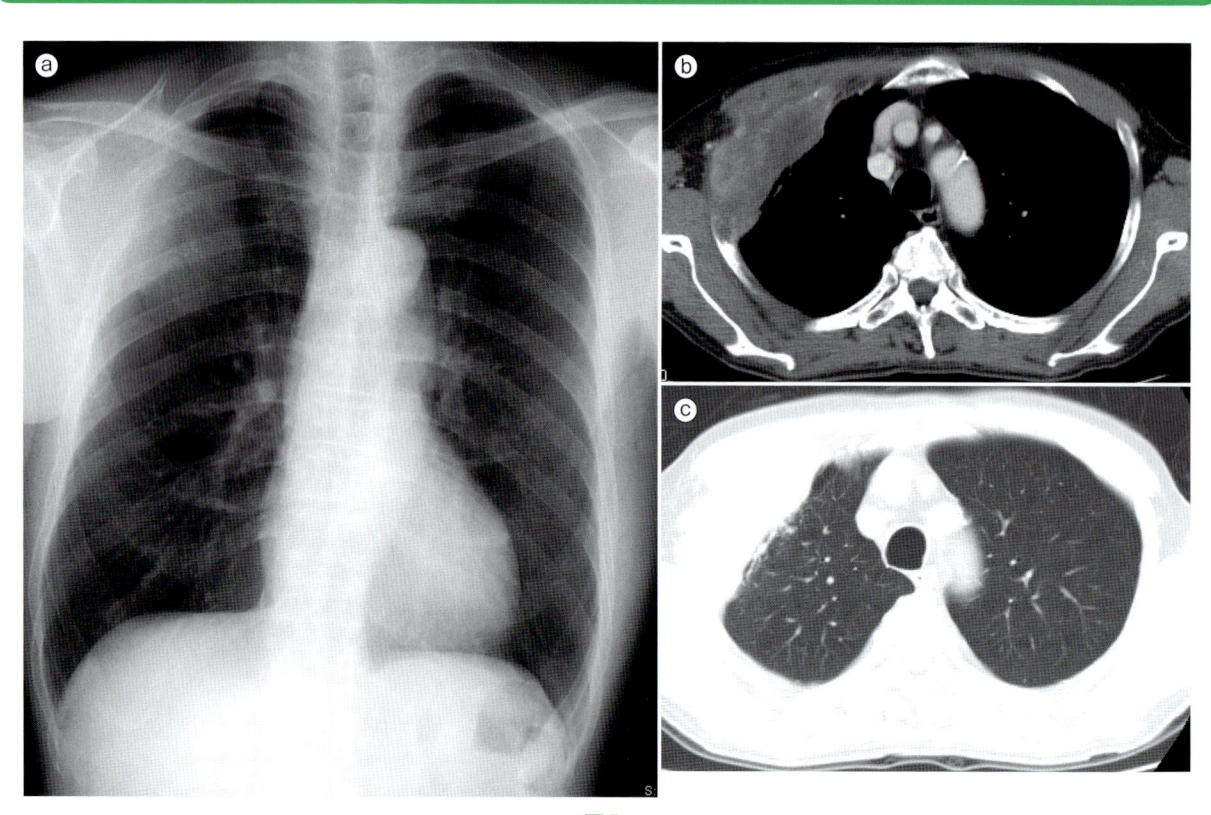

図1

Case 29 症例解説

　図1-aでは右上葉末梢に胸壁に浸潤し高度の肋骨破壊を示す腫瘤が存在している（→）。右第3，4肋骨が不明瞭となっており肋骨浸潤を疑う。図1-b, cでは肋骨破壊を伴う軟部組織腫瘤陰影がみられ，肋骨に浸潤しているが，腫瘤と肺の境界は不明瞭である肋骨破壊は肋骨撮影（図1-d）でよりわかりやすい。また図1-eでは，集積が高度である。中皮腫としては，胸壁浸潤が高度である点が非定型的であり，病理所見などを総合して多形細胞癌と診断された。

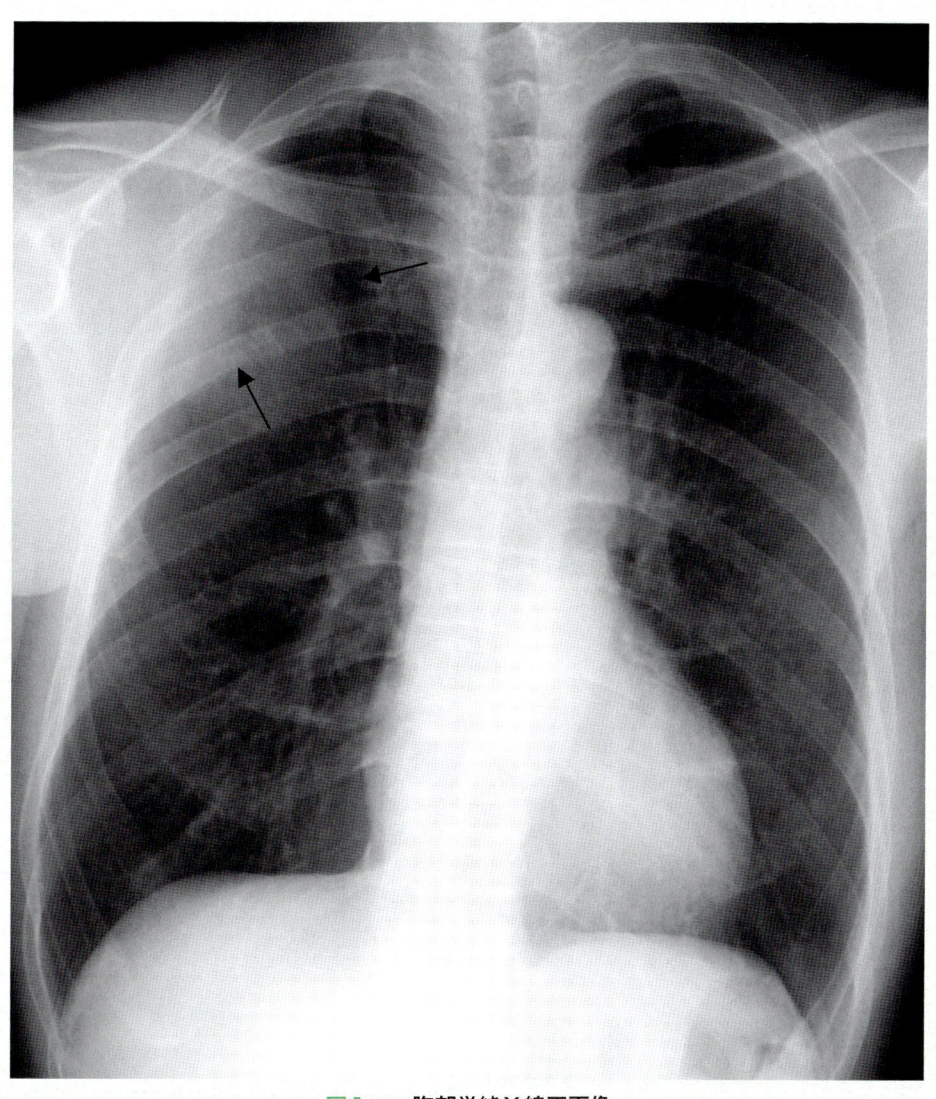

図1-a　胸部単純X線正面像
右上肺野に肋骨破壊を伴う軟部組織腫瘤陰影がみられる。

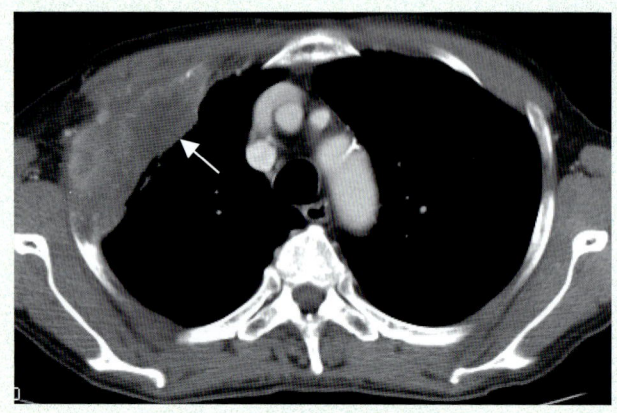

図1-b　胸部造影CT縦隔条件
肋骨破壊を伴う胸壁に沿って進展する軟部組織腫瘤陰影がみられる。

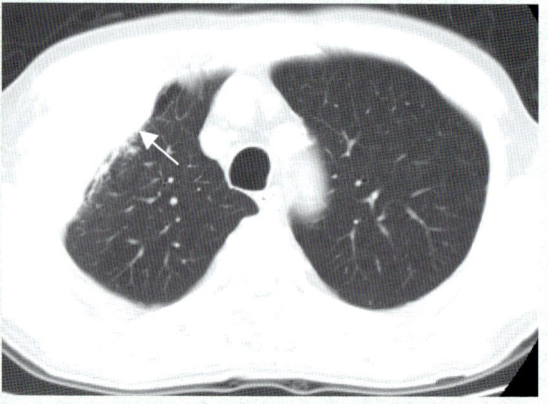

図1-c　胸部造影CT肺野条件
腫瘤と肺との境界は不明瞭である。

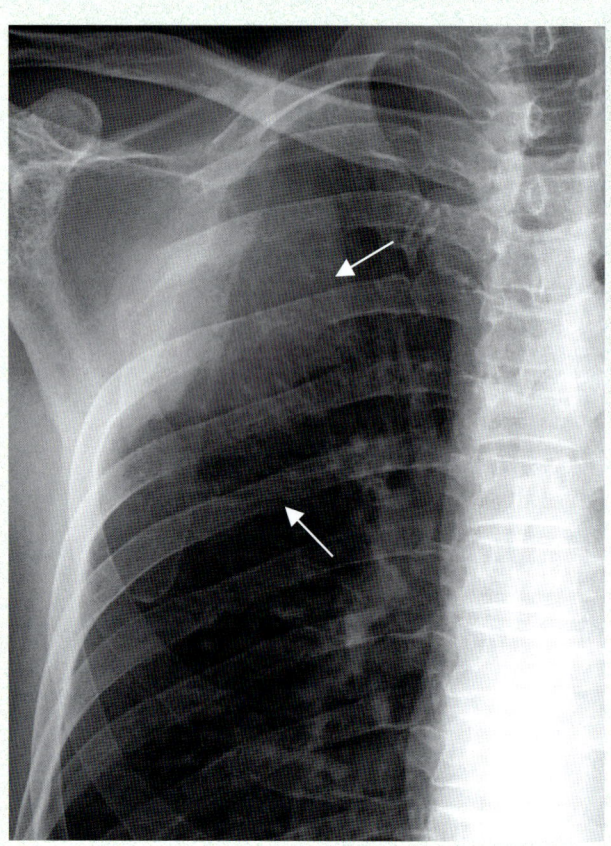

図1-d　肋骨撮影

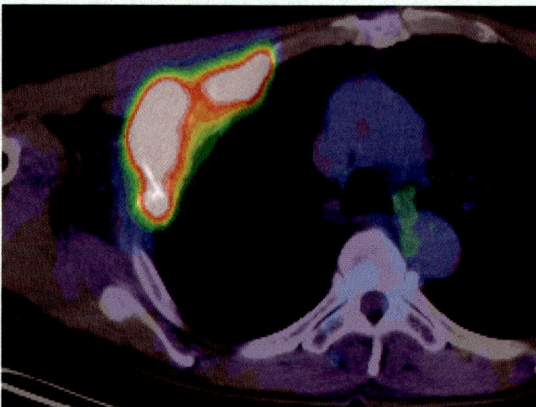

図1-e　FDG-PET

肺多形細胞癌とは？

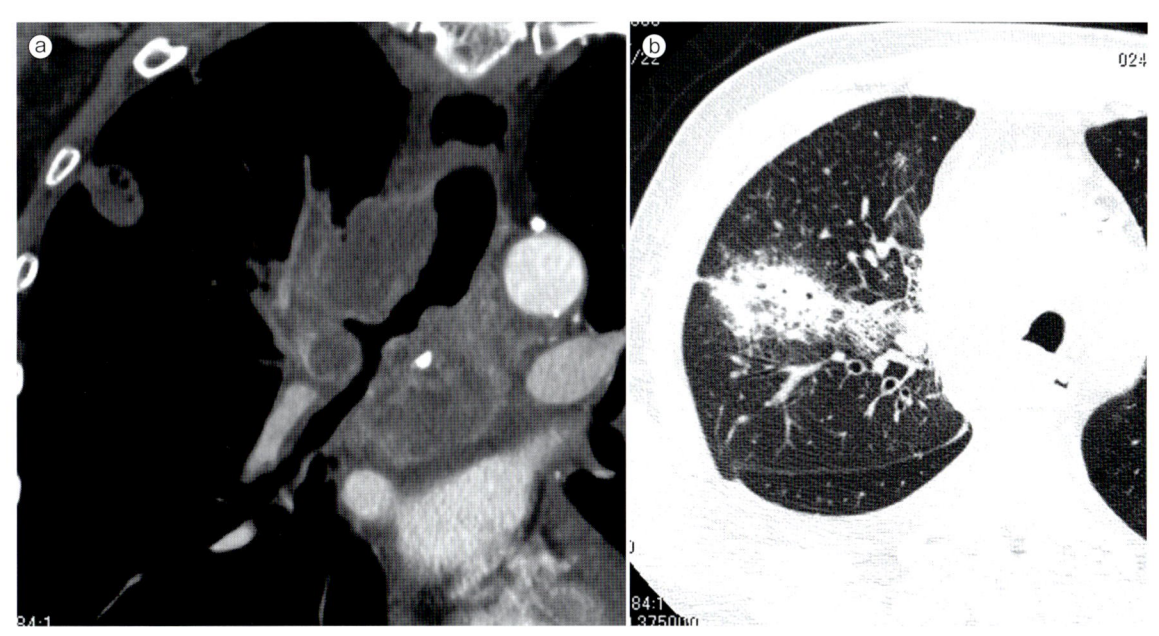

図2　末梢型多形細胞癌（別症例）
a　胸部造影CT冠状断再構成像：右上葉の空洞性腫瘤と広範な右肺門縦隔のリンパ節腫大を認める。リンパ節腫大は，気管分岐部と右主気管支を取り巻くように発育している
b　高分解能CT：右上葉に腫瘤陰影がみられ，血管気管支束に沿ったリンパ行性の進展を示す。

　肺多形細胞癌（pleomorphic carcinoma）は，巨細胞あるいは紡錘形細胞と分化度の低い非小細胞肺癌（腺癌，扁平上皮癌，大細胞癌）が混在，あるいは巨細胞と紡錘形細胞のみからなる肺癌であり，少なくとも巨細胞あるいは紡錘形細胞からなる部分が10％以上存在している必要がある。Rossiら[1]の75例の臨床病理学的解析によれば，肺多形細胞癌は，その48％が上葉，特に右上葉に好発する傾向にある。またその70％は末梢発生の結節ないし腫瘤陰影を呈し，高度の壊死傾向と胸壁，胸膜への浸潤を示す頻度が高いとされる。また予後は通常の非小細胞癌より明らかに不良である。Fishbackら[2]も同様に78例の巨細胞癌と多形細胞癌の解析を行っているが，やはり右上葉に最も好発し，60％が末梢発生であり，24％で胸膜や胸壁に浸潤していたと報告している。

　画像所見について，比較的まとまった報告が韓国からなされているが，Kimら[3]の10例の画像所見の解析報告では，CT所見の特徴として，上葉に好発する円形または分葉状の腫瘤陰影を形成し，しばしば胸膜や胸壁に浸潤する傾向にある。また高率に壊死を示唆する低吸収域を含むと報告される。したがって上葉，ことに右上葉の胸膜胸壁浸潤を伴う大きな腫瘤をみた場合には多形細胞癌を考慮すべきと述べられている（図1）。

　またKimら[4]による30例の画像所見を解析した別の報告がなされている。この解析では，巨細胞，紡錘形細胞，腺癌，扁平上皮癌，大細胞癌の種々の組み合わせについて，画像所見の相違が検討されている。30

例のうち，最も多かったのは，紡錘形細胞成分と大細胞成分の混在であり，紡錘細胞または巨細胞と腺癌あるいは大細胞癌成分の混在例では，そのほとんどが末梢発生で，やはり上葉に好発していた。また巨細胞成分または紡錘細胞成分と扁平上皮癌の混在例では，その多くが中枢発生であったとされる。末梢発生の例では，形態は従来報告のあるように大きな腫瘤陰影を形成し，胸壁または胸膜への浸潤が高率にみられたという。これに対して中枢発生の例では，通常の肺門型扁平上皮癌と変わることはないが，上葉に多い傾向にあった。すなわち，多形細胞癌の画像所見は，併存する非小細胞癌の画像所見に類似することが多いと考えられる(図1，2)。

多形細胞癌で，胸壁浸潤が高度で，胸壁沿いの進展を示す症例では，胸壁発生の肉腫や，Askin tumor 滑膜肉腫などの Ewing tumor family，いわゆる限局型悪性中皮腫との鑑別が問題になることがある。特に中皮腫が肉腫型であれば，カルレチニン(calretinine)などの上皮型中皮腫で陽性になるマーカーが陰性であり，病理学的な鑑別の決め手に乏しい。画像的には，胸壁肉腫であれば，胸壁の軟部組織腫瘤がその主体になり，また肉腫型中皮腫では，腫瘍が胸膜沿いの進展を主体として，早期からの胸壁浸潤に乏しい点などが鑑別の手がかりになる。いずれにせよこのような例では，鑑別画像所見や病理所見を総合して判断することが必要になる。

文 献

1) Rossi G, Cavazza A, Sturm N, et al. Pulmonary carcinomas with pleomorphic, sarcomatoid, or sarcomatous elements : a clinicopathologic and immunohistochemical study of 75 cases. Am J Surg Pathol 2003 ; 27 ; 311-24.
2) Fishback NF, Travis WD, Moran CA, et al. Pleo-morphic (spindle/giant cell) carcinoma of the lung. A clinicopathologic correlation of 78 cases. Cancer 1994 ; 73 : 2936-45.
3) Kim TH, Kim SJ, Ryu YH, et al. Pleomorphic carcinoma of the lung : comparison of CT features and pathologic findings. Radiology 2004 ; 232 : 554-9.
4) Kim TS, Ham J, Lee KS, et al. CT findings of surgically resected pleomorphic carcinoma in 30 patients. AJR 2005 ; 185 : 120-5.

Case 30 腺様嚢胞癌
Adenoid Cystic Carcinoma

飛野和則　富山憲幸

症例提示：考えてみよう

64歳，女性。
ある疾患の治療6年後。乾性咳嗽のため来院。その他の身体所見に明らかな異常を認めない。血液・生化学検査はいずれも正常範囲。
図1-aに胸部単純X線正面像，図1-bにCT（肺野条件），図1-cにCT（縦隔条件）を示す。

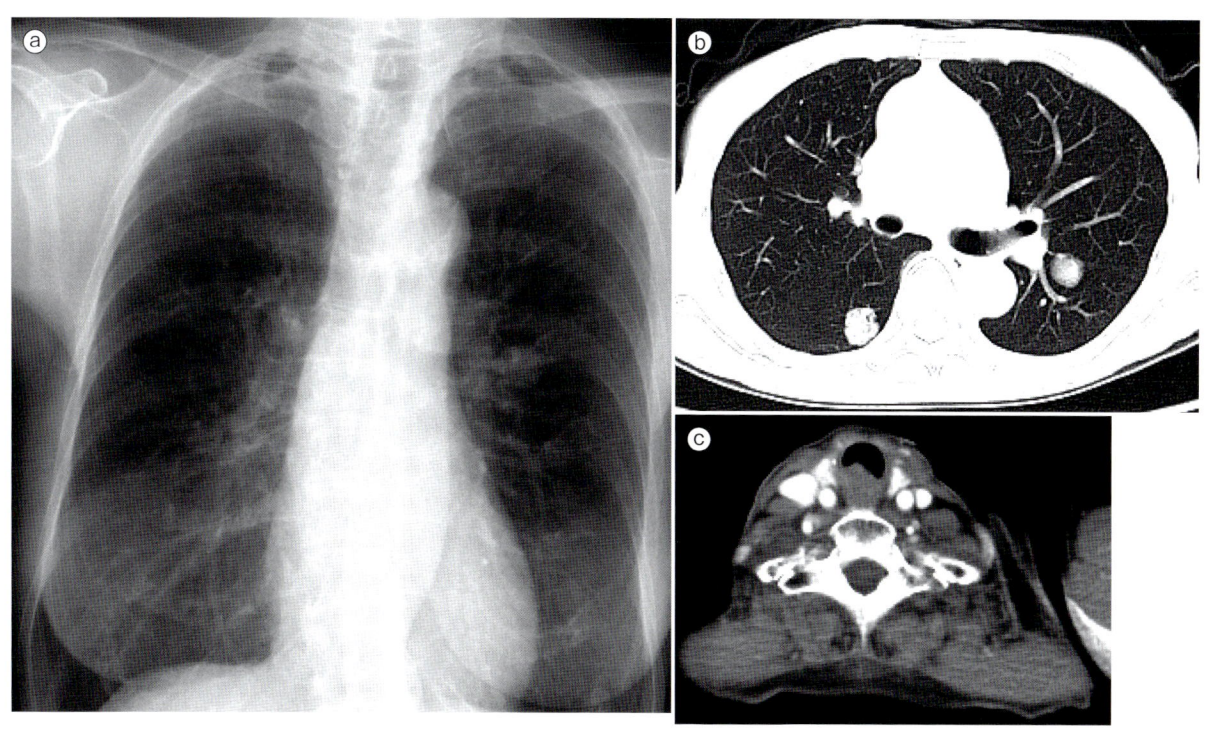

図1

Case 30 症例解説

　図1-aでは，両側中肺野の縦隔側寄りに境界明瞭な結節影を1つずつ認める。図1-bでも同様に，両側肺のS^{6}に約1.5cmの境界明瞭な結節影を認める。図1-cでは，頸部気管後壁に広基性で気管内に突出する，内部均一な軟部組織濃度腫瘤を認める。また，気管後壁から外側にも腫瘤影と連続する軟部組織濃度陰影を認め，気管腫瘍の同部への浸潤，もしくは食道腫瘍から気管への浸潤が疑われる。レトロスペクティブに胸部単純X線写真を見直すとC7/Th1レベルの気管内に透過性の低下が疑われるが，指摘は難しい。本症例は気管原発adenoid cystic carcinomaの放射線治療後であった。

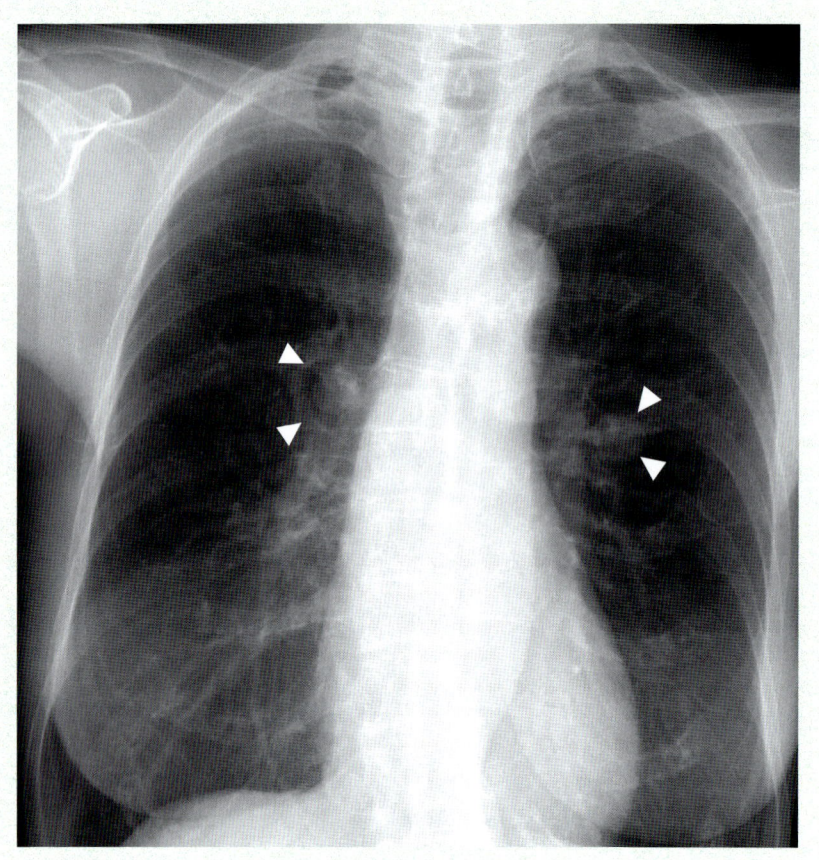

図1-a　胸部単純X線正面像

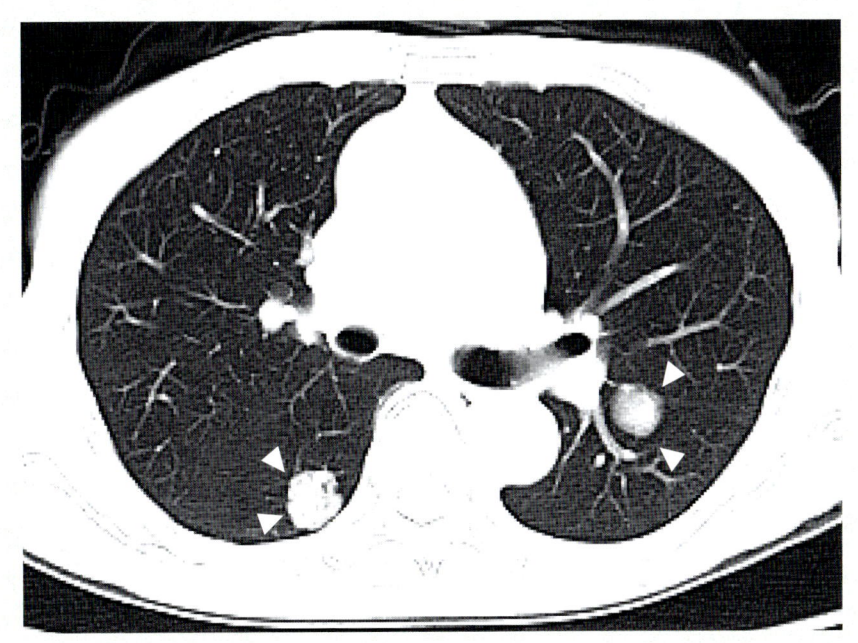

図1-b　肺野条件CT

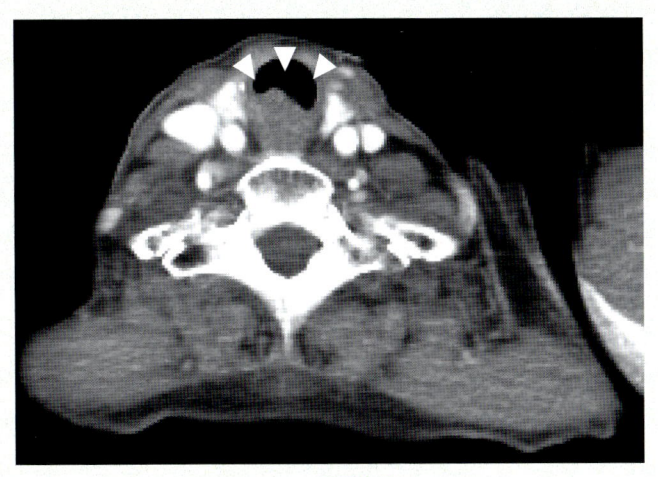

図1-c　縦隔条件CT

腺様嚢胞癌とは？

　腺様嚢胞癌（adenoid cystic carcinoma：ACC）は主に唾液腺と中枢気道（気管もしくは主気管支）に生じる低悪性度腫瘍であり，気管原発のACCは1859年にBillrothらにより最初に報告され，以後"cylindroma"もしくは"adenocystic carcinoma"などさまざまな名称で呼ばれてきた。気管原発の腫瘍は呼吸器系腫瘍全体の約2％を占め，成人の場合は良性よりも悪性腫瘍のほうが多く（60～83％），そのうちACCは扁平上皮癌（48％）についで2番目に頻度が高い（33％）。低悪性度腫瘍であるものの，遠隔転移を認めると予後不良となるため，早期発見・早期治療が重要である。近年，多列検出器型CT（multidetector-row computed tomography：MDCT）の発達により，迅速な検索とmultiplanar reconstructionによる多方向からの画像検討が容易となった。

　ACCは40歳代に多く，性差はない。喫煙との関連も乏しいとされている。症状としては息切れ，咳嗽，喘鳴，血痰・喀血，胸痛，体重減少などが認められ，初期診断時には喘息や気管支炎との鑑別が問題となる。診断はやや遅れる傾向があり，症状出現から診断までの期間は数週間～1年以上といわれている。

　ACCは下部気管より発生することが多く，ほかに主気管支・葉気管支・区域気管支（まれ）・頸部気管（まれ）などに生じる。胸部単純X線写真ではわかりにくいことが多いが，認められた場合は気管もしくは気管支内に整/不整/分葉状の腫瘤の突出が見られ，気管外への進展が高度な場合は縦隔陰影が変化する。

　胸部CTでは，気管もしくは気管支壁より気管内腔に突出する軟部組織濃度の腫瘤影を認める。形状はポリープ状や広基性，辺縁は整/不整/分葉状など，さまざまである。気管の前・後外側部からの発生が多く，軟骨と粘膜の結合部で粘液栓が豊富な部位が原発と考えられている。粘膜下への進展傾向が強く，気管壁の全周性の肥厚を伴うパターンも見られ，また長軸方向への進展傾向が強いといわれている。石灰化はまれである。頸部気管のACCでは，甲状腺や気管軟骨に直接浸潤することがある。診断時に領域リンパ節転移がある確率は約10％と報告されている。葉気管支・区域気管支原発の場合，無気肺やair trappingが生じることがある。

　治療には，切除，放射線照射，両者の併用などがあるが，治癒には完全切除が望まれる。ACCは局所浸潤傾向が強いため，手術時には周囲組織の広範な切除が必要となることが多いが，不完全切除でも予後改善が得られるため，手術を第1選択とすべきとされている。気管原発のACCに対する放射線照射に関しては確立されたエビデンスはないが，患者背景などから手術を試行できないケースに対して選択される場合があり，効果があるとする報告もある。化学療法については，効果が乏しいとされる。

文献

1) Kwak SH, Lee KS, Chung MJ, et al. Adenoid cystic carcinoma of the airways : helical CT and histopathologic correlation. AJR 2004 ; 183 : 277-81.
2) Yang PY, Liu MS, Chen CH, et al. Adenoid cystic carcinoma of the trachea : a report of seven cases and literature review. Chang Gung Med J 2005 ; 28 : 357-63.

Case 31　腫瘍塞栓PTTM

Pulmonary Tumor Thrombotic Microangiopathy

宇留賀公紀　黒崎敦子　岸　一馬

症例提示：考えてみよう

53歳，男性。
1カ月前からの呼吸困難の増悪を自覚し来院。前年に，他院で耳下腺多形腺腫由来癌に対して化学療法を施行されていた。血液検査では，線溶系の検査が，D-dimer 35.7μg/ml，FDP 82.4μg/mlと著明に上昇していた。心電図では右心負荷所見，心臓超音波検査で推定収縮期肺動脈圧93mmHgを認めた。図1-aに胸部単純X線正面像，図1-bに肺野高分解能CT像を示す。なお，造影縦隔条件CTでは，肺動脈に塞栓像は認められなかったが，主幹部肺動脈の拡張を認めた。

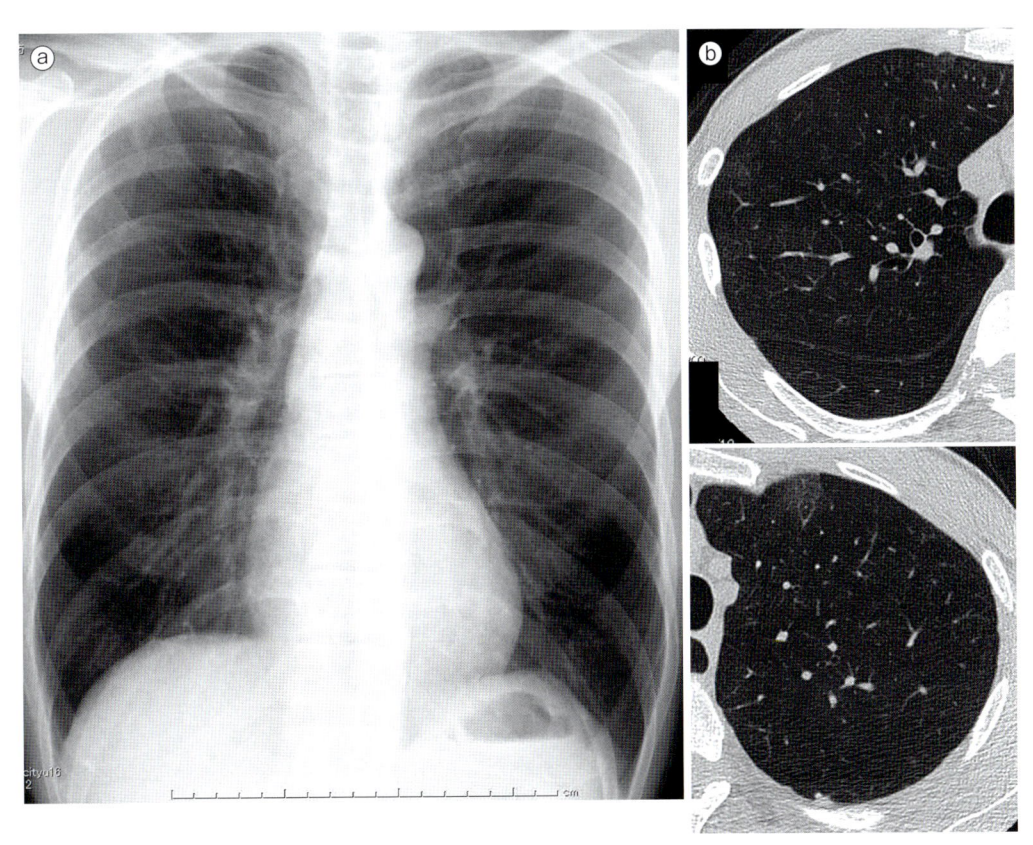

図1

Case 31 症例解説

図1-aでは，軽度の肺門部肺動脈拡張を認めた（→）。肺野には明らかな異常はない。図1-bでは，両側に非区域性のわずかなすりガラス影を認めた（▶）。Tc-99m-MAAを用いた血流シンチグラフィーでは，両肺に多発性の小欠損像を認めたが（図1-c），Kr-81mを用いた換気シンチグラフィーは正常であった。

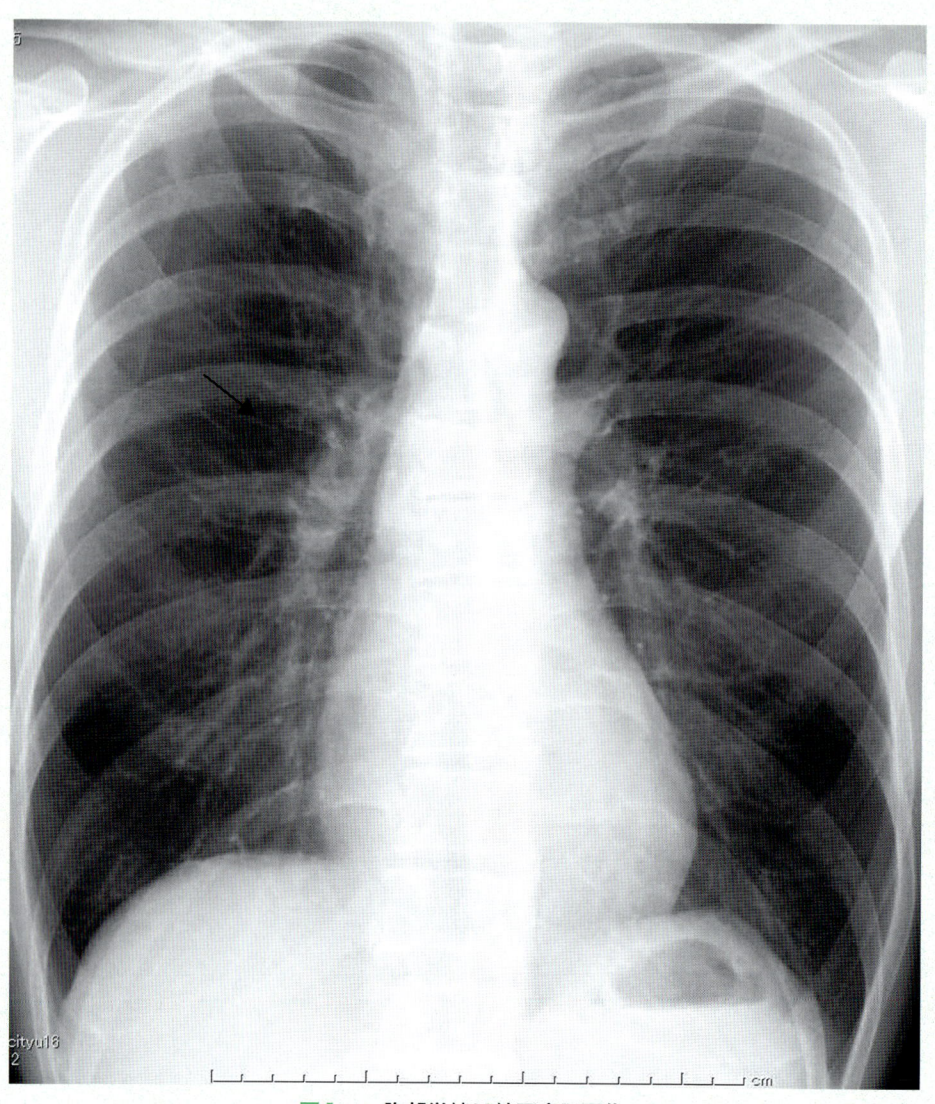

図1-a　胸部単純X線写真正面像

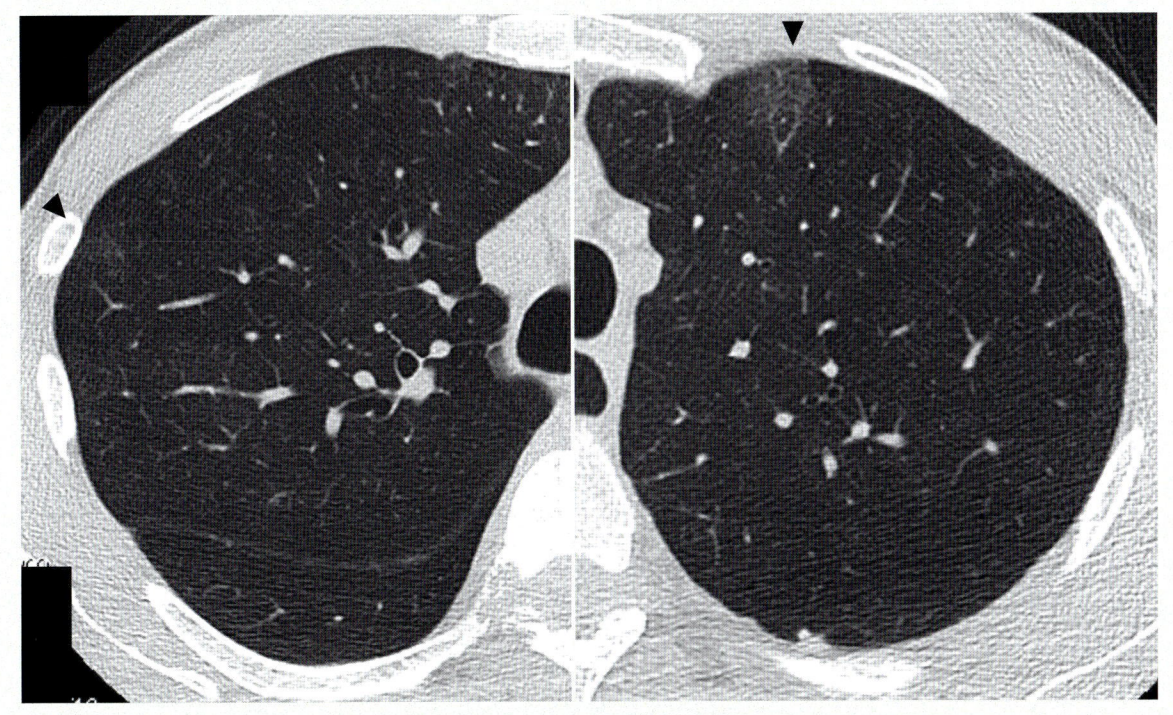

図1-b　肺野高分解能CT像

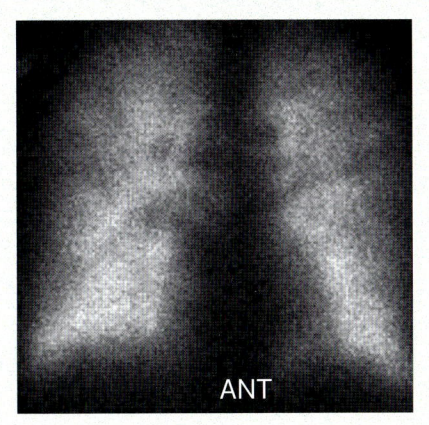

図1-c　血流シンチグラフィー(Tc-99m-MAA)
〔図は文献1)より，日本呼吸器学会より許可を得て転載〕

PTTMとは？

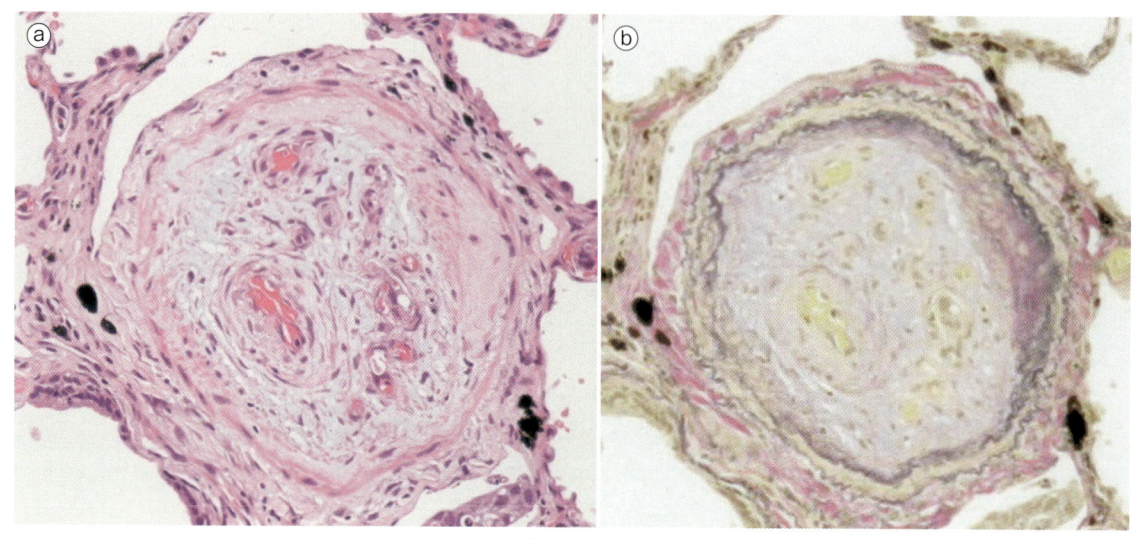

図2 剖検肺病理組織像
a HE染色，b EVG染色

本症例は，来院23日目に右心不全の増悪により死亡し，病理解剖で耳下腺多形腺腫由来癌に続発したpulmonary tumor thrombotic microangiopathy (PTTM) と診断した（図2）[1]。PTTMは，単なる腫瘍塞栓ではなく，細動脈レベルの肺動脈内腫瘍塞栓を契機として局所的に凝固が亢進し，血管内膜の肥厚，肺高血圧，溶血性貧血，播種性血管内凝固症候群などを呈する悪性腫瘍のまれな進行期臨床像である[2]。病理学所見として，肺動脈の腫瘍塞栓，線維性の内膜肥厚，血栓器質化および再疎通像を特徴とする。頻度に関しては，剖検で癌と診断された630例のうちの，21例（3.3％）にPTTMの所見が認められたと報告されている[2]。PTTMの原発腫瘍としては胃癌が最も多いとされ，Herbayら[2]は胃癌の剖検例の26.8％に，Chinenら[3]は16.7％にPTTMを合併していたとしている。免疫組織化学染色で，vascular endothelial growth factor (VEGF) やtissue factor (TF) がPTTMを伴った腫瘍細胞において高率に陽性となることが報告されていることから，これらサイトカインの病態への関与の可能性が指摘されている[4〜6]。

症状は，労作時呼吸困難などを主訴に入院してから約30時間で心停止に至った症例[7]も報告されているように，急速に進行する呼吸困難が多いが，咳嗽や血痰などの症例もある。血液検査では，播種性血管内凝固症候群によるD-dimerやFDPなどの線溶系の亢進が特徴的である。心電図や心臓超音波検査では，右心不全の所見を認めることが多い。急速に進行する呼吸不全のため，確定診断はほとんどが剖検時になされている。一方で，Miyanoら[6]は2007年に胸腔鏡下肺生検により生前にPTTMと診断した最初の症例を報告し，その後経気管支肺生検[8]やCTガイド下肺生検[9]，右心カテーテルによる吸引細胞診[10]で診断した症例報告がされている。予後は極めて不良で，自験例13例の検討では，酸素吸入を開始してから死亡までの期間の中央値は17.4日であった[11]。

PTTMのCT所見に関して造影縦隔条件では，亜区域支レベルまでの肺動脈に血栓・塞栓を疑わせるfilling defectはみられないが，肺野条件ではground-glass attenuation[6)8)]，consolidation[9)]や多発小結節[6)8)]，tree-in-bud appearance[9)12)]などさまざまな所見が報告されている．CT以外の画像検査では，血流シンチグラフィーで多発小欠損像を呈することが多く，診断に有用である[9)]．

　悪性腫瘍治療中，あるいは既往のある患者が呼吸困難を主訴に来院した場合には，胸部造影CTを撮影して肺動脈血栓・塞栓の有無や肺野の異常を調べ，異常がない場合でも，凝固検査や血流シンチグラフィーにより，PTTMの存在を積極的に検索することが必要である．

文　献

1) 宇留賀公紀，藤井丈士，黒崎敦子，ほか．耳下腺多形腺腫癌によるPulmonary tumor thrombotic microangiopathyの1剖検例．日呼会誌2010；48：463-8.
2) von Herbay A, Illes A, Waldherr R, et al. Pulmonary tumor thrombotic microangiopathy with pulmonary hypertension. Cancer 1990；66：587-92.
3) Chinen K, Fujino T, Horita A, et al. Pulmonary tumor thrombotic microangiopathy in patients with gastric carcinoma：an analysis of 6 autopsy cases and review of the literature. Pathol Res Pract 2010；206：682-9.
4) Chinen K, Kazumoto T, Ohkura Y, et al. Pulmonary tumor thrombotic microangiopathy caused by a gastric carcinoma expressing vascular endothelial growth factor and tissue factor. Pathol Int 2005；55：27-31.
5) 加賀田豊，中西邦昭，尾関雄一，ほか．Pulmonary Tumor Thrombotic Microangiopathyの免疫組織化学的検討：TF，FGFとVEGFの役割．脈管学2003；43：679-84.
6) Miyano S, Izumi S, Takeda Y, et al. Pulmonary tumor thrombotic microangiopathy. J Clin Oncol 2007；25：597-9.
7) 鈴木　学，木田恵子，伊藤永喜，ほか．急速な経過をたどったpulmonary tumor thrombotic microangiopathyの1剖検例．日呼吸会誌2007；45：560-5.
8) 野口真吾，今永知俊，清水真喜子，ほか．経気管支肺生検にて診断しえたpulmonary tumor thrombotic microangiopathyの例．日呼吸会誌2008；46：493-5.
9) 宇留賀公紀，諸川納早，榎本崇宏，ほか．CTガイド下肺生検にて診断しえたpulmonary tumor thrombotic microangiopathyを伴った原発性肺腺癌の1例．日呼吸会誌2008；46：928-33.
10) 太田恭子，松山政史，國保成暁，ほか．合併間質性肺炎のため生前診断に苦慮したPulmonary Tumor Thrombotic Microangiopathyの1剖検例．日呼吸会誌2009；47：518-23.
11) Uruga H, Fujii T, Kurosaki A, et al. Pulmonary tumor thrombotic microangiopathy：a clinicopathological and immunohistochemical review of autopsy cases. Am J Repir Crit Care Med 2010；181：A4393.
12) Franquet T, Giménez A, Prats R, et al. Thrombotic microangiopathy of pulmonary tumors：a vascular cause of tree-in-bud pattern on CT. AJR Am J Roentgenol 2002；179：897-9.

Case 32 カポジ肉腫

Kaposi Sarcoma

酒井文和

症例提示：考えてみよう

40歳代，男性。
HIV陽性で治療を受けていたが，半年間自己判断で治療を中止していた。最近労作時の息切れがあり，再度受診した。受診時CD4 34/μ，図1-aに胸部単純X線写真，図1-bに胸部CT，図1-cにHRCTを示す。

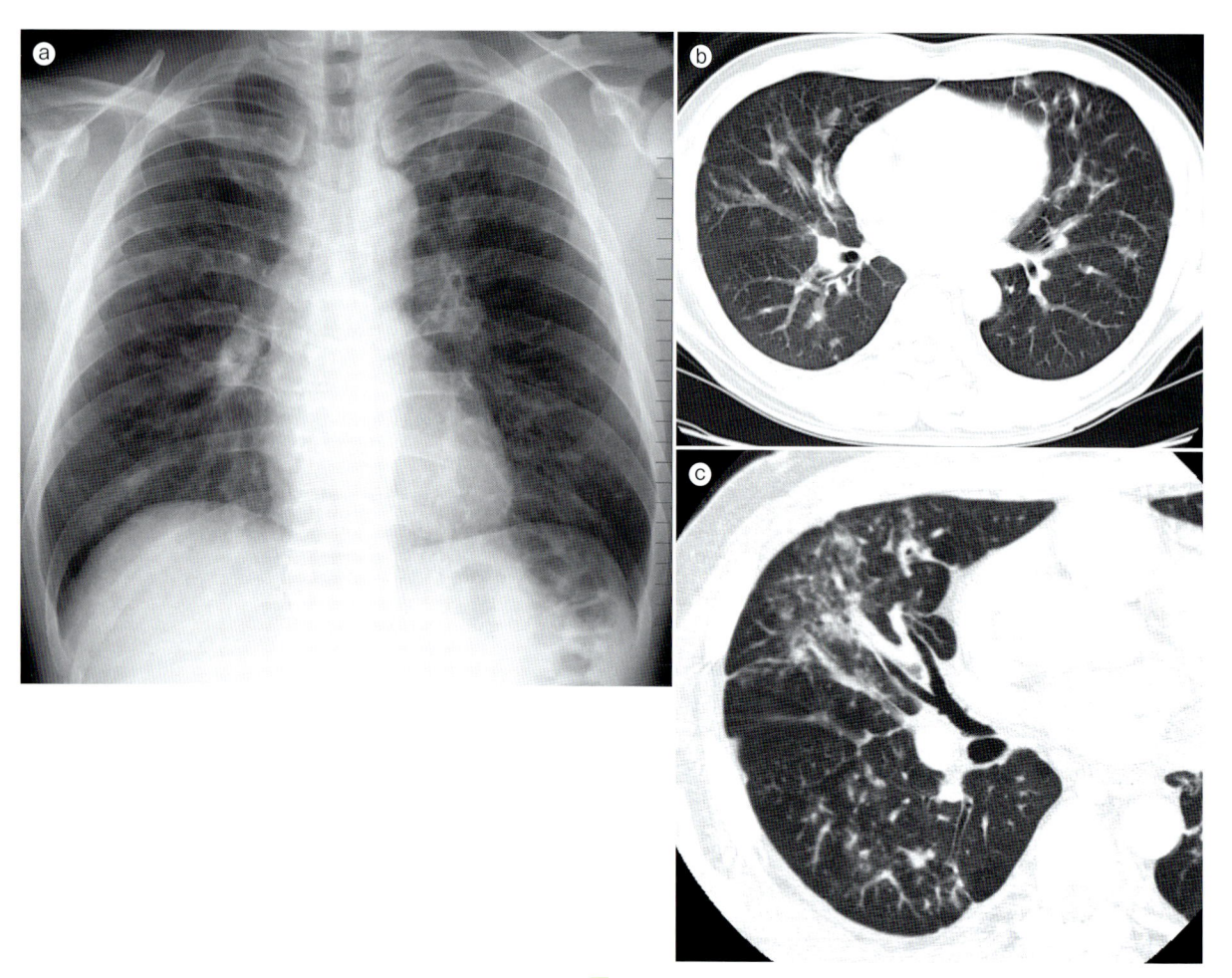

図1

Case 32 症例解説

　図1-aでは，両側肺門陰影の拡大（▶）を認め両側下肺野優位に肺内から放射状に拡がる線状陰影や索状影（→）を認める。図1-bでは気管支血管束周囲間質の肥厚，気管支血管束沿いの浸潤影，すりガラス陰影を認め（→），病変の主体はリンパ路沿いに分布しているものと考えられる。図1-c，dでは両側肺野に気管支血管束や小葉間隔壁の肥厚（→），血管束沿いの結節陰影（▶），斑状のすりガラス陰影がみられる。図1-eでは両側肺門部の血管周囲に軟部組織陰影が拡がり（→），リンパ節腫大あるいは肺門部気管支血管周囲間質の肥厚と思われる所見である。

　これらの所見から，カポジ肉腫または悪性リンパ腫が疑われ，気管支鏡検査およびTBLBが施行されカポジ肉腫の診断が下された。

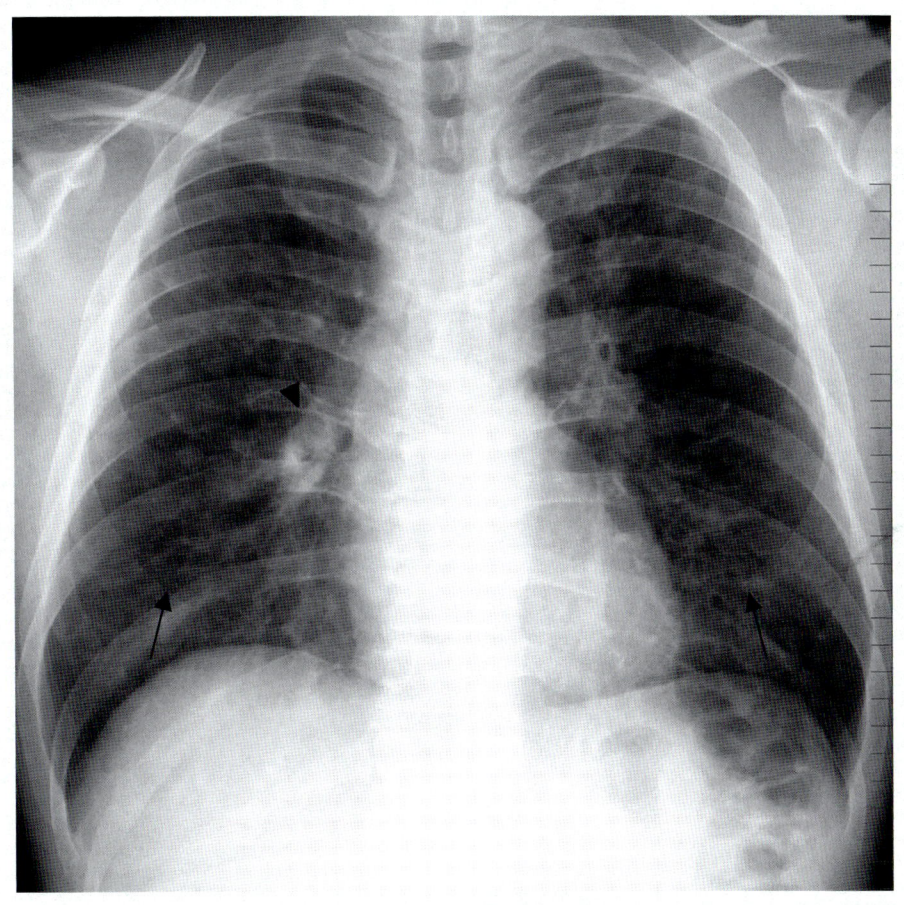

図1-a　胸部単純X線正面像

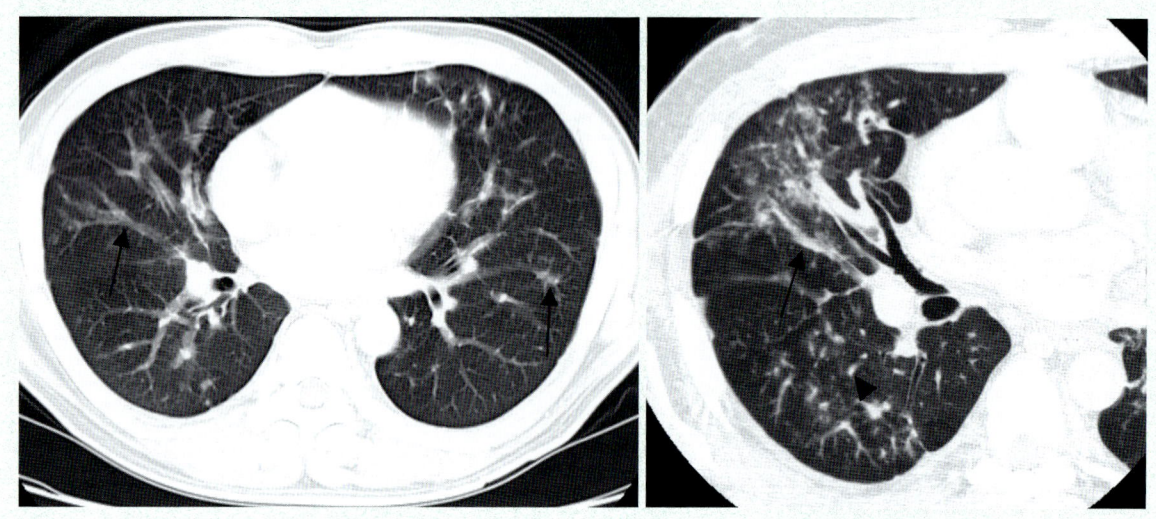

図1-b 肺野条件CT

図1-c 胸部HRCT

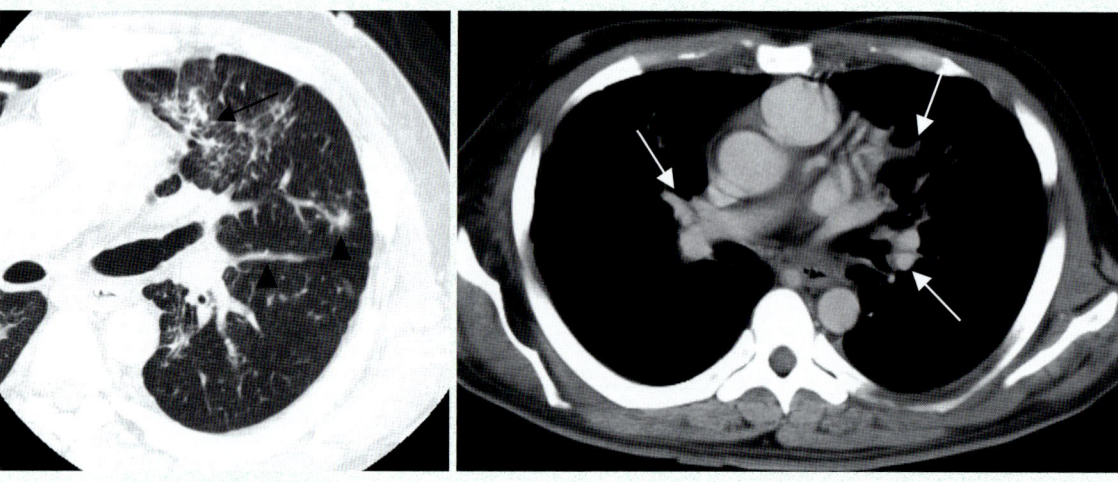

図1-d 胸部HRCT

図1-e 縦隔条件胸部CT

カポジ肉腫とは？

　カポジ肉腫(kaposi sarcoma)は，HHV8(human herpesvirus type 8)ウイルスに関連した悪性腫瘍として知られている。ウイルス関連悪性腫瘍には，EBV(Epstein-Barr virus)関連リンパ腫などが知られているが，これらのウイルスの感染者において，何らかの免疫不全状態が合併することにより悪性腫瘍が発生することが知られている。カポジ肉腫は，現在までに4つの病型：classic(孤発性)form，endemic(African)form，(医原性)臓器移植関連，HIV関連が知られている。前二者は慢性経過の皮膚症状が主体で，画像診断が診断に重要な役割を占めることはないが，後二者は最も多い病型であり，全身性の疾患で胸部や消化管などの病変も多くみられる。HIV関連カポジ肉腫はその中でも最も多い病型である。

　臓器移植関連悪性腫瘍では，皮膚癌，悪性リンパ腫，カポジ肉腫が有名である。臓器移植患者に発生するカポジ肉腫の約60％は皮膚症状などを主体とするnonvisceral form，約40％がいわゆるvisceral formであり，肺，消化管，リンパ節などに病変を認める。また移植臓器そのものにも病変がみられることがある。胸部病変では，肺門リンパ節，特に右肺門リンパ節腫大を伴う両側性の肺野異常陰影を示し，CTでは，両側性に辺縁の不明瞭な結節，斑状の浸潤陰影，すりガラス陰影などがみられるとされる。鑑別はニューモシスチス肺炎，真菌肺炎などである。

　HIV関連のカポジ肉腫は，現在カポジ肉腫の中で最も頻度の高いものであり，HIV関連悪性腫瘍の約15％がカポジ肉腫であるとされる。HIV患者の中でも同性愛者，HHV8の感染者でよりカポジ肉腫のリスクが高いと報告されている。カポジ肉腫の発症はCD4が200以下の例でみられる。カポジ肉腫の病変部位は，リンパ節病変が最も高く約70％の症例でみられる。続いて肺，消化管，肝臓，脾臓の順で病変の頻度が高く，肺病変の頻度は約50％程度である。またカポジ肉腫は腫瘍性病変でありながらHIVに対する抗RNAウイルス療法HAART(highly active anti-retroviral therapy)での免疫再構築症候群があると報告されており，ウイルス感染の関与する腫瘍性病変であることと関連しているものと考えられる。またカポジ肉腫患者では，日和見感染症合併の頻度が高く，予後不良の原因にもなっているが，サイトメガロウイルス(cytomegalovirus：CMV)真菌，ニューモシスチス，非結核性抗酸菌などが原因菌として多い。

　胸部単純X線写真では，両側下葉優位の網状陰影，多発結節陰影，斑状陰影の頻度が高いが，まれに多発するやや大型の結節陰影がみられることがある。胸骨や胸椎の骨破壊像を伴うことがある。

　CTでは，さらに詳細な肺野病変の解析が可能であるが，最もよくみられる所見は，両側対称性の辺縁不明瞭な結節陰影で，気管支血管束沿いのいわゆる広義間質分布を示す。比較的大型の結節ないし腫瘤の周囲にすりガラス陰影を伴ういわゆるhalo signを示すこともある。また気管支血管束の肥厚や小葉間隔壁の肥厚を伴う頻度も高い。肺門，縦隔，腋窩のリンパ節腫大や胸水などの胸膜病変を伴うこともある。日和見感染を合併した場合には，それによる所見が加わり，陰影はさらに複雑になる。

　鑑別診断は，悪性リンパ腫，癌性リンパ管症，bacillary angiomatosisなどの広義間質病変を示すものやニューモシスチス肺炎などの感染症である。悪性リンパ腫や癌性リンパ管症との鑑別には病理学的診断が必須である。またbacillary angiomatosisは，画像上HIV関連カポジ肉腫に類似するが，特有の気管支鏡所見が診断に有用である。ニューモシスチス肺炎は，広範なすりガラス陰影を示し，時に鑑別上問題となるが，胸

水やリンパ節腫大を伴うことはまれである。またカポジ肉腫では，病変部にGa-scanの取り込みがなく，Tl-scanでの集積がみられる点もリンパ腫などとの鑑別上有用とされる。

文 献

1) Davis SD, Henschke CI, Chamides BK, et al. Intrathoracic Kaposi sarcoma in AIDS patients : radiologic pathologic correlation. Radiology 1987 ; 163 : 495-500.
2) Restrepo CS, Martinez S, Lemos JA, et al. Imaging manifestations of Kaposi sarcoma. Radiographics 2006 ; 26 : 1169-85.
3) Nelson MB, Young AM, Thrilwell C, et al. Immune reconstitution inflammatory syndrome associated with Kaposi sarcoma. J Clin Oncol 2005 ; 23 : 5224-8.

Case 33　Sclerosing Hemangioma

硬化性血管腫

小澤良之　原　眞咲

症例提示：考えてみよう

53歳，女性。
主訴は特になかった。健診の胸部単純X線写真で異常を指摘された。
図1-aに胸部単純X線正面像，図1-bにCT横断像（肺野条件），図1-cにCT横断像（縦隔条件），図1-dに造影CT横断像（縦隔条件）を示す。

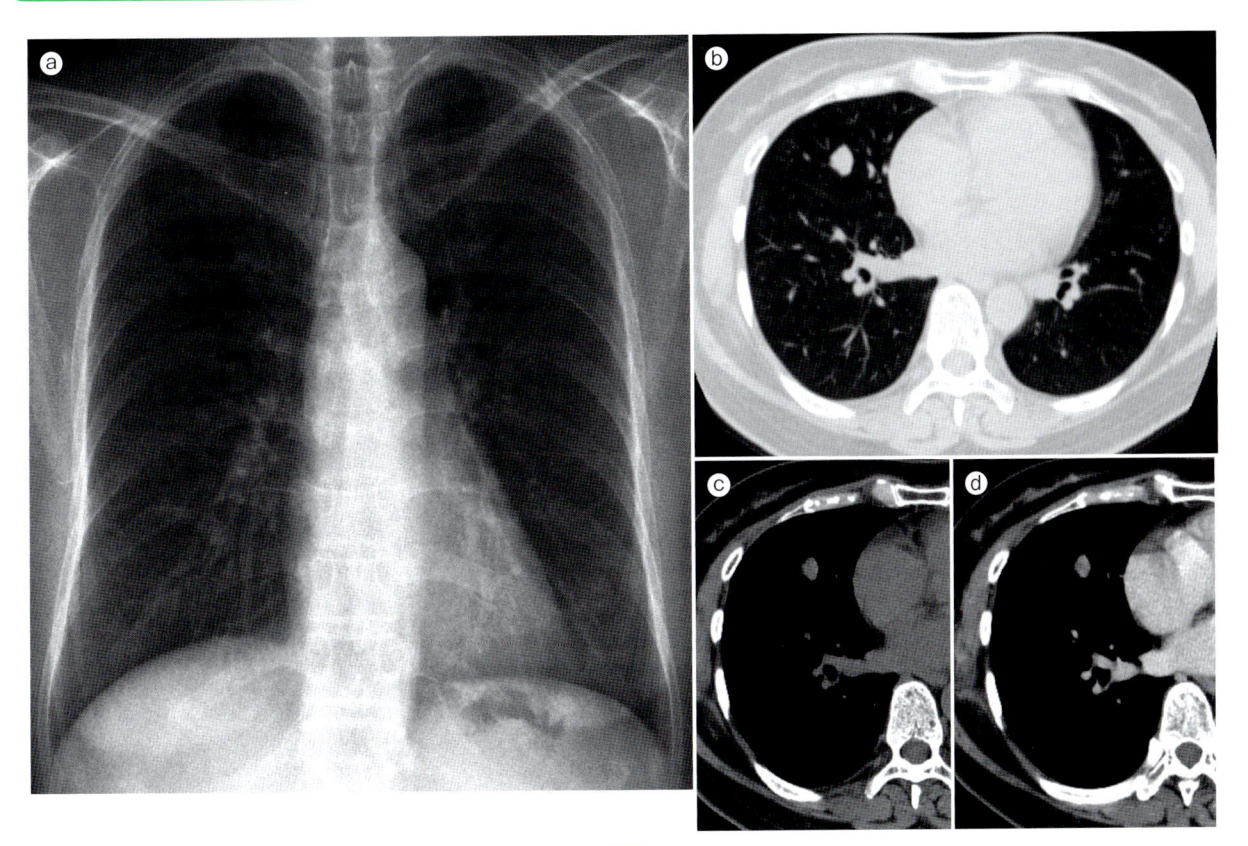

図1

Case 33 症例解説

　図1-aでは右下肺野に結節を認める（→）。図1-bでは右肺中葉（S⁴）に13×13mm程の分葉状で境界明瞭な孤立性結節を認める。図1-cでは内部均一でCT値は36H.U.を呈し、石灰化や脂肪吸収値は認められない。図1-dでは、CT値60H.U.と辺縁優位に造影効果が認められる。胸腔鏡下右肺中葉部分切除術が施行され、硬化性血管腫と診断された。

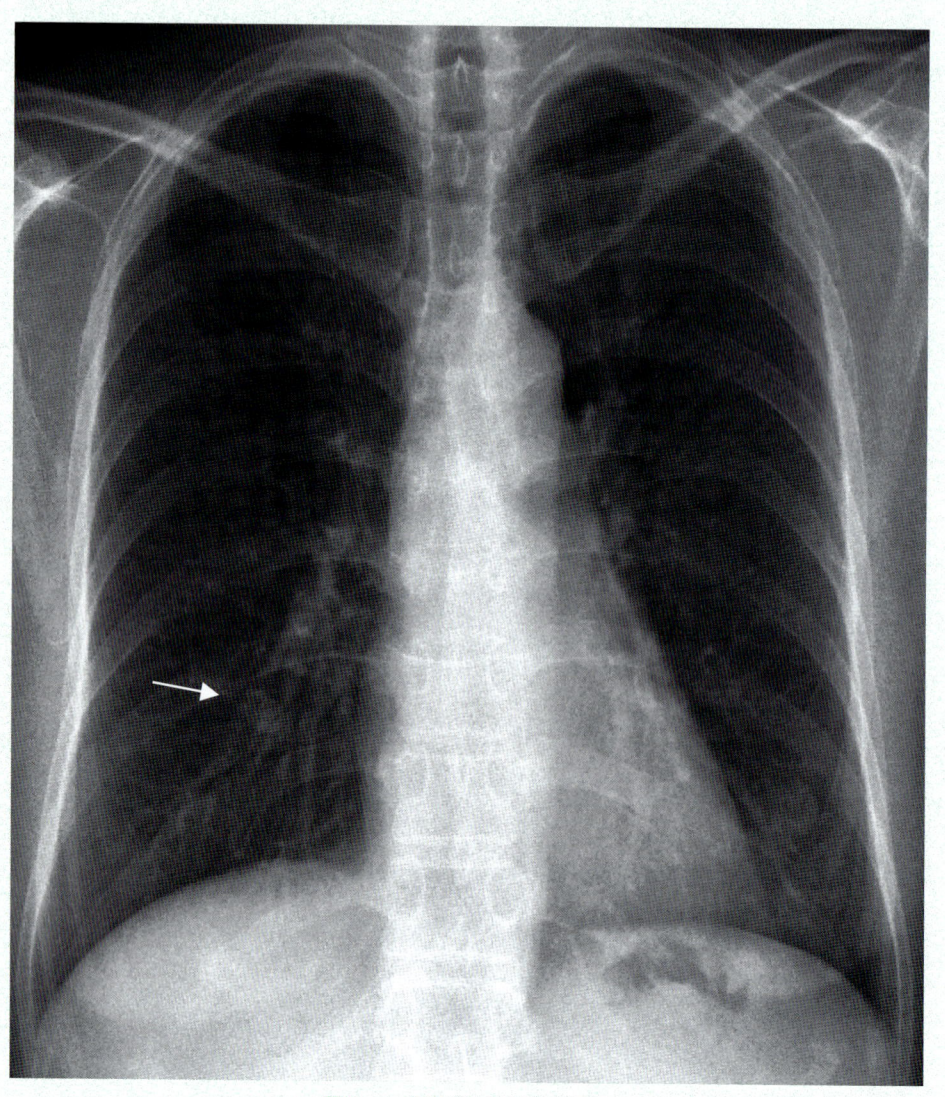

図1-a　胸部単純X線正面像
右下肺野に結節を認める。

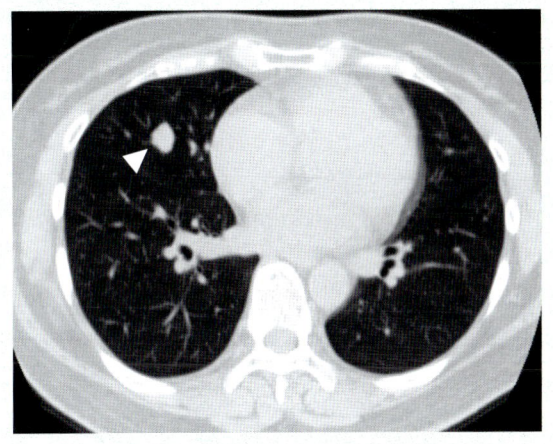

図1-b　胸部単純CT（肺野条件）
右肺中葉S⁴に分葉状，境界明瞭な結節が認められる。

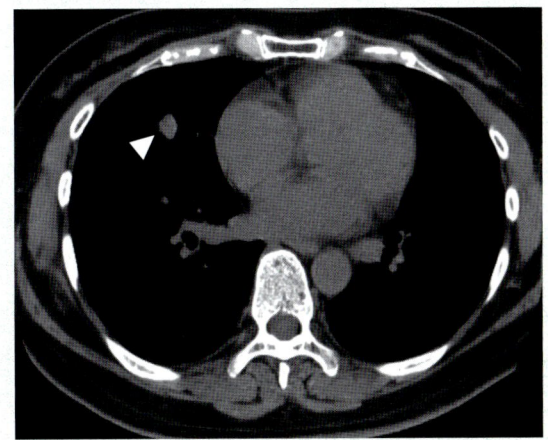

図1-c　胸部単純CT（縦隔条件）
内部は均一で，石灰化や脂肪吸収値は認められない。

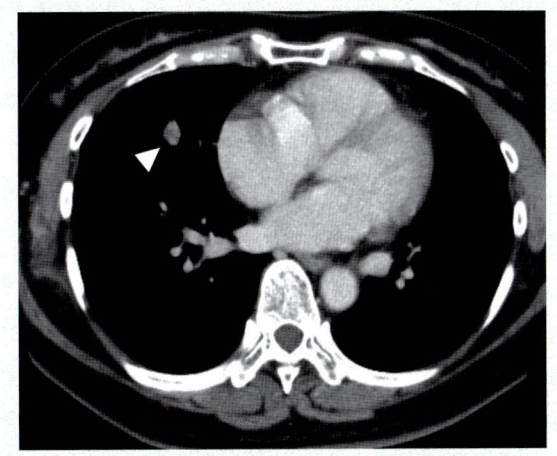

図1-d　胸部造影CT（縦隔条件）
辺縁優位な造影効果を認める。

硬化性血管腫とは？

　硬化性血管腫は，1956年，LiebowとHubbell[1]が初めて報告した比較的まれな良性疾患であり，Ⅱ型肺胞上皮細胞由来の腫瘍であるとされている。硬化性血管腫100例についてまとめた報告[2]では，年齢は13～76歳（平均46歳）で男女比は1：5と女性に好発している。また，多くの症例（65％）は無症状であり，検診などによって偶発的に発見されるが，有症状の場合は，血痰，咳，胸痛での発症が報告されている。

　腫瘍の局在に関しては，約半数が下葉に認められ，そのほとんどが孤立性である。大きさは0.3～7cm（平均2.6cm）で約7割は3cm未満である。形態に関しては，円形もしくは卵円形を呈し，辺縁は整である。内部は均一で，時に石灰化や内部造影不良域が認められることもある。ほかに，腫瘍内部に気腔を生じ，周囲の変化として，気腫性変化やすりガラス病変が認められることがある[3]。このCT所見の原因として，腫瘍周囲の出血とこれに続く気道との交通の形成や，腫瘍周囲の出血による線維化に伴うチェックバルブの形成などが考えられている。頻度は少ないが，鑑別の一助になる所見と考えられる。

　造影CTでは一般的に著明な造影効果を呈するとされている[4]。Dynamic CTの研究[5]では早期濃染のパターンを示す。硬化性血管腫は組織学的にpapillary，solid，sclerotic，hemagiomatousの4つの型が種々の比率で混在し成り立つとされ，多くは4成分のうち3成分から構成されるが，高度で早期の濃染はpapillaryおよびhemangiomatousの成分が関与しているとの報告がある。そのため，造影効果は早期相においては構成成分の多寡により異なる。

　まれだが肺門，縦隔リンパ節転移を起こす症例[6,7]も報告されているため，リンパ節の評価にも注意が必要である。リンパ節転移を伴った症例では原発巣が比較的大きいようである。

　MRI所見としては，報告例が少ないがT2強調画像では高信号を呈し，hemangiomatous partsとの関連が考えられている。T2強調画像で低信号を呈する領域がある症例も報告されているが同領域は組織学的に比較的豊富な線維化と出血部分であったとされる[8]。造影後に増強効果が認められる。

　FDG-PET所見としての報告例は少数だが，集積がみられないものから軽度の集積が主体である。鑑別疾患としては，軟骨性や平滑筋性の過誤腫，カルチノイド，炎症性偽腫瘍，肺癌や転移性肺腫瘍が挙げられる。

文 献

1) Liebow AA, Hubbell DS. Sclerosing hemangioma (histiocytoma, xanthoma) of the lung. Cancer 1956 ; 9 : 53-75.
2) Shisheboran MD, Hayashi T, Linnoila RI, et al. A clinicopathologic study of 100 cases of pulmonary sclerosing hemangioma with immunohistochemical studies. Am J Surg Pathol 2000 ; 24 : 906-16.
3) Takahashi H, Ashizawa K, Kawai K, et al. Pulmonary sclerosing hemangioma manifesting as a nodule with irregular air clefts on high-resolution CT. Am J Roentgenol 2007 ; 189 : 26-8.
4) Im JG, Kim WH, Han MC, et al. Sclerosing hemangiomas of the lung and interlobar fissures : CT findings. J Comput Assist Tomogr 1994 ; 18 : 34-8.
5) Chung MJ, Lee KS, Han J, et al. Pulmonary sclerosing hemangioma presenting as solitary pulmonary nodule : dynamic CT findings and histopathologic comparisons. Am J Roentgenol 2006 ; 187 : 430-7.
6) Yano M, Yamakawa Y, Kiriyama M, et al. Sclerosing hemangioma with metastases to multiple nodal stations. Ann Thorac Surg 2002 ; 73 : 981-3.
7) Katakura H, Sato M, Tanaka F, et al. Pulmonary sclerosing hemangioma with metastasis to the mediastinal lymph node. Ann Thorac Surg 2005 ; 80 : 2351-3.
8) Fujiyoshi F, Ichinari N, Fukukura Y, et al. Sclerosing hemangioma of the lung : MR findings and correlation with pathological features. J Comput Assist Tomogr 1998 ; 22 : 1006-8.

Case 34　肺MALTリンパ腫

MALT Lymphoma of the Lung

小林　健

症例提示：考えてみよう

60歳代，男性。
検診で胸部異常陰影を指摘された。肺炎を疑う自覚症状はなく検査成績でも異常所見は認めない。**図1-a**に胸部単純Ｘ線写真正面像，**図1-b**，**c**に胸部CT肺野条件を示す。

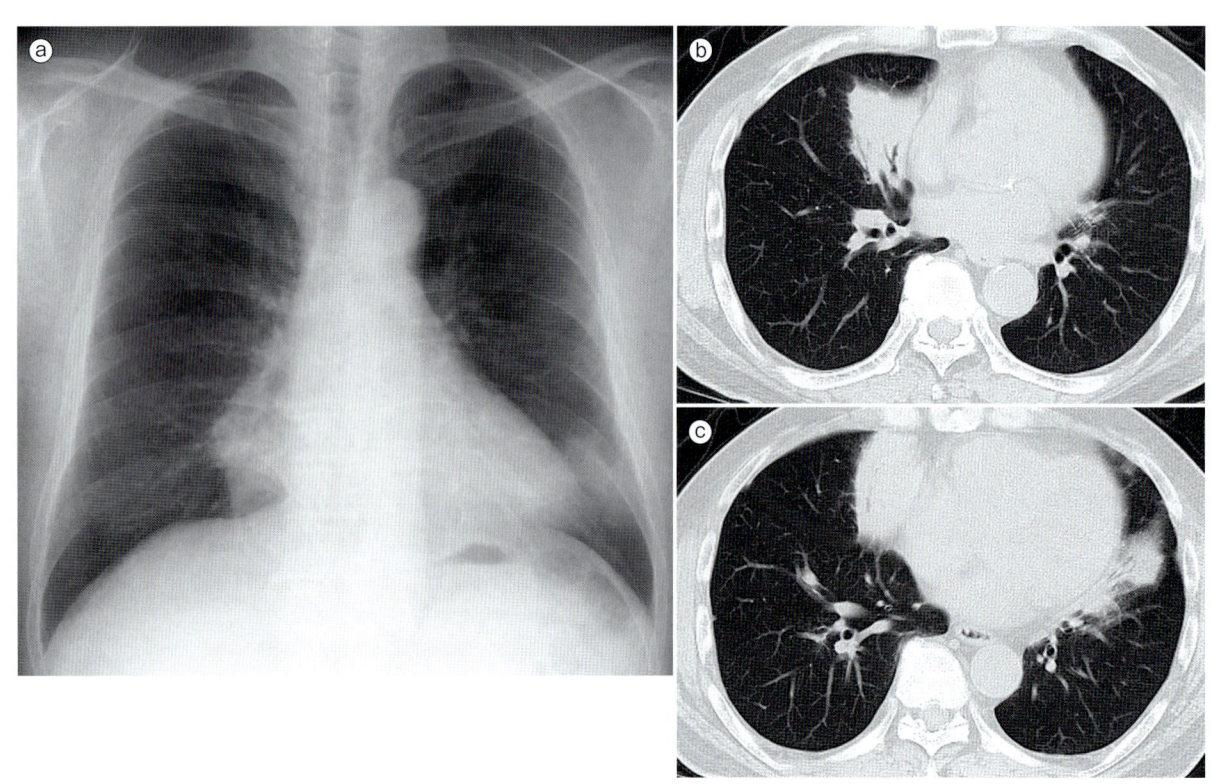

図1

Case 34 症例解説

図1-aでは，右下肺野内側に浸潤影を認める（⇨）。重なる横隔膜線が透見でき心下縁が消失しており右中葉の浸潤影である。左下肺野心尖部外側にも淡い浸潤影が認められる（→）。図1-bでは右中葉 S$^{4-5}$，左舌区 S^5 に浸潤影を認め内部に気管支透亮像を伴っている（→）。浸潤影と周囲肺との境界は明瞭で既存肺の収縮や圧排所見は乏しい。

FDG-PET/CT（図2-a）では中等度の集積を認めた。画像診断で多発浸潤影があり，肺炎を疑う自覚症状がなく検査成績で炎症反応が乏しいことから細気管支肺胞上皮癌や肺リンパ腫が鑑別に挙がり，気管支鏡下生検ならびに胸腔鏡下肺生検で肺MALTリンパ腫（malignant lymphoma of the lung, marginal zone B-cell lymphoma of the mucosal-associated lymphoid tissue type）と病理診断された（図2-b）。

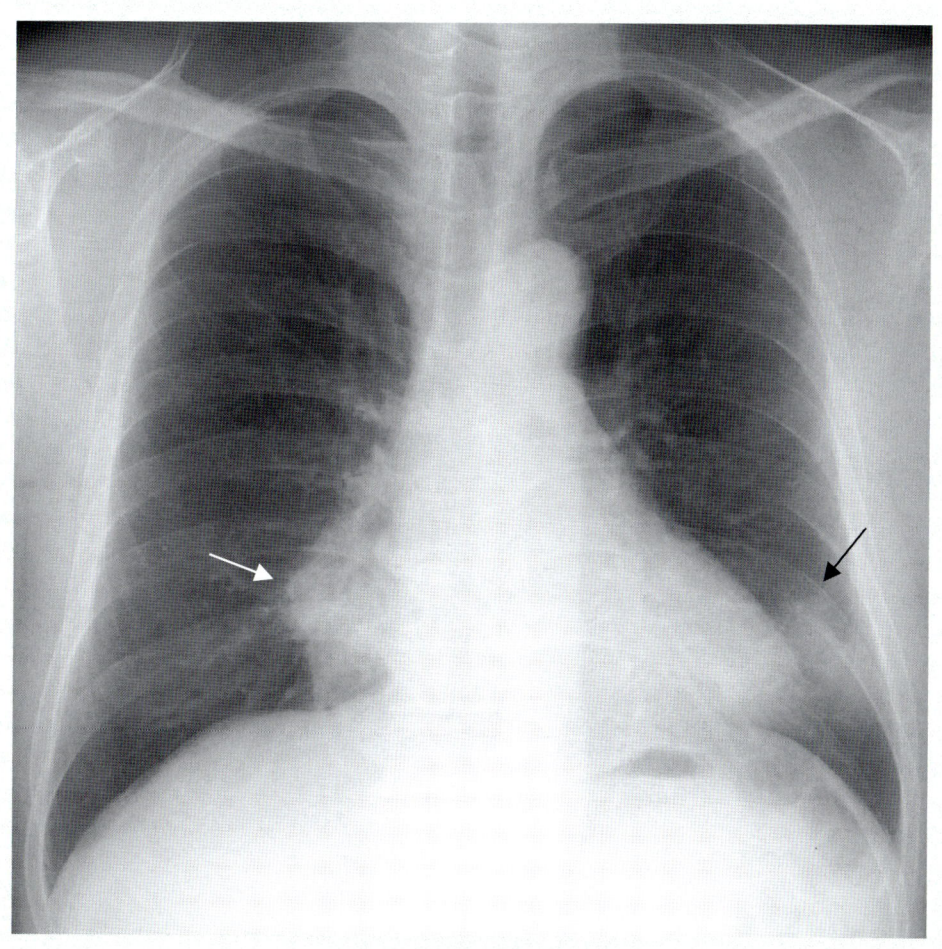

図1-a　胸部単純X線写真

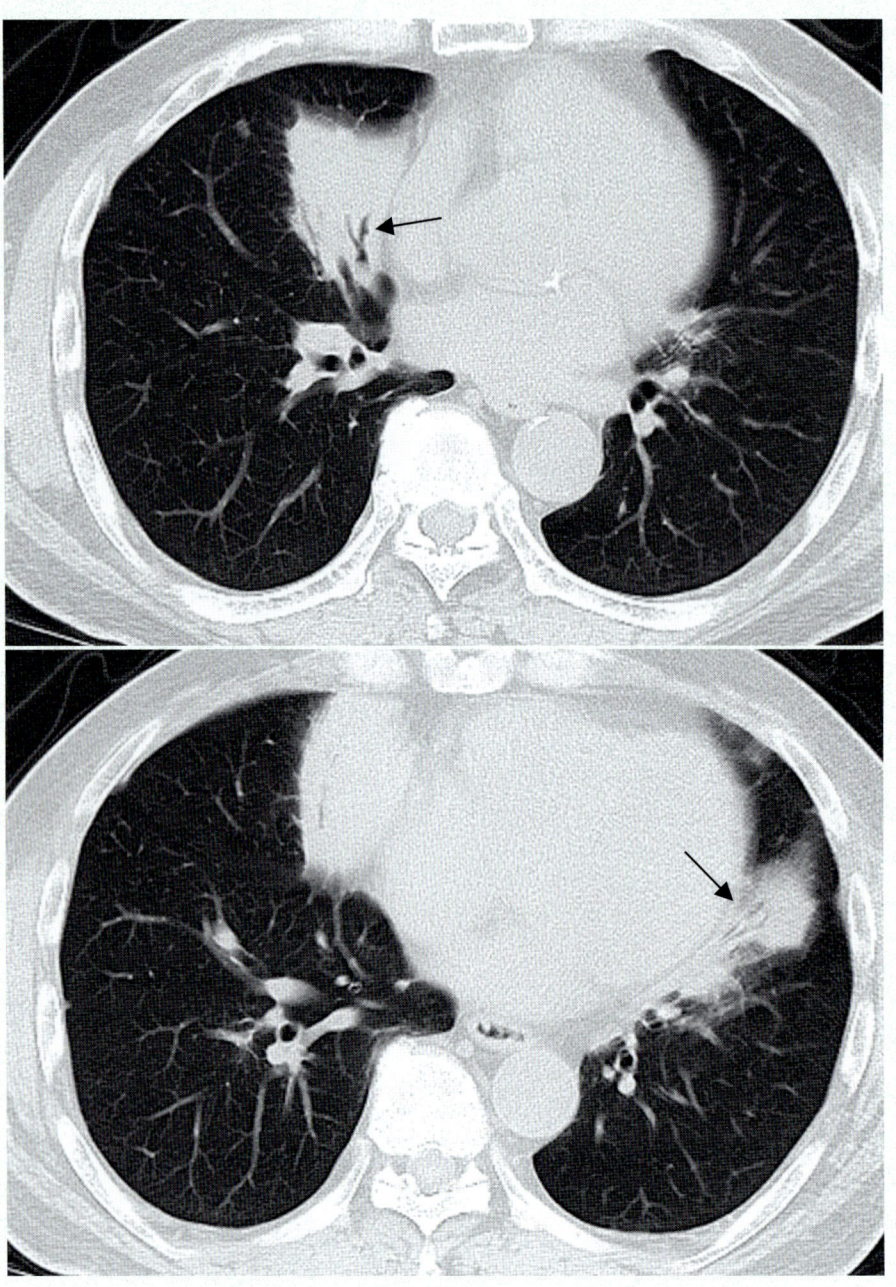

図1-b　胸部CT

肺MALTリンパ腫とは？

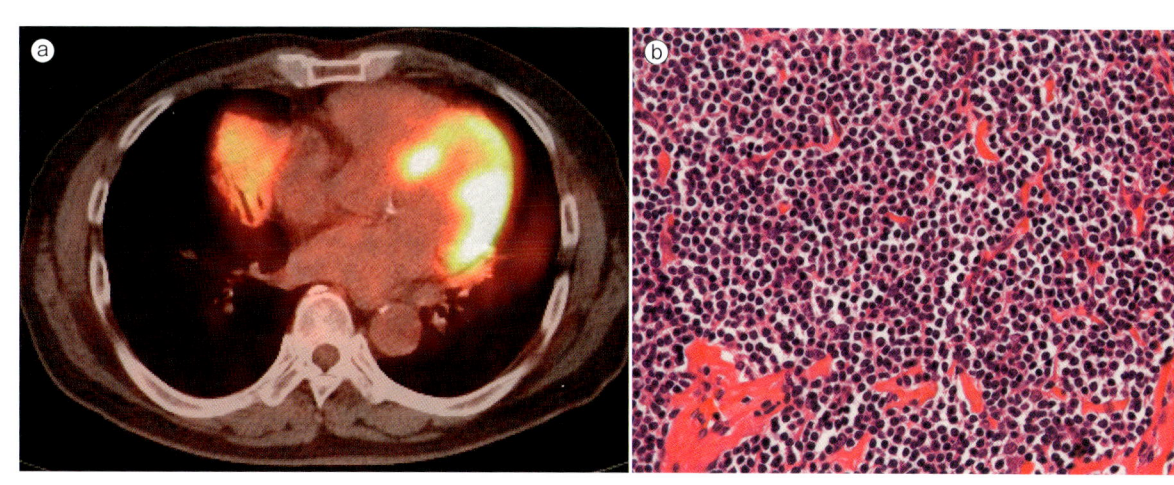

図2　単発ないし多発浸潤影型MALTリンパ腫
a　FDG-PET/CT：右中葉の浸潤影にはFDGの集積があり，SUV＝4.7と高値であった。左舌区の浸潤影のSUV＝3.7であった。
b　組織HEミクロ像：中型の異型リンパ球がびまん性に高度の浸潤を示し，CD20（＋），CD79α（＋），CD3（－），CD5（－），CD10（－）であり，marginal zone B-cell lymphoma of the mucosal-associated lymphoid tissue typeと診断された。

　肺原発の悪性リンパ腫はまれであり全悪性リンパ腫の中でも1％以下と報告されている[1]。肺原発の悪性リンパ腫の多くはMALTリンパ腫と言われている[2]。MALTリンパ腫とは粘膜細胞に関連した辺縁細胞由来のB細胞非ホジキンリンパ腫の1型であり，肺の場合は粘膜免疫機構の誘導組織である気管支随伴リンパ組織BALT（bronchus associated lymphoid tissue）由来と考えられ，BALTリンパ腫と呼ばれることもある。MALTリンパ腫は一般的には低悪性度の腫瘍であり，組織像のみでは異型性に乏しく診断が困難な場合が多く（図2-b），免疫染色や遺伝子解析が試みられている。免疫組織学的にはB細胞の性格を有し免疫グロブリンの単クローン性を証明することや遺伝子解析では免疫グロブリンH鎖の遺伝子再構成を認め，モノクロナリティを証明することで診断がなされている。MALTリンパ腫の発生には何らかの先行する持続的な抗原への曝露があると言われており，感染症や喫煙歴，自己免疫性疾患の関与が示唆されている。

　肺のMALTリンパ腫の胸部X線写真所見やCT所見は多彩であるが，一般的には以下の3型をとることが多い[3]。

1　単発ないし多発浸潤影型

　最も多いのは本例のごとく単発ないし多発性浸潤影を来すものである。胸部単純X線写真や胸部CTでは気管支透亮像を伴う浸潤影を呈し，一見肺炎様の画像所見を呈する。しかし，通常の肺炎と異なり臨床的な肺炎所見を欠き，肺炎治療を行っても陰影の改善が得られない。経過がある場合には緩徐な経過を呈するものが多い。このような所見をとるものとしては，細気管支肺胞上皮癌や器質化肺炎型間質性肺炎も挙げられる。画像診断のみでは確定診断が得られず組織診断が求められるが，気管支鏡下生検や経皮針生検では確定診断がつかないことも多く，十分な組織診断が必要なため胸腔鏡下肺生検を実施される場合が多い。最近，MALTリンパ腫のFDG-PETの報告が散見されるが，FDGの集積が高いとするものや低いとするものが混在しており一定の傾向はなく，通常の肺癌同様悪性度の診断に有用性が期待されている（図2-a）。

2 単発ないし多発結節型

結節影を呈するものも報告されている。一般的には境界明瞭で不整型結節を形成しており，単発では肺癌や結核腫，多発では肺転移やほかのリンパ増殖性疾患との鑑別診断が問題となる。この場合も診断確定には組織診断が必要になる。

3 気管気管支型

気管気管支を原発とするMALTリンパ腫も報告されており，その画像診断は気管気管支の壁肥厚や2次的な無気肺が報告されている。われわれも喘息様症状を訴え撮影したCTで気管気管支の限局性肥厚を認め，組織診断でMALTリンパ腫と診断された症例を経験した（図3）。造影CTで濃染する限局性気管気管支壁肥厚を認めた場合の鑑別にMALTリンパ腫も考慮すべきである。

一般的にMALTリンパ腫の予後は経過が長く進展が緩徐であることから，診断が確定すれば無治療で画像診断による経過観察がなされる場合が多い。しかし，まれに高悪性度の大細胞性B細胞リンパ腫に進展することも報告されており，積極的な治療を行う報告もある。

その際，1期症例では外科切除の適応とされており，外科切除が困難な場合には放射線治療も考慮される。進行した症例では化学療法の適応となるが化学療法には一定の評価がない。

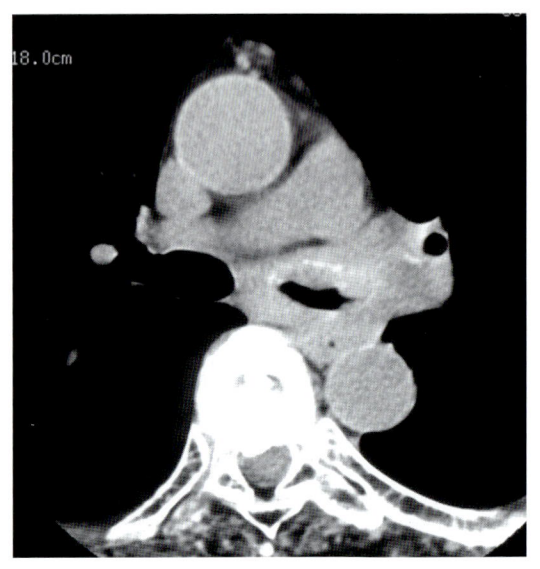

図3 気管気管支型MALTリンパ腫
気管分岐部から左主気管支に限局性壁肥厚を認める。気管支鏡下生検でMALTリンパ腫と診断された。

文 献

1) Rosenberg SA, Diamond HD, Jaslowitz B, et al. Lympho-sarcoma : a review of 1269 cases. Medicine 1961 ; 40 : 31-84.
2) Fiche M, Caprons F, Berger F, et al. Primary pulmonary non-Hodgkin's lymphomas. Histopathology 1995 ; 26 : 529-37.
3) Maksimovic D, Bethge WA, Pintoffl JP, et al. Marginal zone B-cell non-Hodgkin's lymphoma of mucosa-associated lymphoid tissue type : image findings. AJR 2008 ; 191 : 921-30.

Case 35 血管内リンパ腫症

Intravascular Lymphomatosis

小倉高志

症例提示：考えてみよう

60歳代，男性。

6カ月前よりの発熱，咳嗽，労作時呼吸困難を主訴として受診。血清LDH 1,115IU/ℓ，可溶性IL2レセプター4,000U/ℓ，血液ガス分析でPa$_{O_2}$ 66.3 Torr（大気下）を認める。

図1-aに胸部単純X線写真正面像，図1-b，cに左右の肺野条件表示のthin-slice CTを示す。

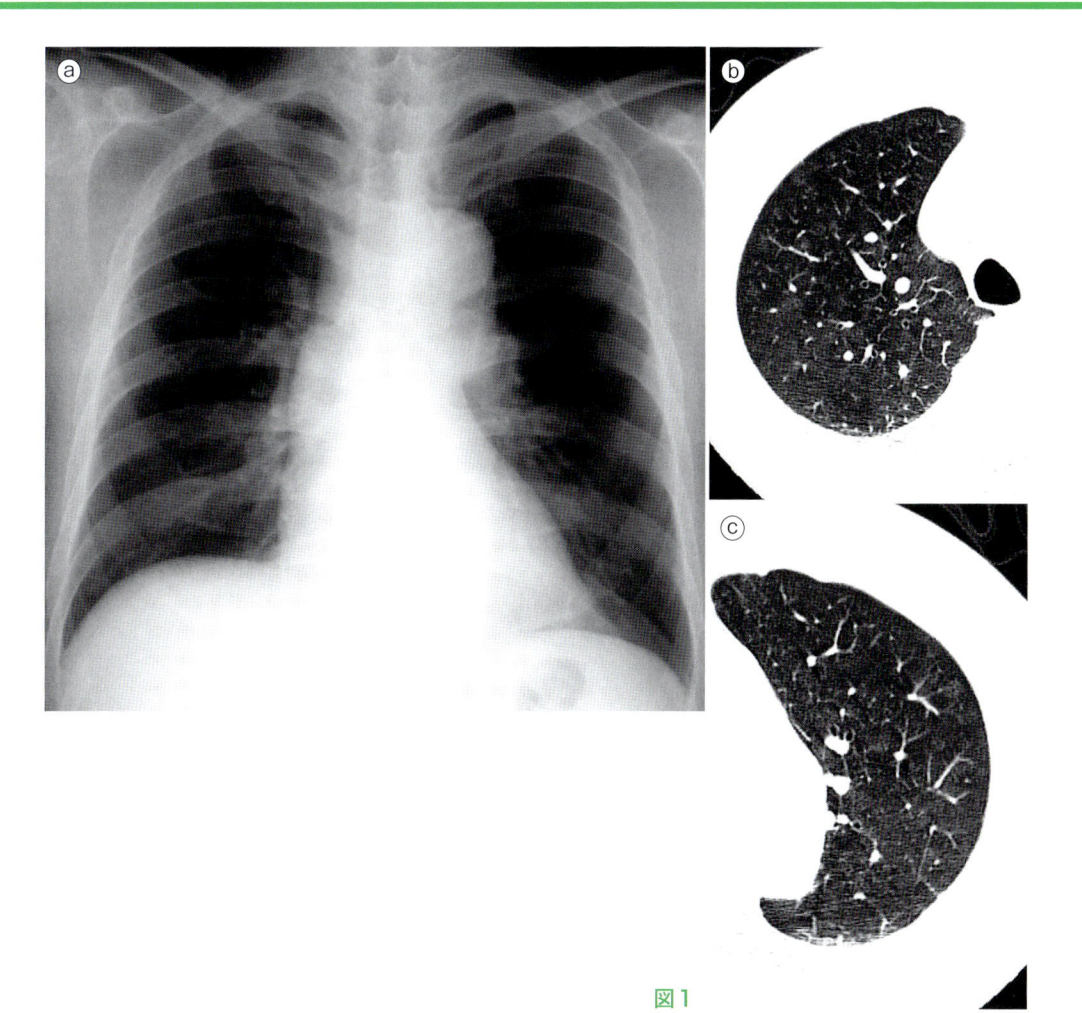

図1

Case 35 症例解説

図1-aでは異常を認めなかった。図1-bでは両側上葉を中心にびまん性にすりガラス状陰影を認める。すりガラス状陰影はモザイク状に見られる部分（楕円内），小葉中心性に見られる部分（△内）を認める。図1-cでは，両側上肺野を中心に軽度集積亢進を認める（→）。図1-dでは，比較的大型で明瞭な核小体を有する異型リンパ球が肺胞毛細血管内に見られる（→）。

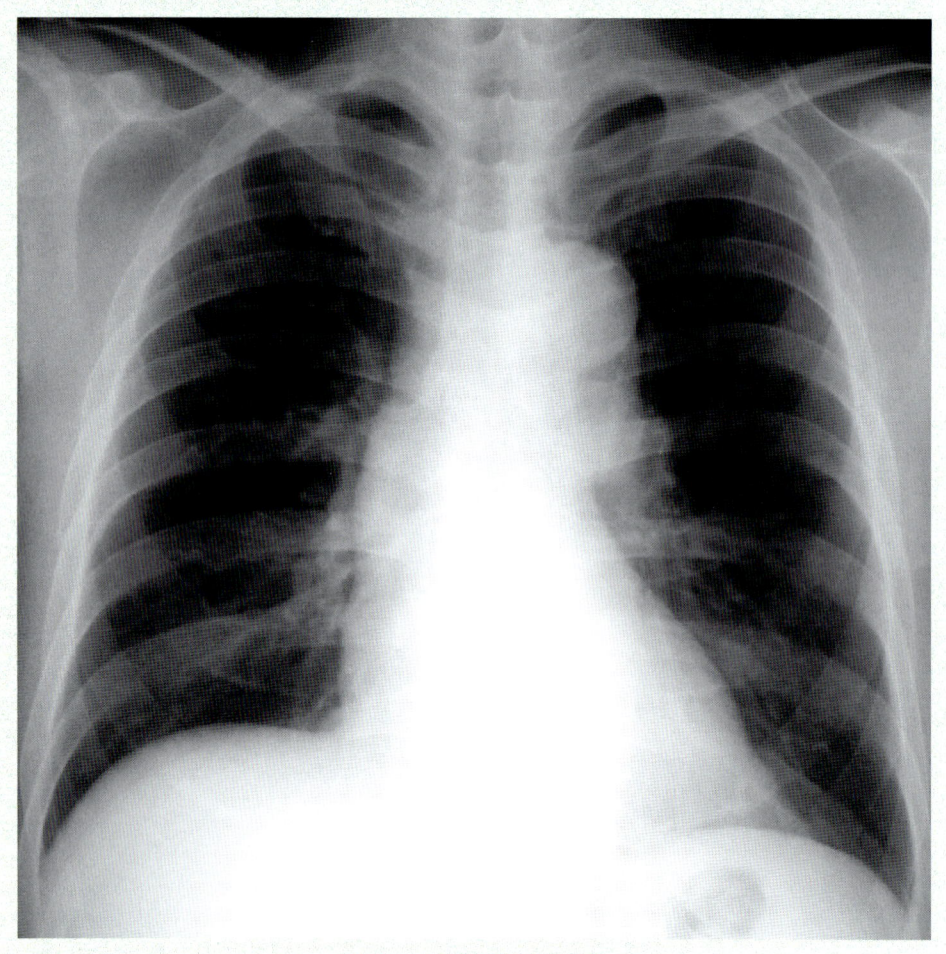

図1-a　胸部単純X線写真

図1-b　胸部CT

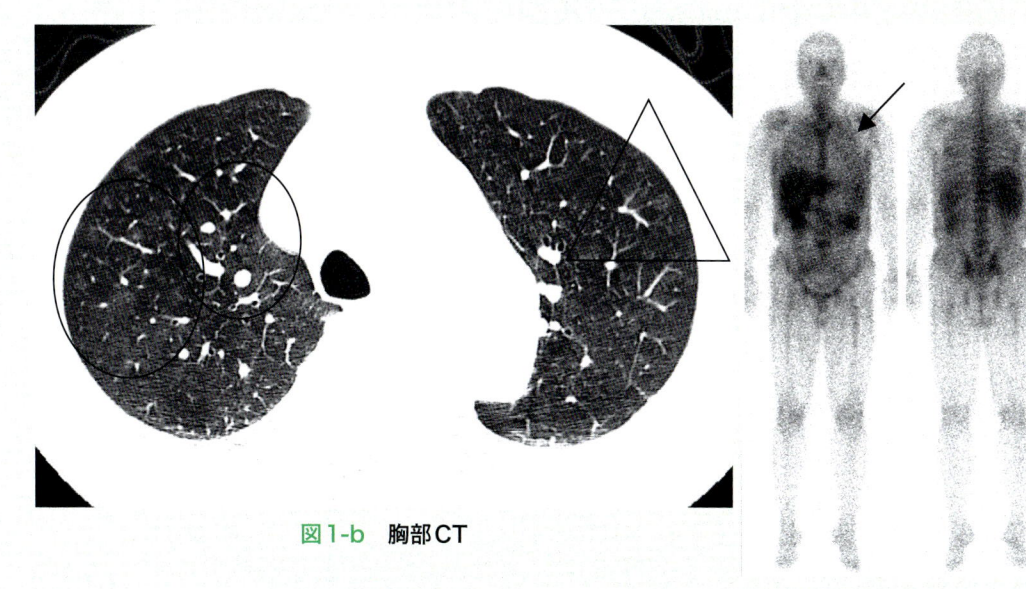

図1-c　Gaシンチグラフィー

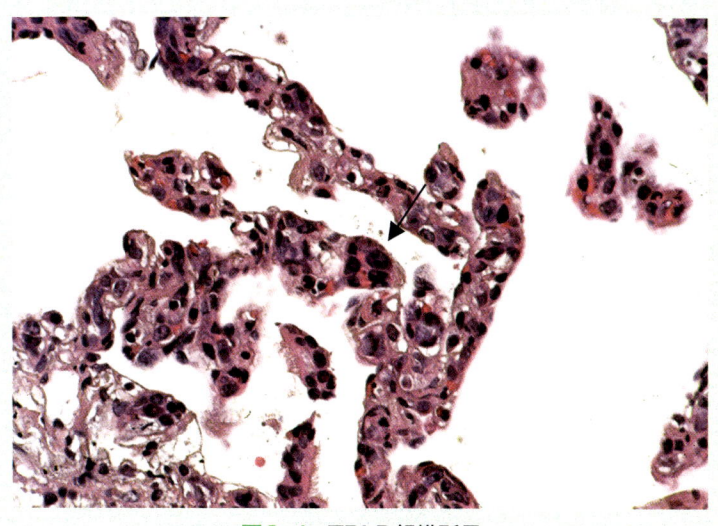

図1-d　TBLB組織所見

血管内リンパ腫症とは？

　血管内リンパ腫症（intravascular lymphomatosis：IVL）は，全身の小血管内腔に腫瘍細胞が増殖し，また病変が節外性に多発することを特徴とする末梢B細胞由来の悪性リンパ腫である[1)2)]。1959年Pflegerらにより初めて報告され，当初はangiotrophic lymphomaと呼称されていた[3)]。近年のWHO分類では，intravascular large B-cell lymphomaとして，成熟B細胞性腫瘍の亜型に分類されており非ホジキンリンパ腫の0.1％を占めている。60歳以上に好発し，症状は発熱，中枢神経症状，皮膚症状，呼吸困難など多彩である。肉眼的には結節性病変は認められないことが多いため，早期に診断されることが難しく以前は剖検による診断が多く予後不良であったが，最近は経気管支肺生検で早期診断され，治療反応性の症例が増えている。

　IVLの診断のポイントとしては，まず臨床的に以下の点を見たときにIVLを疑うことが重要である。①症状としては，不明熱，亜急性の痴呆症状を呈している時，呼吸困難を訴えているが胸部X線写真で所見が少ない場合，②高LDH血症が，時間経過で悪化している時。可溶性IL-2受容体高値も有用だが，サルコイドーシスなどの他疾患でも高値を呈していることがある，③肺機能では，D_{LCO}の低下を認めた時，である。

　IVLの確定診断は，皮膚症状がない場合でもランダムな皮膚生検が有用といわれている。その次に，TBLBが有用である[4)]。

　肺野に病巣が限局したものは化学療法に対する反応は良好である。また，最近リツキシマブを併用した化学療法により，治療反応性が良好であることが報告されており，早期に診断を下すことが重要と考えられる。

　IVLの胸部画像では，比較的まとまった報告は少ない[5)〜9)]。単純X線写真では肺野の不整形の多発結節影や線上網状影を呈することもあるが，異常を認めないことも多い。CTでは，両側びまん性のすりガラス状陰影，小葉中心性分布の淡い小結節影，小葉間隔壁の肥厚や肺静脈の狭小化を認める。呼気CTでair trappingによるmosaic attenuationを認めることもある[5)]。Gaシンチ所見では集積上昇を認める。肺血流シンチで血流の低下，肺血管造影で血流欠損が認められることがある。胸部CT所見陰性，Gaシンチ所見陰性のIVL症例においてPETが診断に有用であったとの報告もある[7)]。

　画像の鑑別としては，所見が少ない場合は肺血栓塞栓症，PTTM（pulmonary tumor thrombolic microangiopathy）が挙げられる。すりガラス状陰影が目立つ症例では過敏性肺炎や急性間質性肺炎が鑑別になる例もある。

文　献

1) Samuel A, Yousem MD, Colby TV. Intravascular lymphomatosis presenting in the lung. Cancer 1990 ; 65 : 349-53.
2) Colby TV. Malignancies in the lung and pleura mimicking benign processes. Sem Diag Pathol 1995 ; 12 : 30-44.
3) Pfleger L, Tappeiner J. Zur Kenntnis der systemisierten Endotheliomatose der cutanen Blutgefasse. Hautarzt 1959 ; 10 : 359-63.
4) Takamura K, Nasuhara Y, Mishima T, et al. Intravascular lymphomatosis diagnosed by transbronchial lung biopsy. Eur Respir J 1997 ; 10 : 955-7.
5) Walls JG, Hong YG, Cox JE, et al. Pulmonary intravascular lymphomatosis : presentation with dyspnea and air trapping. Chest 1999 ; 115 : 1207-10.
6) 岩上佳史, 住谷充弘, 今橋由美子, ほか. 胸部CT無所見でGaシンチにて両肺野びまん性に高集積を認めた血管内リンパ腫の1例. 日呼吸会誌2006 ; 44 : 923-7.
7) Hoshino A, Kawada E, Ukita T, et al. Usefulness of FDG-PET to diagnose intravascular lymphomatosis presenting as fever of unknown origin. Am J Hematol 2004 ; 76 : 236-9.
8) 関根朗雅, 萩原恵里, 奥寺康司, ほか. 緩徐に進行し, 肺血管収縮が低酸素血症の原因と考えられた肺血管内リンパ腫の1例. 日呼吸会誌2009 ; 47 : 924-9.
9) 篠田裕美, 前島新史, 清水久実, ほか. びまん性の小葉中心性陰影を呈した血管内リンパ腫の1例. 日呼吸会誌2010 ; 48 : 76-80.

Case 36 肺原発性悪性リンパ腫（非ホジキンリンパ腫, MALToma）

Mucous-associatad Lymphoid Tissue Lymphoma

小倉高志

症例提示：考えてみよう

60歳代，女性。
シェーグレン症候群の診断を受けているが，検診で胸部異常陰影を指摘され受診した。呼吸器症状はない。図1-aに胸部単純X線写真正面像，図1-bに右下肺の肺野条件表示のthin-slice CTを示す。

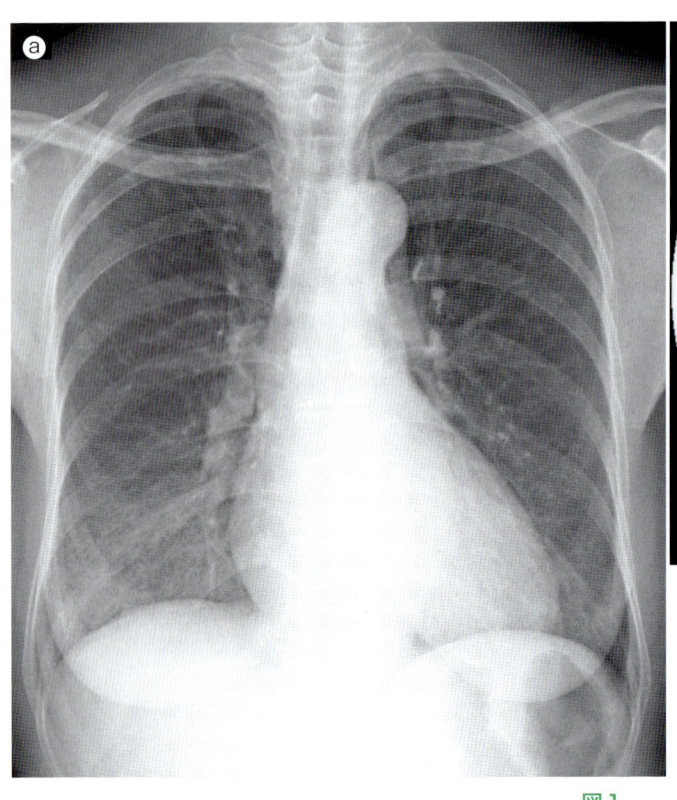

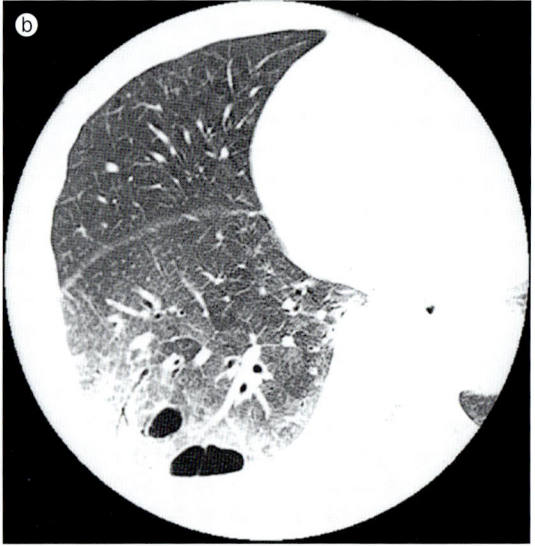

図1

Case 36 症例解説

　図1-aでは右下肺野にすりガラス状陰影を認める（楕円内）。図1-bでは右下葉で，胸膜下優位にコンソリデーションとすりガラス状陰影を認める。小葉間隔壁の肥厚，囊胞性陰影（→）も認める。図1-cでは，びまん性に肺胞隔壁に軽度の異型を伴うリンパ球の浸潤を広汎に認める。LIPパターンも疑うが，組織の遺伝子解析で，H鎖の再構成を認め悪性リンパ腫の診断となる。最終診断は，原発性肺MALTomaだった。ステロイドのみの治療9年後の図1-dでは，コンソリデーションとすりガラス状陰影は軽快して，囊胞性陰影のみ残存している。

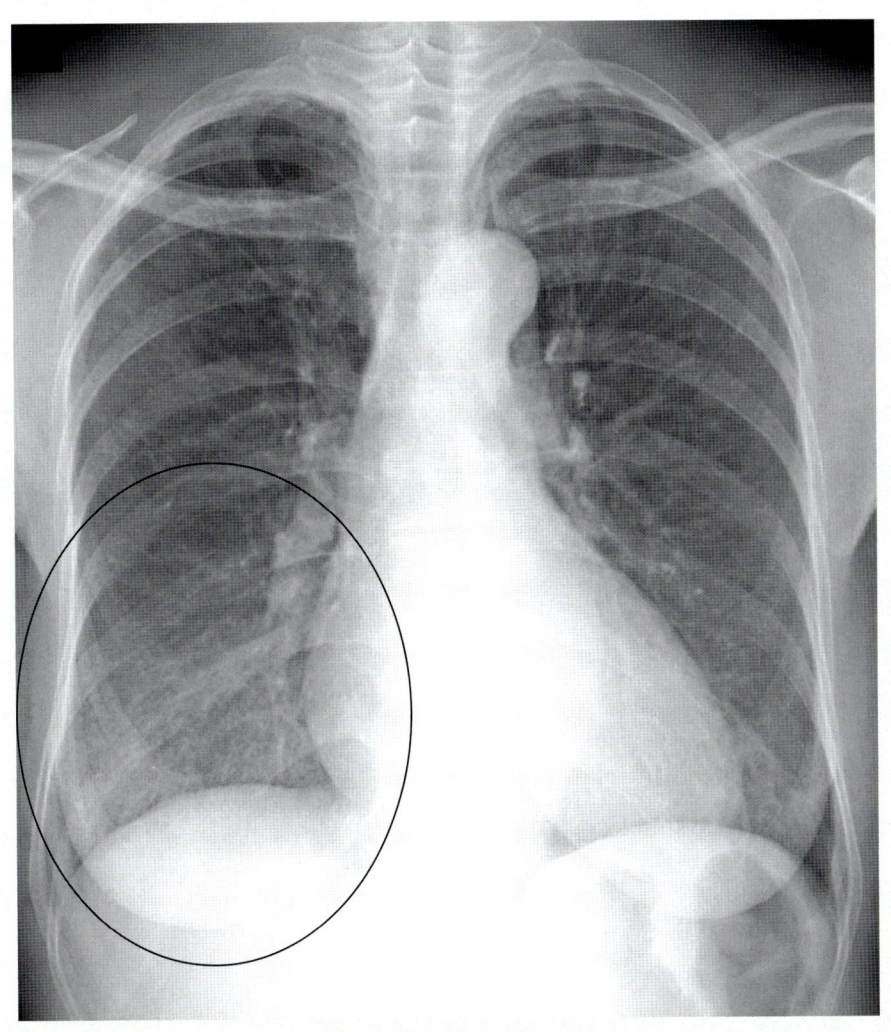

図1-a　胸部単純X線写真

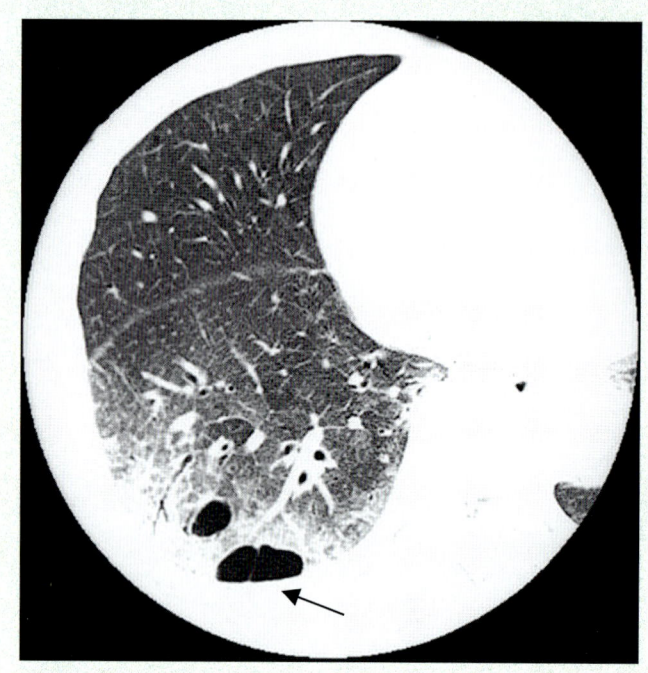

図1-b 小葉間CT

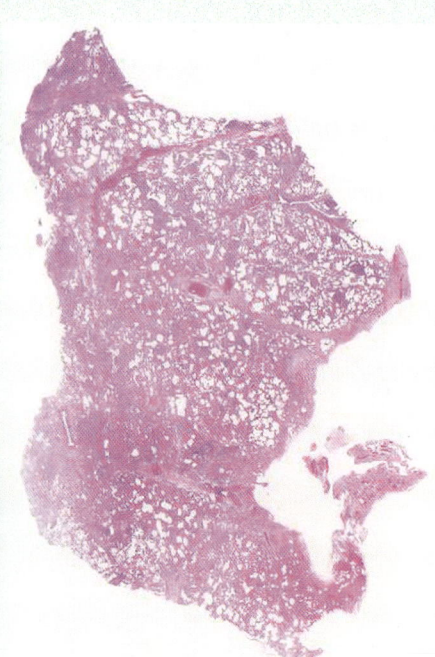

図1-c VATS組織所見

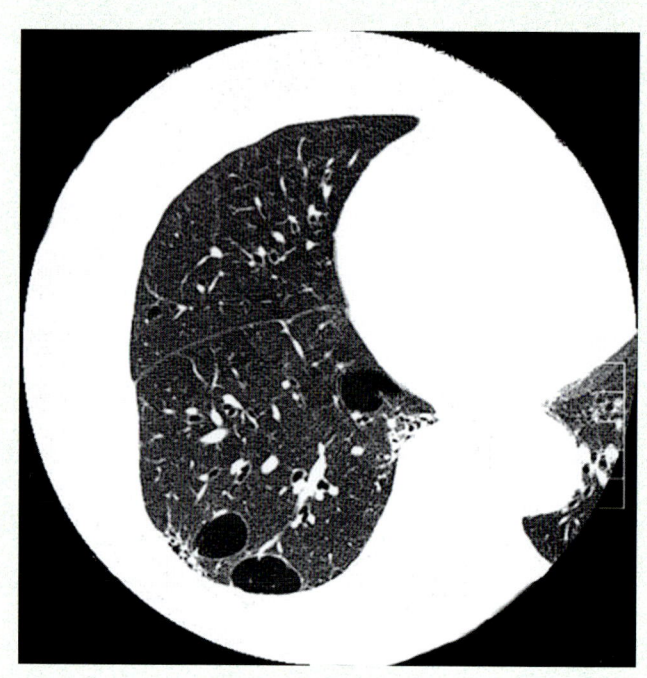

図1-d 治療9年後のCT

シェーグレン症候群に伴う肺原発性悪性リンパ腫とは？

　原発性シェーグレン症候群（primary Sjögren's syndrome：SS）は，涙腺と唾液腺を標的とする臓器特異的自己免疫疾患である[1]。自己免疫性の慢性炎症が長期間持続することにより，腺外病変として肺に悪性リンパ腫やリンパ球性間質性肺炎（lymphocytic interstitial pneumonia：LIP）などのリンパ増殖疾患を合併することがある[2]。特にMALTリンパ腫の発症のリスクは対照の43.8倍で，SSの長期観察の2.5％に悪性リンパ腫を発症したという報告もあるので，経過中に肺異常陰影を認めたときは，悪性リンパ腫を鑑別する必要がある。

　本例は，約9年の経過を観察している原発性シェーグレン症候群に合併した肺原発性悪性リンパ腫の症例である。遺伝子再構成で重鎖の再構成を認め，単クローン性が証明され肺原発性悪性リンパ腫と診断された。ただ，ステロイド単独で治療され，すりガラス状陰影が消失した。びまん性のすりガラス状陰影を呈した点やステロイドのみで改善した点より，臨床・画像的経過は悪性リンパ腫よりもLIPが疑われるが，現時点のこの診断は遺伝子再構成などの分子生物学的手法によりなされたため，診断は悪性リンパ腫とせざるを得ない。

　肺原発非ホジキンリンパ腫は，非ホジキンリンパ腫のうち0.34％，節外リンパ腫のうち3.6％と報告されている。肺原発非ホジキンリンパ腫の90％近くが低悪性度リンパ腫のMALTリンパ腫である。MALTリンパ腫は，Isaacsonらによって提唱されたMALT（mucous-associated lymphoid tissue）由来の節外性リンパ腫の総称であり，肺においてはbronchus-associated lymphoid tissue（BALT）由来である[3]。

　本例ではLIPとの鑑別が問題になったが，最近は悪性リンパ遺伝子解析による鑑別が行われてきている。B細胞性の悪性リンパ腫ではH鎖遺伝子の再構成を検出することにより，対象の組織中に単一の遺伝子再構成をもつクローンが存在することが証明でき炎症性か腫瘍性かの鑑別に有用な手段とされてきている。

　肺のMALTomaの画像所見として胸部X線像は，一般に結節や腫瘤陰影，気管支透亮像を伴う境界不明瞭な浸潤影を呈する。胸部CTでは，単発あるいは多発の結節，気管支透亮像を伴うコンソリデーションが典型像である[4]。コンソリデーション内のCT angiogram signや，結節周囲にすりガラス陰影を伴う，いわゆるCT halo signを伴うこともある。ただ，リンパ球性間質性肺炎（LIP）との鑑別が困難な，びまん性の間質性陰影を呈する症例も存在する[5]。すなわち，過去に報告されたLIPのHRCTの所見である気管支血管周囲間質の肥厚像，小葉間隔壁の肥厚，小葉中心部間質の肥厚（centrilobular interstitial thickening），小嚢胞形成（小葉中心部および娘枝領域），すりガラス状の濃度上昇を認める（ただし，この所見の一部は新しいATS/ERSの定義で規定されたLIPでは認めない）。

　今回の症例では，特に小嚢胞形成が特徴であるが，リンパ増殖肺疾患における嚢胞性病変については1994年に初めてLIPで報告がされた[6]。その後，1999年には，22例のLIPのHRCT所見についての報告がされ，その内訳は，シェーグレン症候群10例，multicentric Castleman's disease 7例，AIDS 2例，特発性3例である。このうち15例（特発性3例のうち2例）が肺嚢胞性病変を伴っていた[7]。

　LIPと悪性リンパ腫を比較した報告では，LIPでは肺嚢胞性病変を伴うことが多く，悪性リンパ腫ではまれであるとされている[8]。一方，LIPでは胸膜肥厚，胸水所見，肺門・縦郭リンパ節腫大はまれであり，こ

の所見を見たら悪性リンパ腫を疑うべきと報告された。

　リンパ増殖性肺疾患の肺嚢胞性病変の発生機序としては，当初は成因の末梢気道病変により気腔の狭窄からのair-trappingの関与が疑われた。しかし，岡がLIPの類縁疾患であるidiopathic plasmacytic lymphaadenopathy with polyclonal hyperimmunoglobulinemia (IPL)/multicentric Castleman's disease (IPL/MCD)に合併する肺嚢胞性病変の病理の検討したところ，嚢胞形成は成因の肺構造の破壊が主体であることを報告している[9]。すなわち，形質細胞浸潤を強く認められる肺胞では壁の弾性線維が消失しており，肺胞壁の破壊があることが明瞭であった。ただし，嚢胞壁の内面に狭いスリット状に開いた細気管支が確認されており，嚢胞の拡大に関してはairtrappingが関与している可能性を示唆している。なぜ肺胞の弾性線維が消失して肺構造が破壊されるのかという点に関しては解決されない問題である。

　MALTリンパ腫は，一般的に経過は緩徐で通常のリンパ腫と比較し予後がよいといわれる。最近では，リツキシマブを併用したR-CHOP療法の有用性が報告されている。本例のようにステロイド単独で経過良好な例は，LIPなど良性のリンパ増殖性肺疾患との鑑別が困難な症例が存在することを示唆している。

文　献

1) 住田孝之．Sjögren症候群，診断と治療の実際．日内会誌2007；96：2201-5.
2) 林　晴男，植竹健司，小野沢康輔，ほか．Sjogren症候群に合併し，DNA再構成を確認した肺原発悪性リンパ腫の1例．日胸疾会誌1993；31：69-75.
3) 横井豊治，中村栄男．肺のMALTリンパ腫(BALTリンパ腫)．病理と臨1999；17：154-60.
4) Kinsey BL, Mastey LA, Mergo PJ, et al. Pulmonary mucous-associated lymphoid tissue lymphoma : CT and pathologic findings. AJR Am J Roentgenol 1999 ; 172 : 1321-6.
5) Herbert A, Walters MT, Cawley MI, et al. Lymohocytic interstitial pneumonia identified as lymphoma of mucosa associated lymphoid tissue. J Pathol 1985 ; 146 : 129-38.
6) Ichikawa Y, Kinoshita M, Koga T, et al. Lung cyst formation in lymohocytic interstitial pneumonia : CT feature. Compu Assist Tomogr 1994 ; 18 : 745-8.
7) Johkoh T, Muller NL, Pickford HA, et al. Lymohocytic interstitial pneumonia : thin-section CT findings in 22 patients. Radiology 1999 ; 212 : 567-72.
8) Honda O, Johkoh T, Ichikado K, et al. Differential diagnosis of lymohocytic interstitial pneumonia and malignant lymphoma on high-resolution CT. Am J Roentgenol 1999 ; 173 : 71-4.
9) 岡　輝明．IPL/MCDの肺病変．別冊日本臨牀2009；8：448-50.

Case 37 慢性膿胸続発悪性リンパ腫

Pyothorax Associated Lymphoma

岩澤多恵　小倉高志

症例提示：考えてみよう

50歳から喘息で治療していた。6カ月前より左背部痛があった。胸部異常陰影を認めたため，紹介受診した。

図1-aに胸部単純X線写真正面像，図1-b，cに造影CTとその冠状断の再構成像を示す。

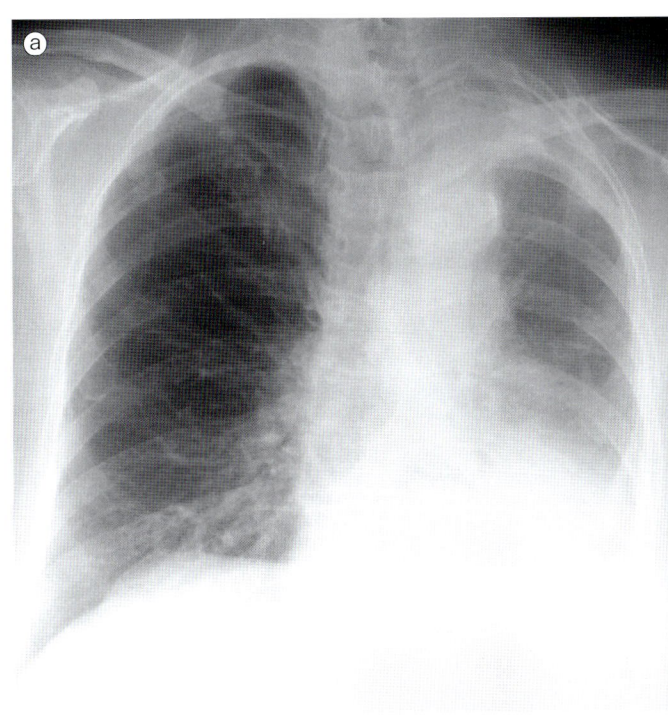

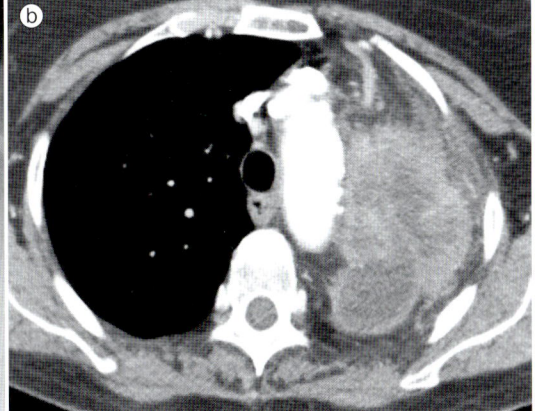

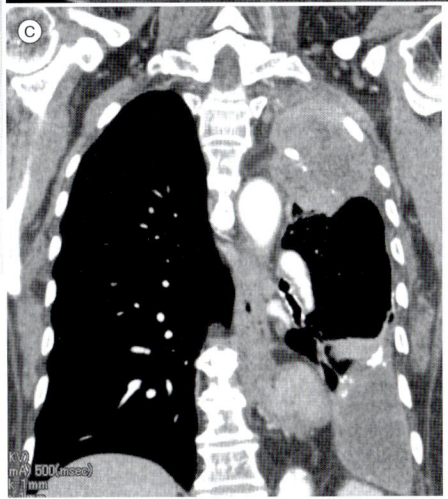

図1

Case 37 症例解説

図1-bでは左肺尖部に腫瘤が見られる。1年前の写真（図1-a）と比較すると，左肺尖部の陰影の増大が明らかである。図1-cでは胸壁に浸潤する腫瘤が見られる（▷）。病変は不均一に造影される。図1-dでは，肺尖部に腫瘤があり（＊），その内側と肺底部に石灰化を伴う慢性膿胸が見られる（→）。腫瘤は不均一に造影されているが，背側の慢性膿胸は内部は比較的低吸収で，造影されていない。

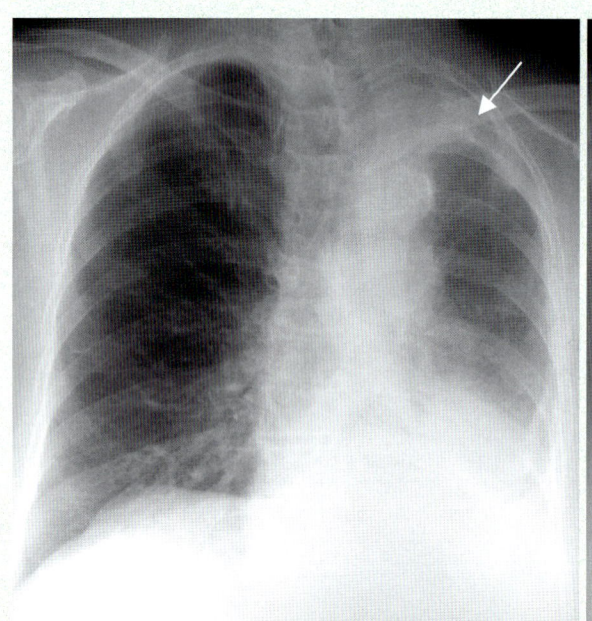

図1-a 初診の1年前の胸部単純X線写真正面像

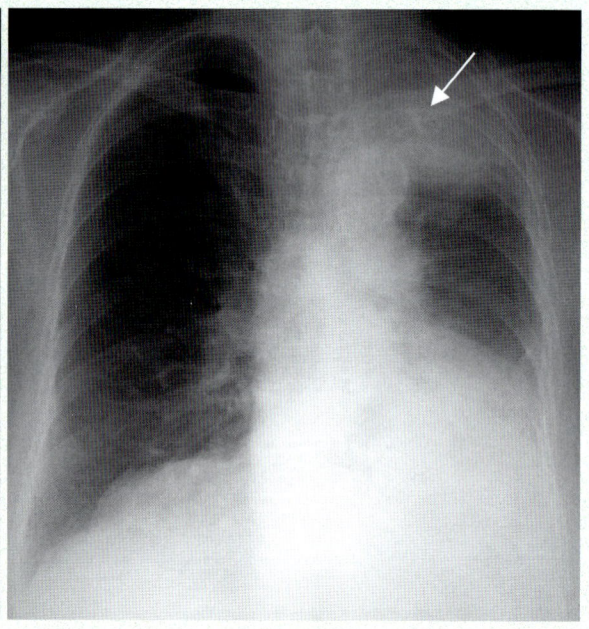

図1-b 当センター受診時の胸部単純X線写真正面像
慢性膿胸の石灰化が認められるが（→），その位置を比べると，膿胸の外側に腫瘤が出現していることがわかる。

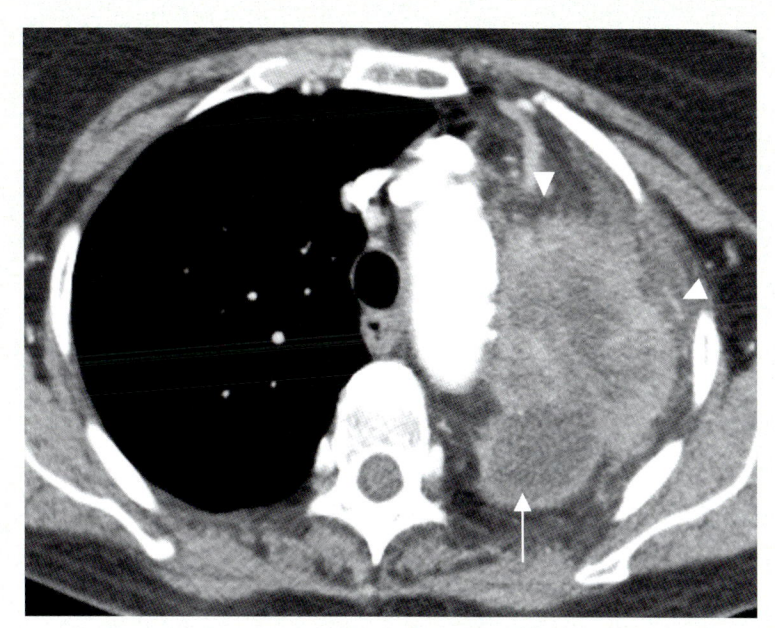

図1-c　造影CT

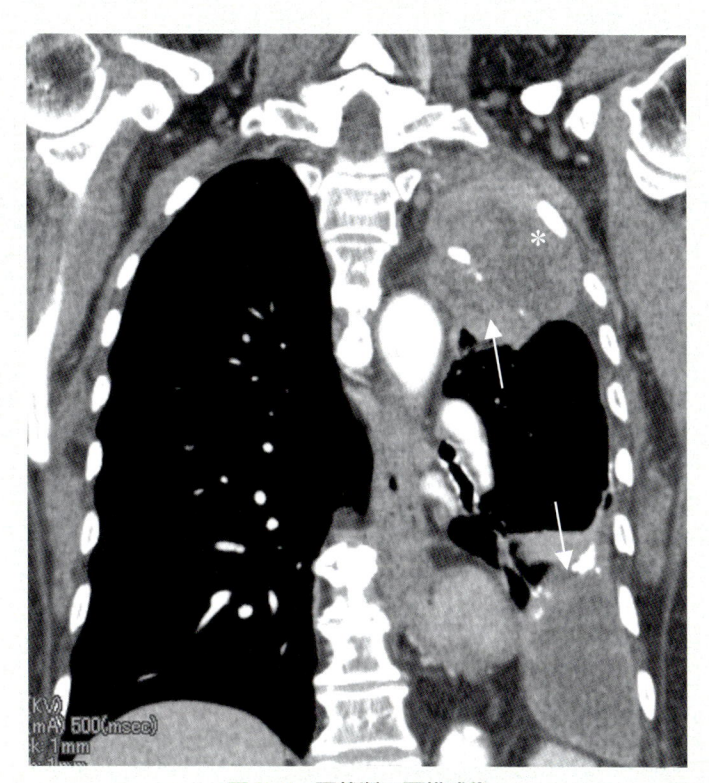

図1-d　冠状断の再構成像

慢性膿胸続発悪性リンパ腫とは？

　慢性膿胸続発悪性リンパ腫(pyothorax-associated lymphoma：PAL)は，慢性膿胸に続発する悪性リンパ腫で，慢性膿胸の2％程度に合併するという報告[1]もある。日本からの症例報告が多く，欧米からの報告は少ない。これはかつて日本では，結核の治療として人工気胸術が盛んだったからという説がある。98例をまとめたNarimasuら[2]の報告によれば，80％の症例で人工気胸術の既往があり，人工気胸術からPAL発症までの期間は平均で43年だったという。ただし，数は少ないが，結核以外の慢性胸膜炎から比較的短い期間でPALが発生したとする報告もある。

　PALの組織型としては，diffuse large B-cell lymphomaが最も多い。まれにはT-cell lymphomaの報告もある。本症例もCD20陽性のB-cell lymphomaであった。発生の要因として，慢性膿胸による慢性炎症による刺激のほか，Epstein-Barr virus (EBV)との強い関連が示唆されている。EBVは，上咽頭癌など，さまざまな悪性腫瘍との関連が報告されており，肺の悪性リンパ腫についてもリンパ腫様肉芽腫との関連が報告されている。PALでも，in situ hybridizationで解析すると88％の症例で，EBVのgenomeを腫瘍細胞の核に認めたとする報告がある。

　PALは，慢性膿胸の長い経過ののちに発生してくるため，高齢者に多い(平均年齢70歳)。またもともとの慢性膿胸の病変による呼吸機能の低下もあるため，診断された時点で積極的な治療法を選択できない症例も多くあり，5年生存率は35％と決してよいとはいえない。治療法としては，手術や，化学療法，放射線治療が行われる。手術としては胸膜肺全摘が行われる。呼吸機能や年齢の問題で，手術できない場合も多いが，手術が可能であれば根治が期待できる。放射線治療も有用である。50 Gy程度で，局所制御が可能であったとする報告がある。化学療法としては，CHOP (cyclophosphamide, doxorubicine, vincristine, predonine)療法が主に行われているが，最近は，B-cellの表面マーカーのCD20に対するモノクローナル抗体のリツキシマブも用いられる。本症例はリツキシマブとCHOP療法を4クール行った後に，局所放射線治療を行い，3年経過した現在も局所再発は認めていない。

　PALは，痛みで発症することが多い。60％程度の症例で，胸痛，あるいは背部痛が見られるとされている。したがって，もともと慢性膿胸があって胸痛が出現した場合には注意が必要である。発熱や白血球上昇を見ることも多く，鑑別としては結核の再燃が挙げられる。

　画像的には，もともとの慢性膿胸や結核病変のため，早期の診断が難しいが，胸部単純X線写真やCTでの所見の経時的な変化を注意深く読影すべきである。PALは多くの場合，慢性膿胸よりも外側(胸壁側)に進展することが多い。また充実性の部分があり，造影CTで造影される点も鑑別に役立つ。PET/CTがリンパ腫の進展範囲と手術計画に有用であったと報告されている。いずれにしろPALを疑った場合には積極的に生検して診断すべきである。

文 献

1) Aozawa K. Pyothorax-associated lymphoma. J Clin Exp Hematopathol 2006 ; 46 : 5-10.
2) Narimasu H, Ota Y, Kami M, et al. Clinicopathological features of pyothorax-associated lymphoma : a retrospective survey involving 98 patients. Ann Oncol 2007 ; 18 : 122-8.

Case 38 メトトレキサート関連リンパ増殖症

Methotrexate-Associated Lymphoproliferative Disorders

氏田万寿夫

症例提示：考えてみよう

60歳代，男性。
主訴は湿性咳嗽。関節リウマチでプレドニゾロン6mg/日およびメトトレキサート4mg/週で長期治療中。末梢血白血球数10,900/μl，CRP 2.04mg/dl。
図1-aに胸部単純X線正面像，**図1-b**に高分解能CT，**図1-c**に造影CT冠状断再構成を示す。

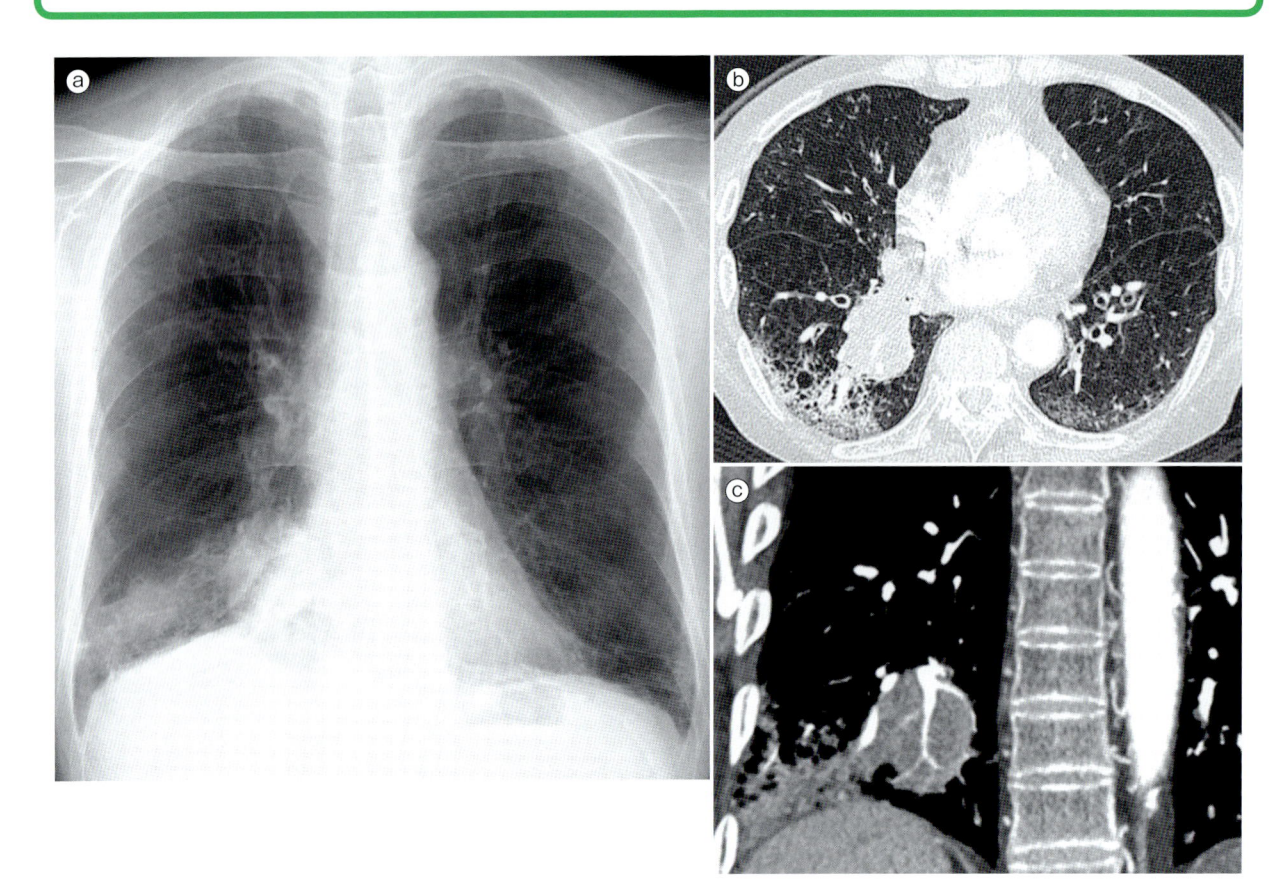

図1

Case 38 症例解説

　図1-aでは右心縁に重なる右下肺野に腫瘤陰影が見られ（→），外側部には浸潤影が認められる。図1-bで右下葉肺底区の気管支血管束周囲に周囲とは境界明瞭な充実性腫瘤が認められ（→），末梢肺野には中枢気道の狭窄によると考えられる肺炎様のコンソリデーションとすりガラス影を伴う。図1-cでは，腫瘤はほぼ均一に造影され，その内部には正常肺血管が走行している。正常組織を破壊することのない「柔らかな」腫瘤であると推測される。

　本症例は腫瘤の経皮的CTガイド下生検が施行され，びまん性大細胞型B細胞リンパ腫の病理組織診断であり，臨床経過と併せてメトトレキサート（MTX）関連リンパ増殖症と診断された。MTX投与を中止し経過観察したが，2カ月後の図2で病変は縮小し（▶），その4カ月後の図3でさらに退縮した。

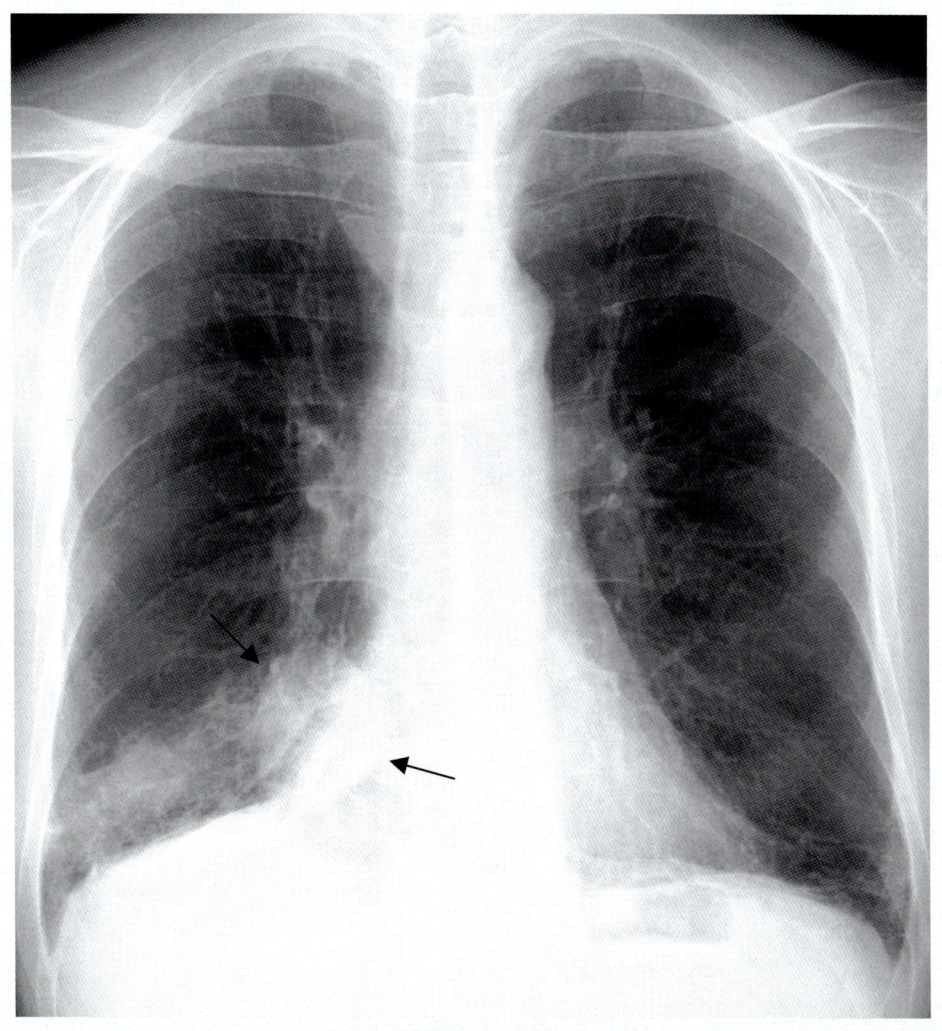

図1-a　胸部単純X線撮影正面像
右心縁に重なる右下肺野に境界明瞭な腫瘤影を認め，外側肺野には辺縁やや不鮮明な浸潤影が見られる。

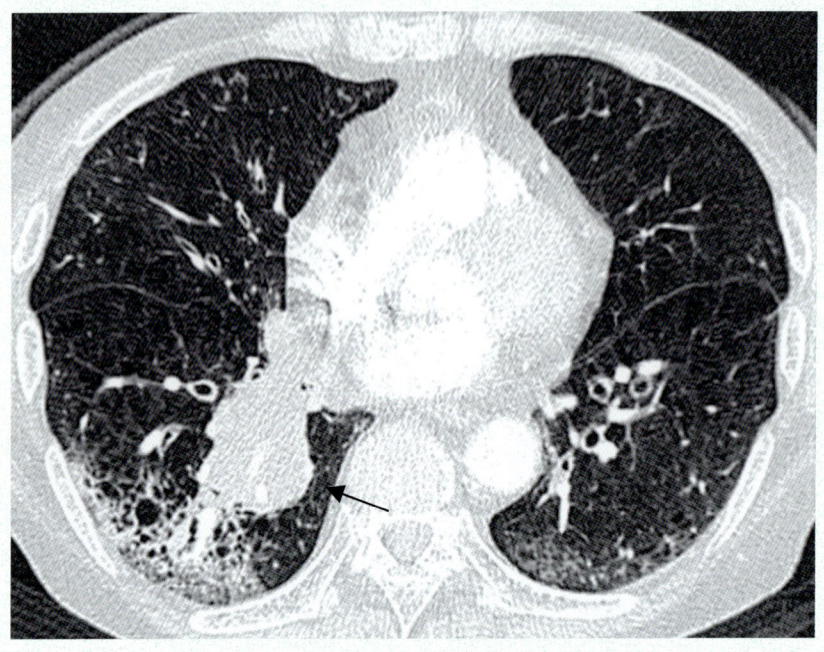

図1-b　高分解能CT
右下葉の気管支血管束周囲に軽度凹凸ある腫瘤を認め，肺野末梢にコンソリデーションやすりガラス影が見られる。

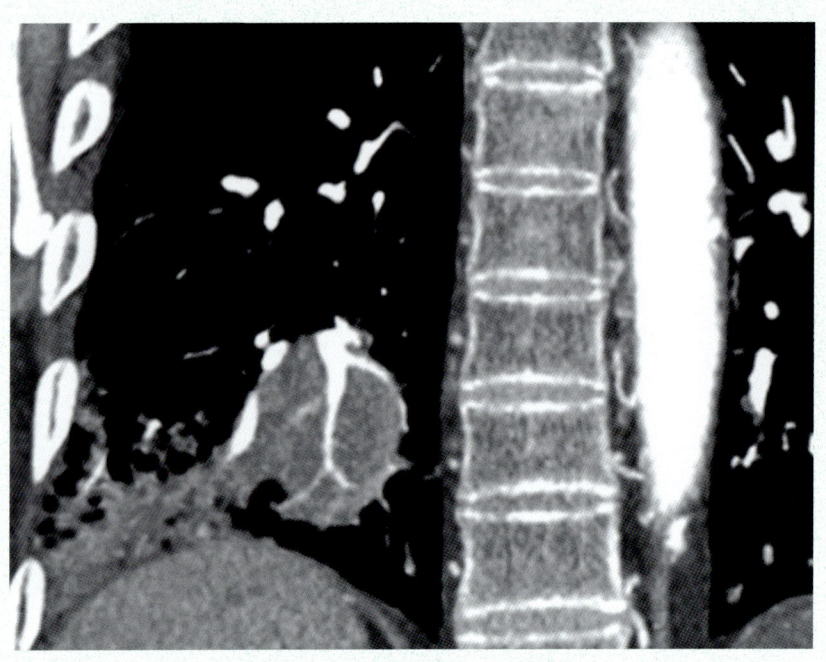

図1-c　造影CT（冠状断再構成）
腫瘤内部に造影され，内部を走行する正常血管が見られる。

メトトレキサート関連リンパ増殖症とは？

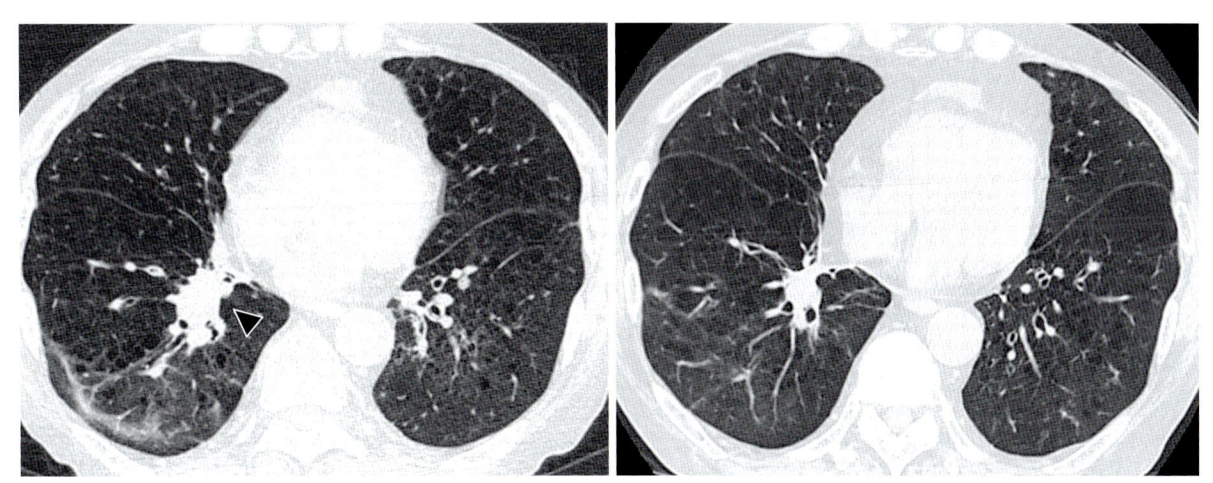

図2 MTX投与中止2カ月後の高分解能CT
右下葉の病変(►)は縮小し，末梢肺の肺炎は消退している。

図3 MTX投与中止6カ月後の高分解能CT
病変はさらに縮小している。

　関節リウマチの内科的治療戦略は病初期における抗リウマチ薬(disease-modifying antirheumatic drugs：DMARDs)の導入であり，その中で葉酸代謝拮抗薬であるメトトレキサート(MTX)は汎用されている最も効果的な経口薬である。MTX投与患者の肺合併症としては過敏性反応を主な機序とする肺障害と，免疫低下に伴うニューモシスチス肺炎などの感染症が臨床上重要である。一方近年，MTXに関連した悪性リンパ腫をはじめとするリンパ増殖性疾患の報告が増加しており[1]，WHO分類(2001年)では4項目からなる「免疫不全関連リンパ増殖症」のうち「MTX関連リンパ増殖症」という1つの疾患概念として位置づけられている[2]。罹患患者の85％は関節リウマチ患者であり，60歳代の高齢者で罹病期間が長い患者に多く発症するとされる[2,3]。またリンパ腫の組織亜型は本症例のようにびまん性大細胞型B細胞リンパ腫が最も多く，次いでホジキン(Hodgkin)リンパ腫が多い[2,3]。

　MTX関連リンパ増殖症の発生機序について現時点で確立されたものはなく，またリンパ腫発症とMTXとの因果関係は乏しいとする最近の報告もみられるが，MTXの投与中止により腫瘍の寛解や縮小が得られるという事実からは両者の関連性が示唆される。関節リウマチ自体も，シェーグレン症候群ほどではないがリンパ腫発症のリスク因子として考えられており[4]，MTXによるさらなる免疫システムの減弱，遺伝素因，あるいはEpstein-Barr(EB)ウイルスなどがこの疾患の病因として考えられている[5]。MTXは潜伏感染しているEBウイルスを再活性化し，リンパ腫発症に関与しているとされ[6]，病変内のEBウイルス陽性率は50％前後との報告が多いが報告者によりさまざまである[5]。本症例でも病変組織内にEBウイルス関連小型RNAが検出されEBウイルスの関与が示唆された。

　MTX関連リンパ増殖症は，本症例(図2, 3)のようにMTX投与中止のみで自然寛解する症例が多いが，進行性あるいは化学療法に抵抗性を示すものもある。Salloumらの報告では，リウマチ性疾患に対しMTX投与中にリンパ増殖性疾患を発症した27例中12例(44％)にEBウイルスが検出され，MTXの中止のみで経

過観察した16例中10例(63％)で腫瘍の縮小を認めた[3]。文献上，EBウイルス陽性例の方が，陰性症例よりもMTX中止のみで寛解が得られやすいとされる[3]。MTX中止により免疫抑制状態から脱却することでEBウイルス感染細胞の増殖が抑制されるためと考えられる。Salloumらは，関節リウマチ患者のMTX投与中に出現したリンパ増殖性疾患に対しては，MTXを中止して4〜8週間の経過観察を推奨しているが[3]，自然退縮傾向を認められれば本症例のように経過観察し，病変が不変あるいは増悪する場合は組織型に準じた化学療法などの治療を行うのが一般的な治療方針である。

　MTX関連リンパ増殖症の胸部画像所見の総括的報告はないが，臨床所見は一般的な悪性リンパ腫と差異はないとされており[2]，画像所見も種々のリンパ増殖性疾患と同様，縦隔や肺門リンパ節腫大や肺内結節，コンソリデーションなど多様である。間質性肺炎様のすりガラス影を主体とした病変も報告されている[5]。

　長期のMTX投与が行われている関節リウマチ患者に胸部異常陰影やリンパ節腫脹が認められた場合，臨床症状の有無にかかわらず本疾患も念頭に置き，可溶性IL-2レセプターや血清EBウイルス関連抗体の臨床検査，組織学的なEBウイルスの検索を行ったうえで，MTXを中止し経過をみる必要がある。

文　献

1) Ebeo CT, Girsh MR, Byrd RP, et al. Methotrexate-induced pulmonary lymphoma. Chest 2003 ; 123 : 2150-3.
2) Harris NL, Swerdlow SH. Methotrexate-associated lymphoproliferative disorders. Pathology and genetics of tumors of haematopoietic and lymphoid tissues. World Health Organization Classification of Tumors. Lyon : LARC Press, 2001 : 270-1.
3) Salloum E, Cooper DL, Howe G, et al. Spontaneous regression of lymphoproliferative disorders in patients treated with methotrexate for rheumatoid arthritis and other rheumatic diseases. J Clin Oncol 1996 ; 14 : 1943-9.
4) Kilen LJ. Malignancy in autoimmune disease. J Autoimmun 1992 ; 5 (Suppl A): 363-71.
5) Jois RN, Gaffney K, Cane P, et al. Methotrexate-associated lymphoproliferative disorder masquerading as interstitial lung disease. Histopathology 2007 ; 51 : 709-12.
6) Kamel OW, Holly EA, van de Rijn M, et al. A population based, case control study of non-Hodgikin's lymphoma in patients with rheumatoid arthritis. J Rheumatol 1999 ; 26 : 1676-80.

Case 39 ランゲルハンス細胞組織球症

Langerhans Cell Histiocytosis

杉浦弘明

症例提示：考えてみよう

20歳代，男性。胸部異常陰影。特に症状はない。
図1-aに胸部X線正面像，図1-b, cに胸部HRCTを示す（提示は右肺のみであるが両肺に対称性の分布を示している）。

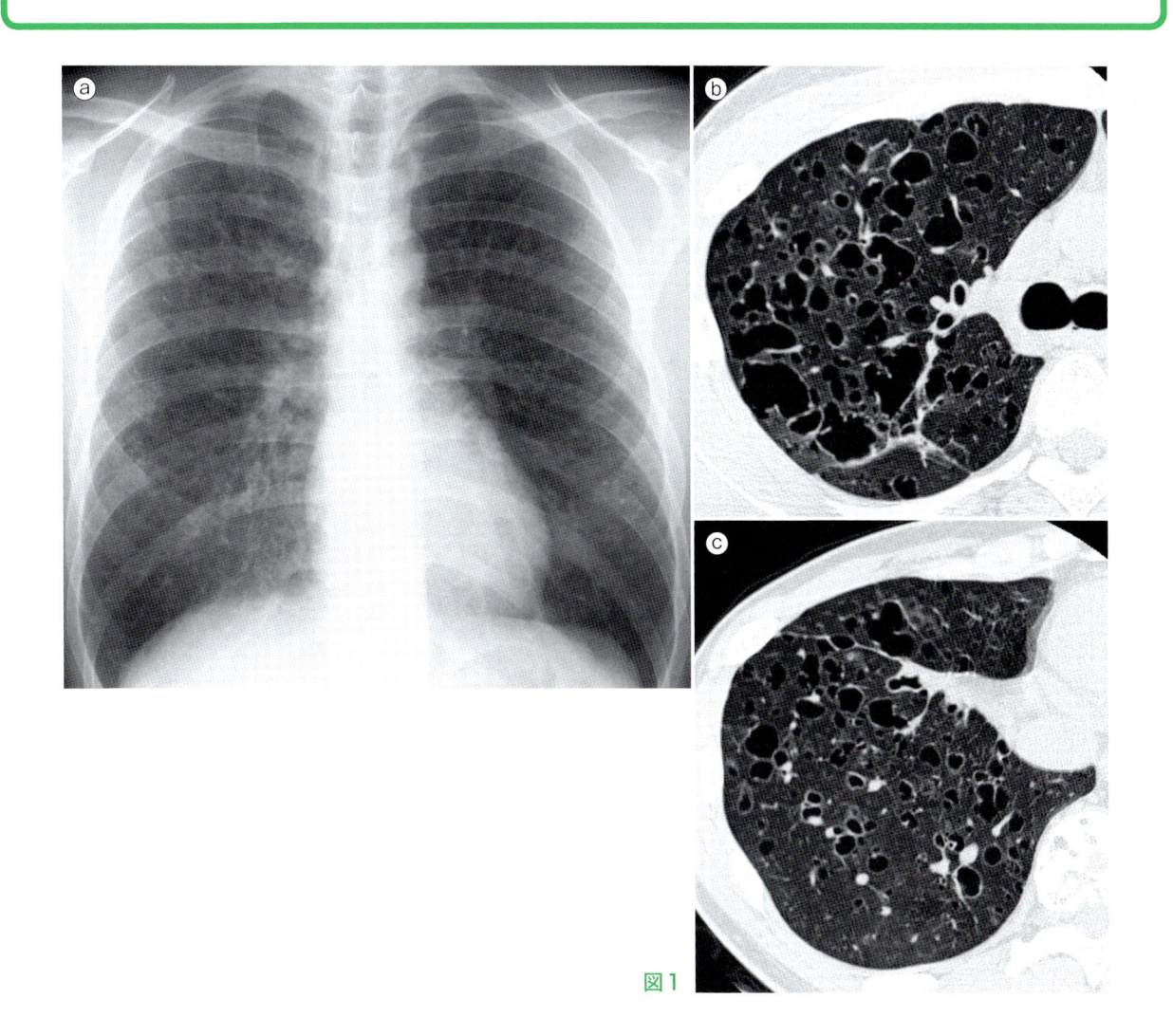

図1

Case 39 症例解説

　図1-aでは両肺にびまん性に輪状影，網状影が広がっている。肋骨横隔膜角部では網状影は少ない。肺の血管影がやや不明瞭化しているが，肺の容積は比較的保たれている。縦隔や肺門リンパ節腫大はない。図1-b，cでは奇妙な形状をした囊胞が多発している。囊胞は肺の中枢側から末梢側までびまん性に分布している。囊胞は肺の中枢側から末梢側まで広がっているが，胸膜直下に達するものは少ない。上，中肺野と比較して肺底部では囊胞が小さく，数も少ない。下葉では小葉中心性の淡いすりガラス状の結節が散見される。

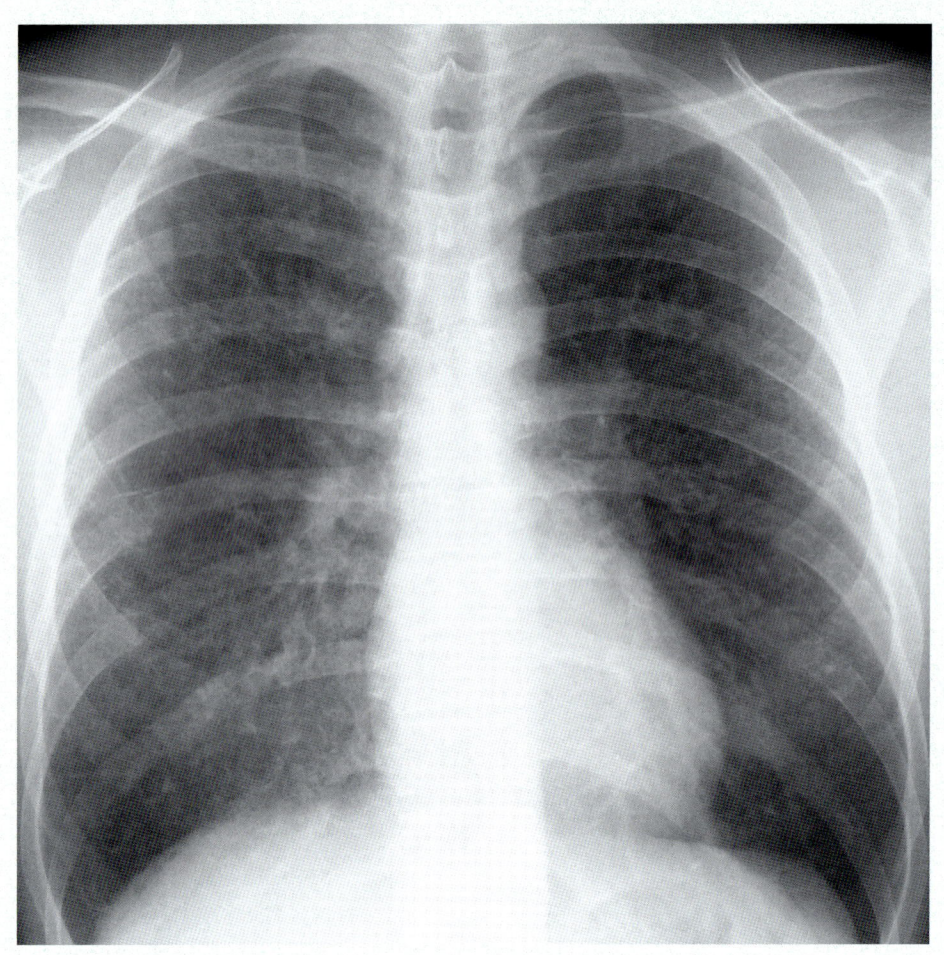

図1-a　胸部単純X線正面像
両肺にびまん性に輪状影，網状影が広がっている。

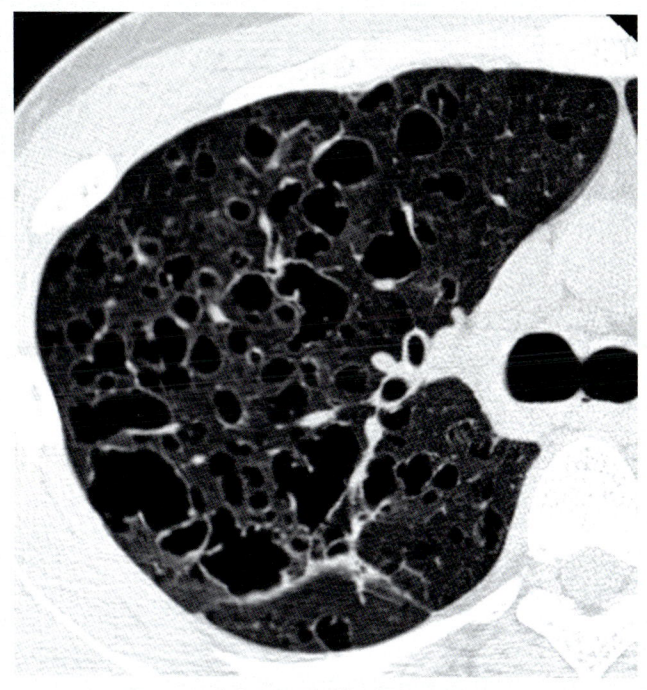

図1-b　胸部HRCT（気管分岐部の高さ）
癒合傾向のある奇妙な形状を呈した形状不整な囊胞が多発している。

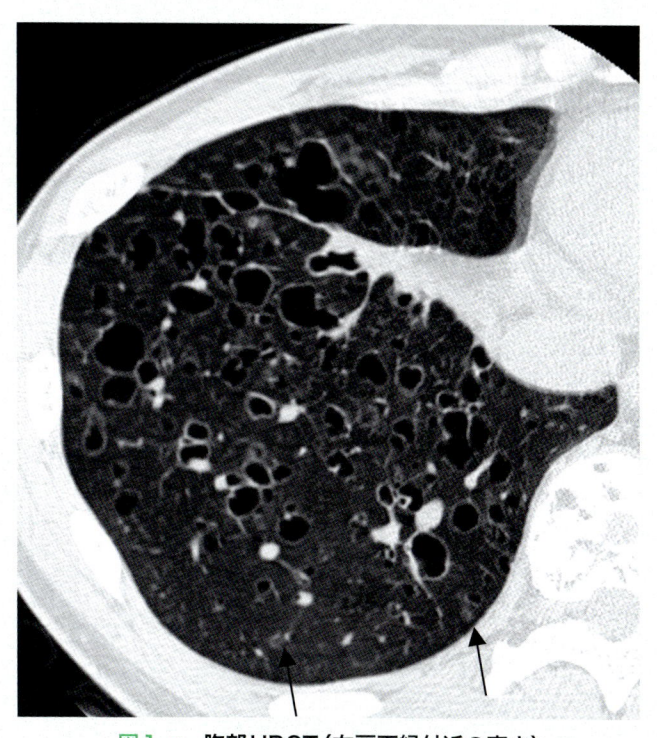

図1-c　胸部HRCT（右房下縁付近の高さ）
下葉末梢では小葉中心性の淡いすりガラス状の結節が散見される（→）。

ランゲルハンス細胞組織球症とは？

　ランゲルハンス細胞組織球症（langerhans cell histiocytosis：LCH）はランゲルハンス細胞の増殖を特徴とするまれな疾患である。以前はhistiocytosis X，好酸球性肉芽腫，ランゲルハンス細胞肉芽腫症などの用語が用いられていたが，近年ではLCHという用語がよく用いられている。単一臓器に病変が見られるsingle-system diseaseと複数の臓器に病変が見られるmultisystem diseaseに分類される。成人のLCHではsingle-system diseaseは31.6％（肺のみのLCHは全体の15.9％），multisystem diseaseは68.4％と報告されている。肺病変の頻度が高いが，ほかに皮膚，骨，下垂体（尿崩症），肝臓，脾臓などにも病変が見られる[1]。

　以前は男性に好発すると報告されていたが，最近では性差が縮まり，男女差が少なくなっている。女性喫煙者の増加が関与していると考えられている。好発年齢は20～30歳代，平均33歳である[1]。喫煙歴は90％以上と高率である[2]。

　20～40％は無症状で検診の胸部X線写真で発見されている。症状としては乾性咳嗽，労作時呼吸困難，喀痰，胸痛が挙げられる。肺機能検査では60～90％の症例で拡散能の低下が見られる。気管支肺胞洗浄液で免疫組織染色でCD-1a陽性のランゲルハンス細胞が5％以上含まれる場合にはLCHの可能性が高いとされている[3]。

　胸部X線写真では上～中肺野優位の結節状陰影，線状網状影を呈し，肋骨横隔膜角がspareされる傾向がある[4]。肺野容積は正常あるいは増加する傾向がある。25％で気胸を合併する[5]。

　CTでは小葉中心性の結節状陰影と形状不整な囊胞が見られる。上～中肺野優位の分布を示し，肋骨横隔膜角や肺底部はspareされる傾向がある。肺の中枢側から末梢まで分布するが，胸膜直下は比較的病変が少ない[6]。

　早期には結節を中心とした所見を呈する。結節に空洞を生じ，囊胞に移行し，囊胞の癒合，線維化という過程で進行すると考えられている。結節は通常10mm以下で小葉中心性の分布を示し，境界明瞭であることも不明瞭であることもある。病変の進行とともに結節内に空洞が形成され，囊胞化し，囊胞が癒合する。癒合した囊胞は著しく形状が不整である。空洞や囊胞所見の大部分は肉芽腫の壊死と洞化，その後の線維性囊胞性病変と考えられるが，一部は拡張した細気管支を見ていると考えられる。終末期では囊胞が著明に拡大し，著明に進行した肺気腫と鑑別が困難である[7]。

　結節や比較的厚い壁を有する空洞は縮小，消失することがあるのに対して，薄壁囊胞や気腫性変化は変化ないか，進行すると報告されている[7]。

　ほかに合併する所見として，喫煙者が多いことを反映して軽度の気腫性変化が見られることがある。20％程度の症例ですりガラス状陰影が見られ，病理学的にDIP（desquamative interstitial pneumonia）やRB（respiratory bronchiolitis）を見ていると考えられている[8]。肺動脈の拡張，肺高血圧症を合併することもある。

　鑑別として肺リンパ脈管筋腫症（lymphangiomyomatosis：LAM）と肺気腫が挙げられる。LAMでは比較的円形，楕円形の形状の整った囊胞を呈する点や，囊胞が肋骨横隔膜角や肺底部にも広がる点がLCHとの鑑別となり得る。一方，LCHの終末期では囊胞が著明に拡大し，著明に進行した肺気腫との鑑別に苦慮することがある。

臨床像と画像所見が典型的な症例では生検が省略されることもある。一方，非典型的な症例や鑑別に苦慮する場合には開胸肺生検が必要となる。

治療の第1は禁煙であり，大部分の症例は禁煙のみで症状や画像所見の改善が得られる。禁煙でも症状や画像所見の改善が得られない場合はステロイドが使用され，症状改善に有用である。ステロイド無効例や多臓器型のLCHでは抗癌薬が用いられる。重症例では肺移植の適応である[2]。

LCHの5年生存率は92.3％と報告されている[1]。LCHと診断されてからの平均生存期間は12.5年で，一般人口と比較して有意に短いと報告されている[9]。

文 献

1) Aricò M, Girschikofsky M, Généreau T, et al. Langerhans cell histiocytosis in adults. Report from the International Registry of the Histiocyte Society. Eur J Cancer 2003 ; 39 : 2341-8.
2) Vassallo R, Ryu JH, Colby TV, et al. Pulmonary Langerhans'-cell histiocytosis. N Engl J Med 2000 ; 342 : 1969-78.
3) Auerswald U, Barth J, Magnussen H. Value of CD-1-positive cells in bronchoalveolar lavage fluid for the diagnosis of pulmonary histiocytosis X. Lung 1991 ; 169 : 305-9.
4) Lacronique J, Roth C, Battesti JP, et al. Chest radiological features of pulmonary histiocytosis X : a report based on 50 adult cases. Thorax 1982 ; 37 : 104-9.
5) Mendez JL, Nadrous HF, Vassallo R, et al. Pneumothorax in pulmonary Langerhans cell histiocytosis. Chest 2004 ; 125 : 1028-32.
6) Abbott GF, Rosado-de-Christenson ML, Franks TJ, et al. Pulmonary Langerhans' cell histiocytosis. Radiographics 2004 ; 24 : 821-41.
7) Brauner MW, Grenier P, Tijani K, et al. Pulmonary Langerhans cell histiocytosis : evolution of lesions on CT scans. Radiology 1997 ; 204 : 497-502.
8) Vassallo R, Jensen EA, Colby TV, et al. The overlap between respiratory bronchiolitis and desquamative interstitial pneumonia in pulmonary Langerhans cell histiocytosis : high-resolution CT, histiologic, and functional correlations. Chest 2003 ; 124 : 1199-205.
9) Vassallo R, Ryu JH, Schroeder DR, et al. Clinical outcomes of pulmonary Langerhans'-cell histiocytosis in adults. N Engl J Med 2002 ; 346 : 484-90.

Case 40 Erdheim-Chester病

長濱久美　瀬山邦明　高橋和久

症例提示：考えてみよう

30歳代，男性。
健診で胸部異常陰影を指摘されるも放置していたが，数カ月後より労作時の呼吸困難が出現したため来院した。発熱，白血球の増加などはなく，身体所見は左顔面に褐色の隆起性の皮疹があるほかは特記すべきことはなかった。図1-aに胸部単純Ｘ線正面像，図1-bに肺野条件CT像を示す。

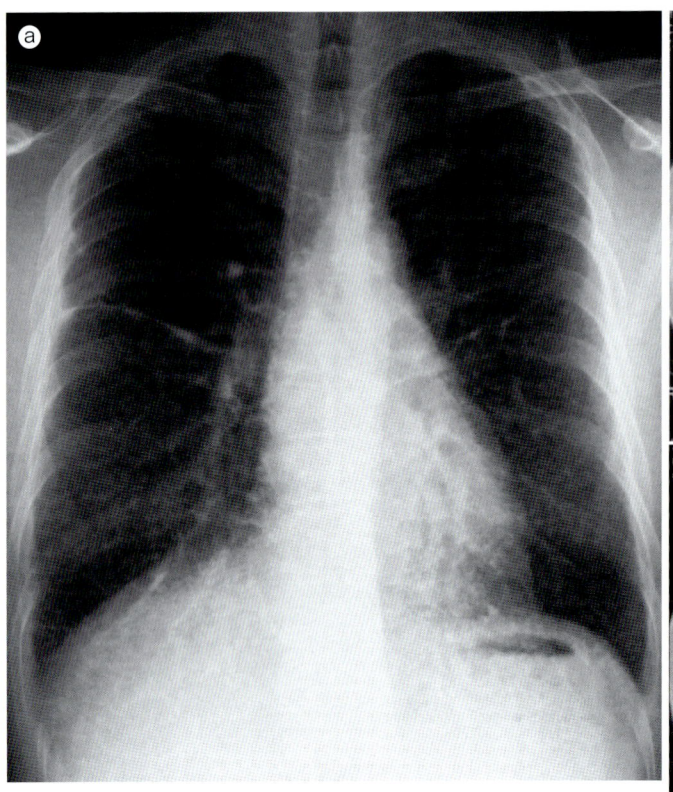

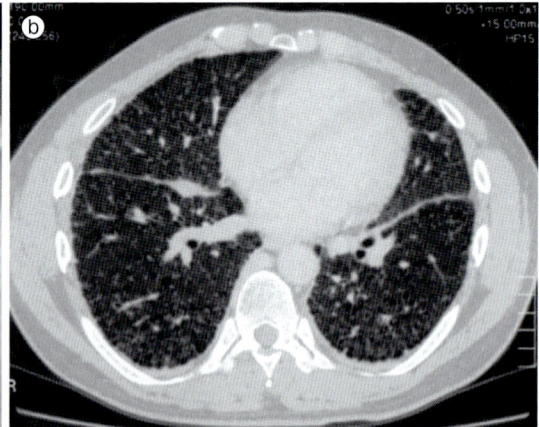

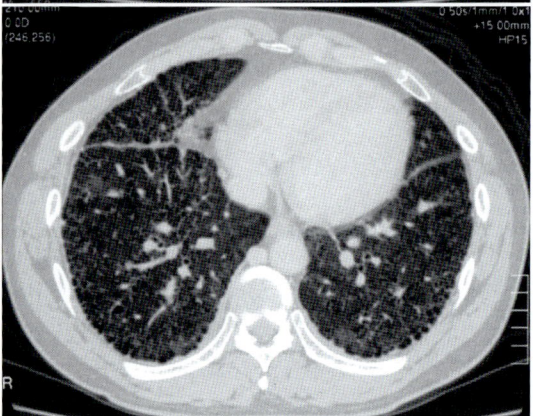

図1

Case 40 症例解説

　図1-aでは，両側下肺野を中心に，びまん性に粒状網状影が見られる。また，葉間胸膜の肥厚も認める（→）。図1-bでは，小葉間隔壁・葉間胸膜の肥厚，および気管支血管周囲束の肥厚が見られた。また，両側下葉優位に胸膜直下および肺野の嚢胞性変化を認めた。明らかなリンパ節腫大はなかった。

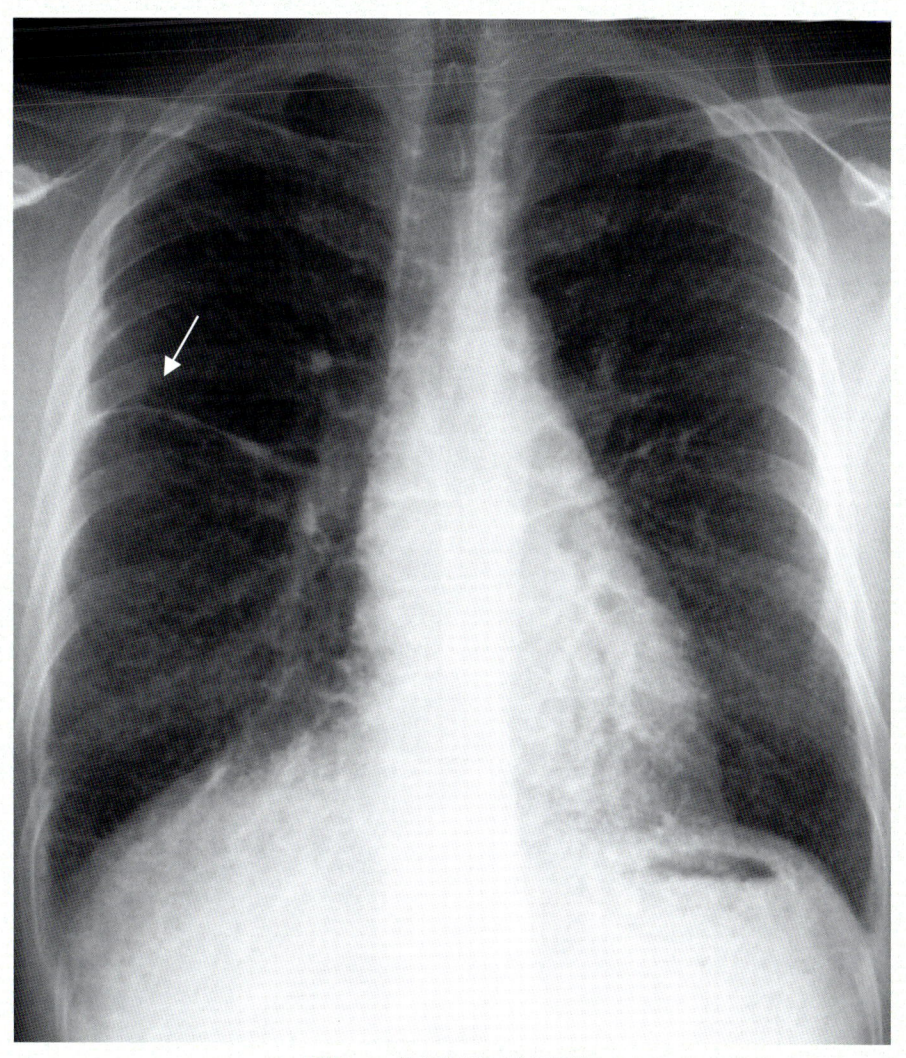

図1-a　胸部単純X線正面像
びまん性粒状網状影，右の葉間胸膜の肥厚を認める（→）。縦隔や肺門のリンパ節腫大は見られない。

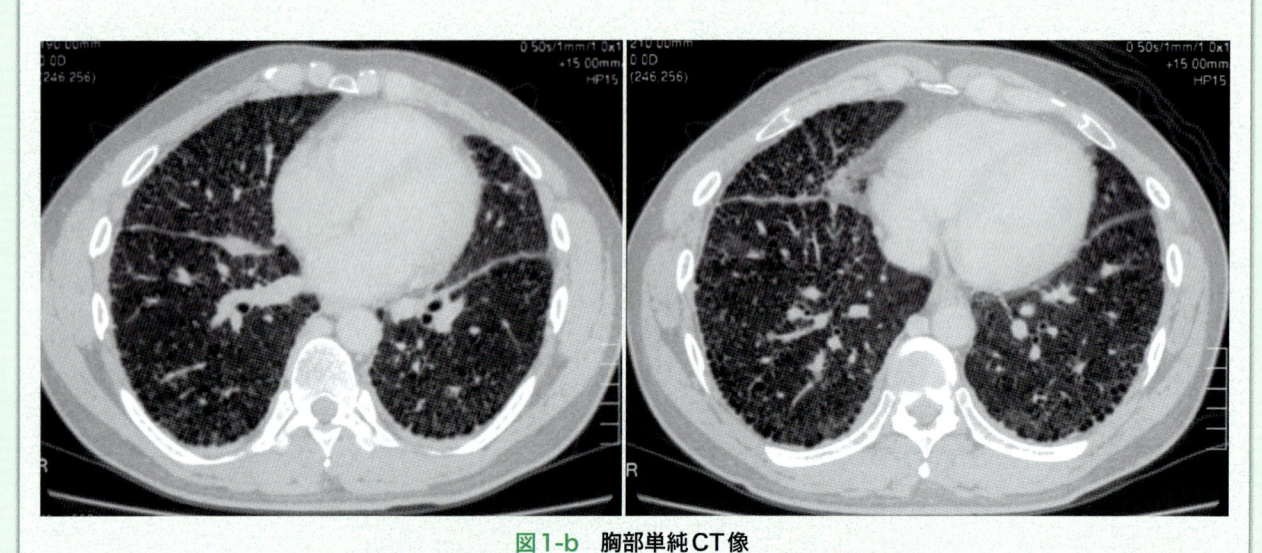

図1-b 胸部単純CT像
小葉間隔壁・葉間胸膜, 気管支血管周囲束の肥厚が見られる. また, 両側下肺野優位にびまん性に囊胞性変化を認める.

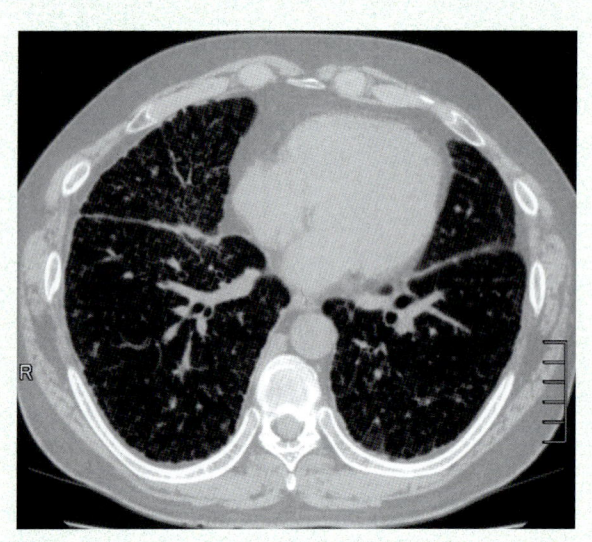

図1-c Predonisolone単独での治療開始4カ月後の胸部単純CT像
葉間・小葉間隔壁の肥厚, 小結節影や囊胞性変化などの改善が見られる.

Erdheim–Chester病とは？

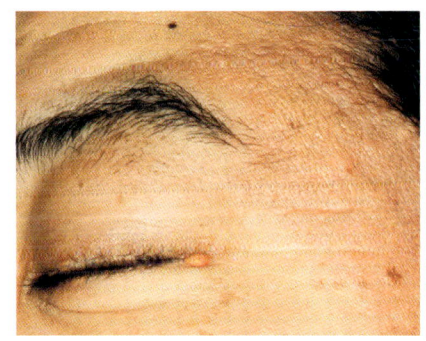

図2 ECDにおける皮膚病変
左側頭部に茶褐色の斑と弾性硬の皮疹を認める。

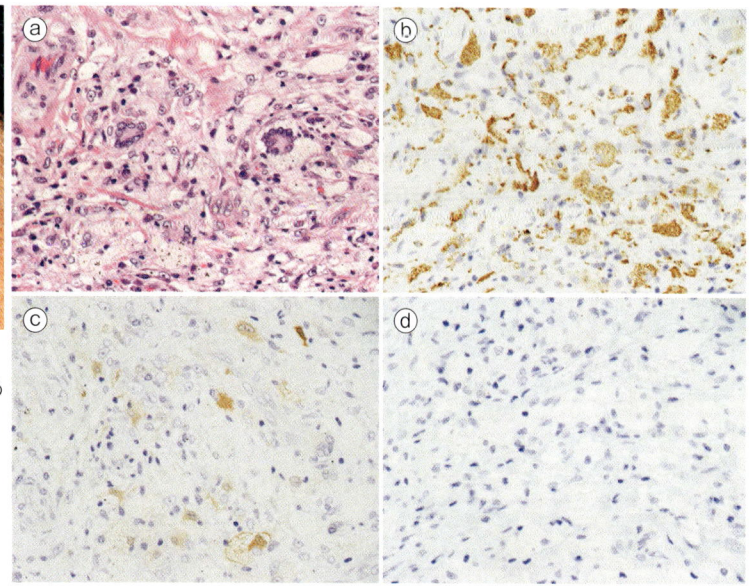

図3 肺病変の病理画像
a ヘマトキシリン・エオジン染色（×100）：泡沫状の組織球がびまん性に増殖している。Touton巨細胞が散在している。
b〜d 免疫組織化学染色（×400）：泡沫状の組織球はCD68陽性であった(b)。S100は一部陽性であった(c)。CD1aは陰性であった(d)。

　Erdheim–Chester disease（ECD）は，原因不明の非ランゲルハンス細胞組織球症の1つで，比較的まれな多臓器疾患である。1930年に病理学者のJacob Erdheimとその弟子のWilliam Chesterにより，Hand–Schuller–Christian病やLetterer–Siwe病などをはじめとする組織球症とは異なるlipoidgranulomatosisとして最初に記載された[1]。1972年にJaffeが同様の疾患を報告し，ECDと命名した[2]。ECDは比較的中高年（平均53±14歳）に診断され，男女比は1：3と男性優位である[3]。

　ECDでは，骨病変が最もよく見られ，長管骨の骨幹端および骨幹が両側対称性に侵される。よって骨痛を主訴に発見される例が多い。また，骨外病変は約半数の患者に見られ，眼窩，肺，心臓，中枢神経，後腹膜，腎臓，皮膚など多臓器に認められる[4]。骨病変を有さない場合は無症状のまま進行することが多く，診断も困難な場合が多い。自験例では肺，および皮膚病変のみであったため，診断に難渋した（図2）。ECD全体では肺病変合併例は15〜33％であるが，数カ月〜1年の経過で進行して呼吸不全を来すことが多く，3年生存率66％と予後不良因子の1つである[5]。その他の予後不良因子としては，肺病変のほかに心血管，中枢神経病変が挙げられる。

　肺病変の画像所見の特徴としては，胸部X線写真上両側下肺野優位にびまん性の粒状網状影を認める。胸部CT（特に高分解能CT）では，小葉間隔壁や葉間胸膜の肥厚，そして気管支血管周囲束の肥厚を認める。また，小葉中心性にびまん性の結節影やすりガラス影，胸水，肺門・縦隔リンパ節腫大などが見られること

もある[4)6)]。Honeycombや，本症例で見られたような囊胞を認めることもある。このような囊胞形成のメカニズムは不明であるが，病理組織所見で見られる非ランゲルハンス細胞組織球の集簇と線維化により生じていると考えられている[4)]。画像上の鑑別診断としては，癌性リンパ管症，サルコイドーシス，アミロイドーシス，悪性リンパ腫などのリンパ増殖疾患などが挙げられる。肺外病変の画像としては，胸部CTでは心囊水貯留や心膜肥厚，coated aortaを，頭部CTでは眼神経を囲む眼窩後部の腫瘤を，腹部CTでは後腹膜や腎臓に黄色肉芽腫病変を認めたり，水腎症を認めることがある[3)]。また，PETでもこれらの病変に^{18}F-FDGの集積が見られるという報告もある[7)]。

　病理組織学的には，非ランゲルハンス組織球の増殖を証明することが重要である。各臓器の病変部では泡沫状で淡い好酸球性細胞質を有する組織球が浸潤している。また，炎症細胞やリンパ球，形質細胞，そしてTouton巨細胞を認めることもある[4)]（図3-a）。免疫組織学的検査は非ランゲルハンス細胞組織球の証明に有用である。すなわち，ランゲルハンス組織球症（Langerhans cell histiocytosis：LCH）では単球/マクロファージ系細胞に発現するCD68が陽性，CD1aが陽性になるのに対し，非ランゲルハンス細胞型の組織球はCD68陽性，CD1a陰性になるのが特徴である（図3-b）。S-100はランゲルハンス細胞のマーカーとされているが，ECDで陽性になる報告もされている。自験例でも一部陽性であった[4)]（図3-c）。

　ECDの治療としては，ステロイド，各種抗癌薬（シクロホスファミド，ビンブラスチン，アドリアマイシン，エトポシドなど），インターフェロン，シクロスポリン，放射線療法，外科的切除などが報告されている。プレドニゾロンとシクロホスファミドやエトポシドなどの抗癌薬との併用療法が有効であるという報告もある[7)～9)]。また，自験例ではプレドニゾロン単独療法で肺と皮膚病変ともに改善した[10)]（図1-c）。稀少疾患であるため現在のところ確立された治療法はないが，肺病変の軽い症例ではプレドニゾロンを第1選択薬として試みる価値があると考える[10)]。

文 献

1) Chester W. Über Lipoidgranulomatose. Virchows Arch Pathol Anat 1930 ; 279 : 561-602.
2) Jaffe HL. Lipid (cholesterol) granulomatosis. Metabolic, degenerative and inflammatory diseases of bones and joints. Philadelphia : Lea & Febiger, 1972 : 535-41.
3) Veyssier-Belot C, Cacoub P, Caparros-Lefebvre D, et al. Erdheim-Chester disease. Clinical and radiologic characteristics of 59 cases. Medicine 1996 ; 75 : 157-69.
4) Schamburek RD, Brewer HB Jr, Gochuico BR. Erdheim-Chester disease : a rare multisystem histiocytic disorder associated with interstitial lung disease. Am J Med Sci 2001 ; 321 : 66-75.
5) Allen TC, Chevez-Barrios P, Shetlar DJ, et al. Pulmonary and opthalamic involvement with Erdheim-Chester disease : a case report and review of the literature. Arch Pathol Lab Med 2004 ; 128 : 1428-31.
6) Wittenberg KH, Swensen SJ, Myers JL. Pulmonary involvement with Erdheim-Chester disease : radiographic and CT findings. AJR Am J Roentgenol 2000 ; 174 : 1327-31.
7) Yahng SA, Kang HH, Kim SK, et al. Erdheim-Chester disease with lung involvement mimicking pulmonary lymphangitic carcinomatosis. Am J Med Sci 2009 ; 337 : 302-4.
8) Devoussaoux G, Lantuejoul S, Chatelain P, et al. Erdheim-Chester disease : a primary macrophage cell disorder. Am J Respir Crit Care Med 1998 ; 157 : 650-3.
9) Bourke SC, Nicholson AG, Gibson GJ. Erdheim-Chester disease : pulmonary infilteration responding to cyclophosphamide and predonisolone. Thorax 2003 ; 58 : 1004-5.
10) Nagahama K, Hayashi T, Nagaoka T, et al. Erdheim-Chester disease : a response to predonisolone. Respir Med CME 2011 ; 4 : 81-4.

E

代謝疾患・間質性肺炎・その他

- Case 41 剝離性間質性肺炎 DIP
- Case 42 気腫合併肺線維症（CPFE）
- Case 43 超硬合金肺
- Case 44 アミロイドーシス
- Case 45 肺胞蛋白症
- Case 46 IgG4関連疾患
- Case 47 閉塞性細気管支炎
- Case 48 肝肺症候群
- Case 49 傍隔壁性肺気腫
- Case 50 慢性出血性膿胸

Case 41 剥離性間質性肺炎 DIP

Desquamative Interstitial Pneumonia

杉浦弘明

症例提示：考えてみよう

60歳代，男性。
乾性咳嗽，労作時呼吸困難。
図1-aに胸部X線正面像，図1-bに胸部thin slice CTを示す。

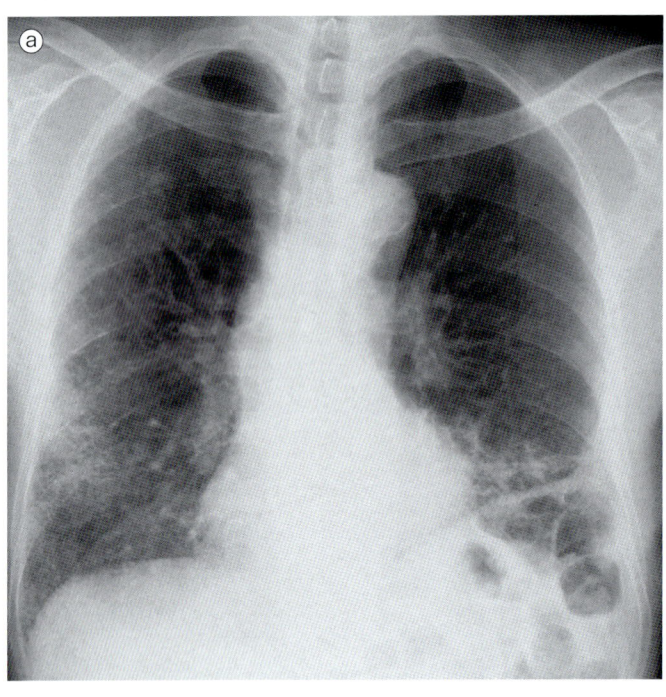

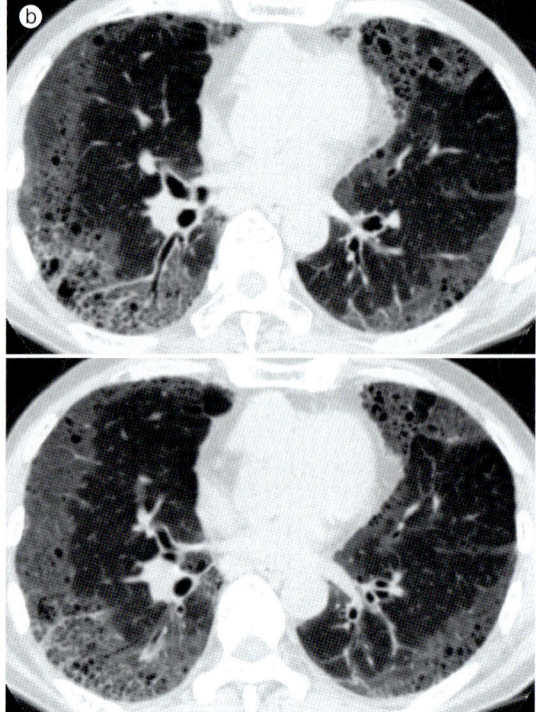

図1

Case 41 症例解説

図1-aでは両側肺底部優位，中から下肺野にすりガラス状陰影，網状影が広がっている。右肺の容積が軽度減少していると考えられる。図1-bでは両側下葉末梢優位にすりガラス状陰影が広がり，内部に嚢胞が多発している。個々の嚢胞の壁は薄く蜂窩肺とは言い難い所見である。すりガラス状陰影と健常肺との境界は明瞭である。

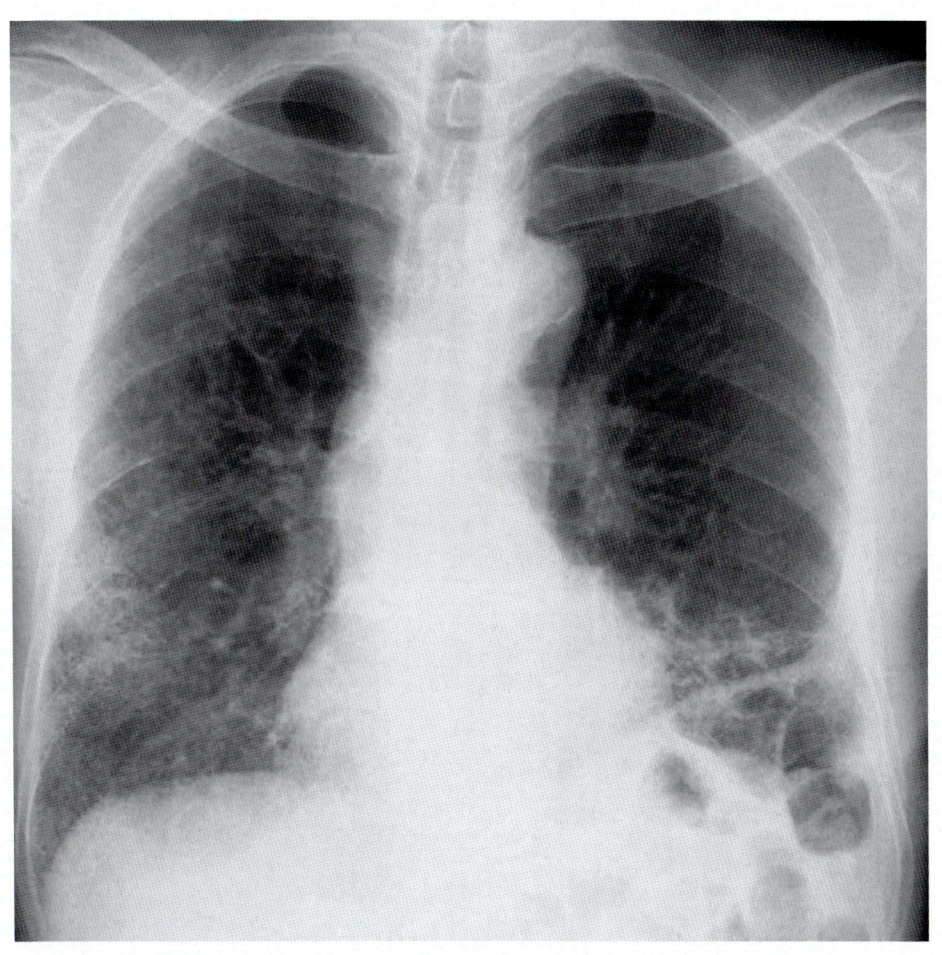

図1-a　胸部X線正面像
両側肺底部優位，中から下肺野にすりガラス状陰影，網状影が広がっている。左横隔膜が挙上しているが，本疾患との関連性は乏しいと考えられる所見である。

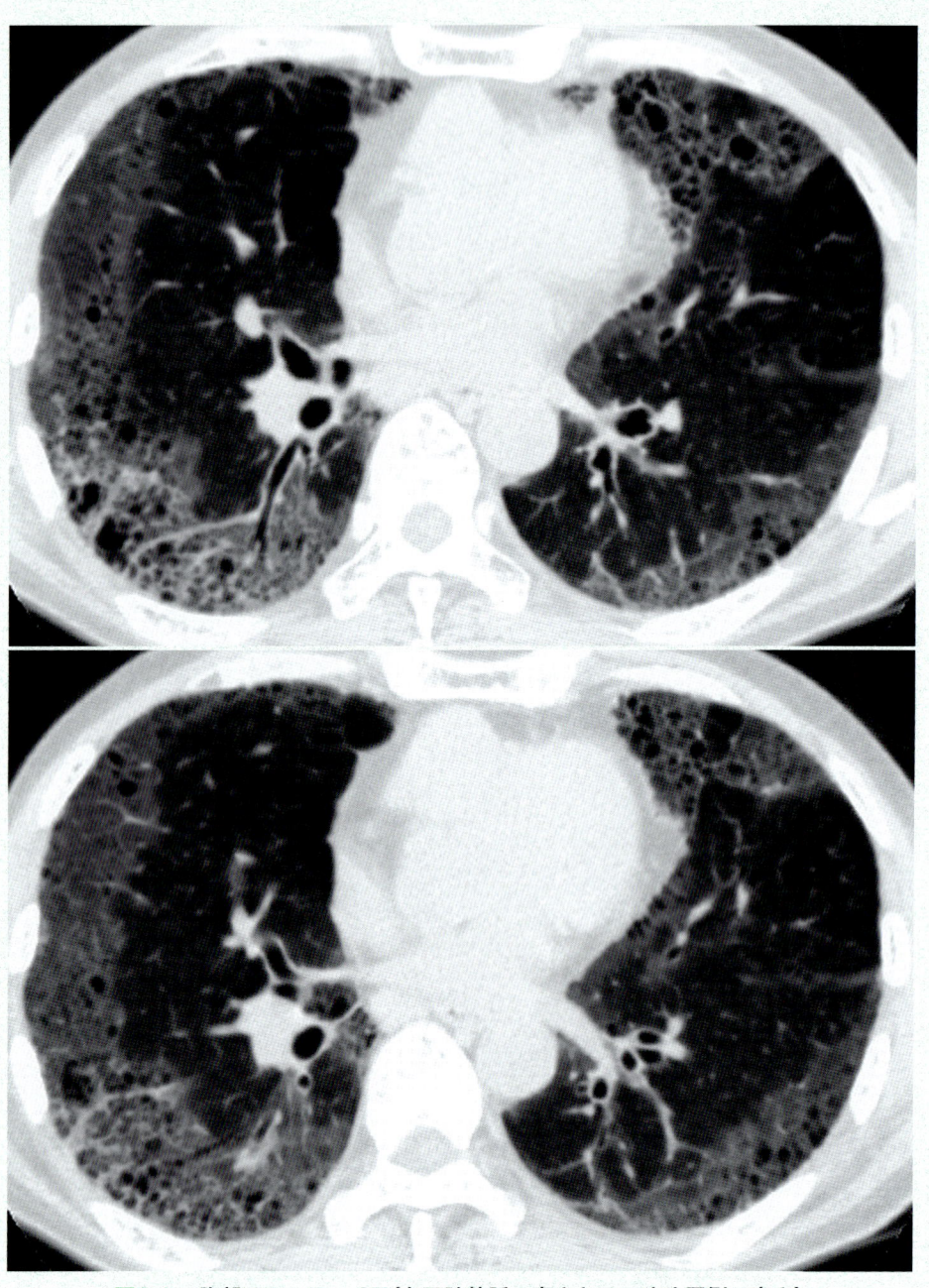

図1-b 胸部thin slice CT（左下肺静脈の高さとそのやや尾側の高さ）
両側下葉末梢優位にすりガラス状陰影が広がり，内部に嚢胞が多発している。

剥離性間質性肺炎とは？

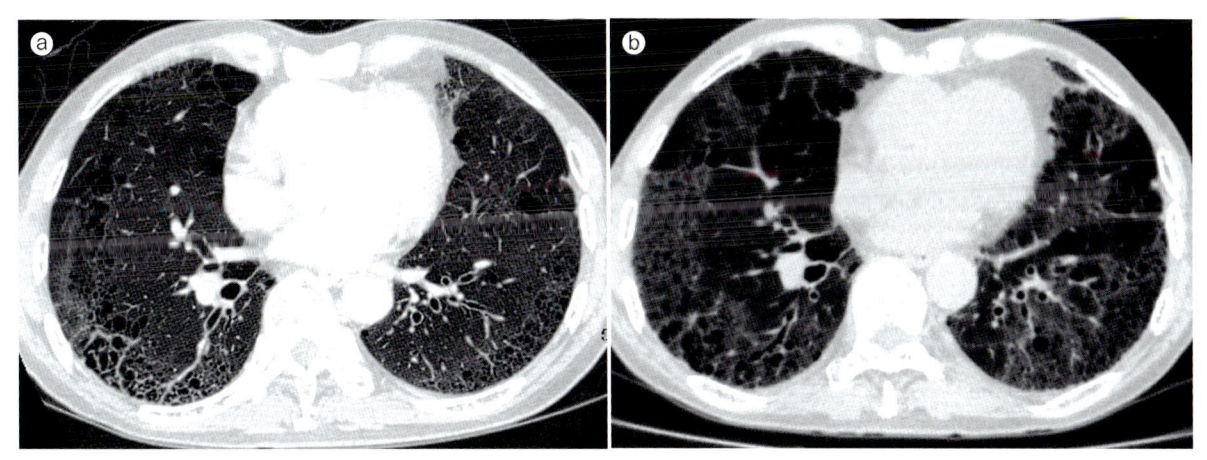

図2 剥離性間質性肺炎
a 胸部thin slice CT（禁煙，ステロイド治療開始2年後）：両側下葉末梢優位のすりガラス状陰影は著明に縮小，消失している。気腫性変化や囊胞は残存している。
b 胸部thin slice CT（aの3年後）：治療を継続しているにもかかわらず，緩徐にすりガラス状陰影が拡大している。囊胞性変化や肺野の容積減少の進行はほとんどみられない。

剥離性間質性肺炎は1965年，Liebowらによって報告されたまれな間質性肺炎である[1]。喫煙との関連性が強く90％以上の症例が喫煙者である。粉塵吸入や膠原病が原因となることもある。喫煙との関連が強いことから喫煙関連間質性肺炎の一種であると考えられている。

30〜50歳代に好発し，平均年齢は45歳である[2]。男女比は2：1である。症状は比較的乏しく，潜在性の呼吸困難や乾性咳嗽で発症することが多い。約半数の症例でバチ指が見られる。肺機能検査では拡散能の低下が見られる。気管支肺胞洗浄液で好酸球増多が見られることがある[3]。

病理学的特徴は，肺胞腔内に黄褐色色素を含むマクロファージが充満していることである。当初は気腔内に剥離した肺胞上皮が充満していると考えられていたが，後にマクロファージが充満していることが判明した。病変は比較的均一に広範に広がり，線維化は軽微である。蜂窩肺はないか，あったとしてもわずかである[2]。

胸部X線写真では両側肺底部優位に網状影，網状粒状影を呈し，容積減少を伴う。胸部CTでは両側下葉優位，背側胸膜直下優位のすりガラス状陰影（60〜75％）を呈することが多く，びまん性のすりガラス状陰影を呈する場合もある。すりガラス状陰影は境界明瞭であることが多い[4,5]。半数の症例で軽度の網状影を呈する。まれに蜂窩肺が見られることもある。32〜75％の症例ですりガラス状陰影内に囊胞が混在する[6]。これらの囊胞は病理学的に拡張した細気管支や肺胞管を見ていると考えられている。線維化が乏しいことを反映して容積減少，牽引性気管支拡張などの構造改変を示唆する所見は乏しい。

喫煙との関連で，小葉中心性の気腫性変化をみることも多い。呼気時の撮像で斑状のair trappingが見られることもある。喫煙に関連した細気管支病変の影響と考えられる。

鑑別診断としてほかの特発性間質性肺炎（nonspecific interstitial pneumonia：NSIP），RB-ILD（respiratory bronchiolitis-associated interstitial lung disease），過敏性肺臓炎，膠原病に合併する間質性肺炎，肺胞蛋白症，薬剤性肺炎などが挙げられる。

　治療は通常禁煙が勧められる。禁煙で改善しない場合にはステロイド治療が選択される。呼吸器症状，肺機能，画像所見の改善がみられることが多いが，完治することはあまりない[7]。約25％の症例はステロイド治療でも増悪する。

文　献

1) Liebow AA, Steer A, Billingsley JG. Desquamative interstitial pneumonia. Am J Med 1965；39：369-404.
2) Katzenstein AL, Myers JL. Idiopathic pulmonary fibrosis：clinical relevance of pathologic classification. Am J Respir Crit Care Med 1998；157：1301-15.
3) Kawabata Y, Takemura T, Hebisawa A, et al. Eosinophilia in bronchoalveolar lavage fluid and architectural destruction are features of desquamative interstitial pneumonia. Histopathology 2008；52：194-202.
4) Hartman TE, Primack SL, Swensen SJ, et al. Desquamative interstitial pneumonia：thin-section CT findings in 22 patients. Radiology 1993；187：787-90.
5) Lynch DA, Travis WD, Müller NL, et al. Idiopathic interstitial pneumonias：CT features. Radiology 2005；236：10-21.
6) Koyama M, Johkoh T, Honda O, et al. Chronic cystic lung disease：diagnostic accuracy of high-resolution CT in 92 patients. AJR Am J Roentgenol 2003；180：827-35.
7) Ryu JH, Myers JL, Capizzi SA, et al. Desquamative interstitial pneumonia and respiratory bronchiolitis-associated interstitial lung disease. Chest 2005；127：178-84.

Case 42 気腫合併肺線維症（CPFE）

Combined Pulmonary Fibrosis and Emphysema

山崎　進　小山信之　金澤　實

症例提示：考えてみよう

70歳代，男性。
重喫煙歴（45本/日，35年）がある。進行する呼吸困難のため当院を受診した。図1-aに胸部単純X線像，図1-bに胸部単純CT（肺野条件表示）を示す。

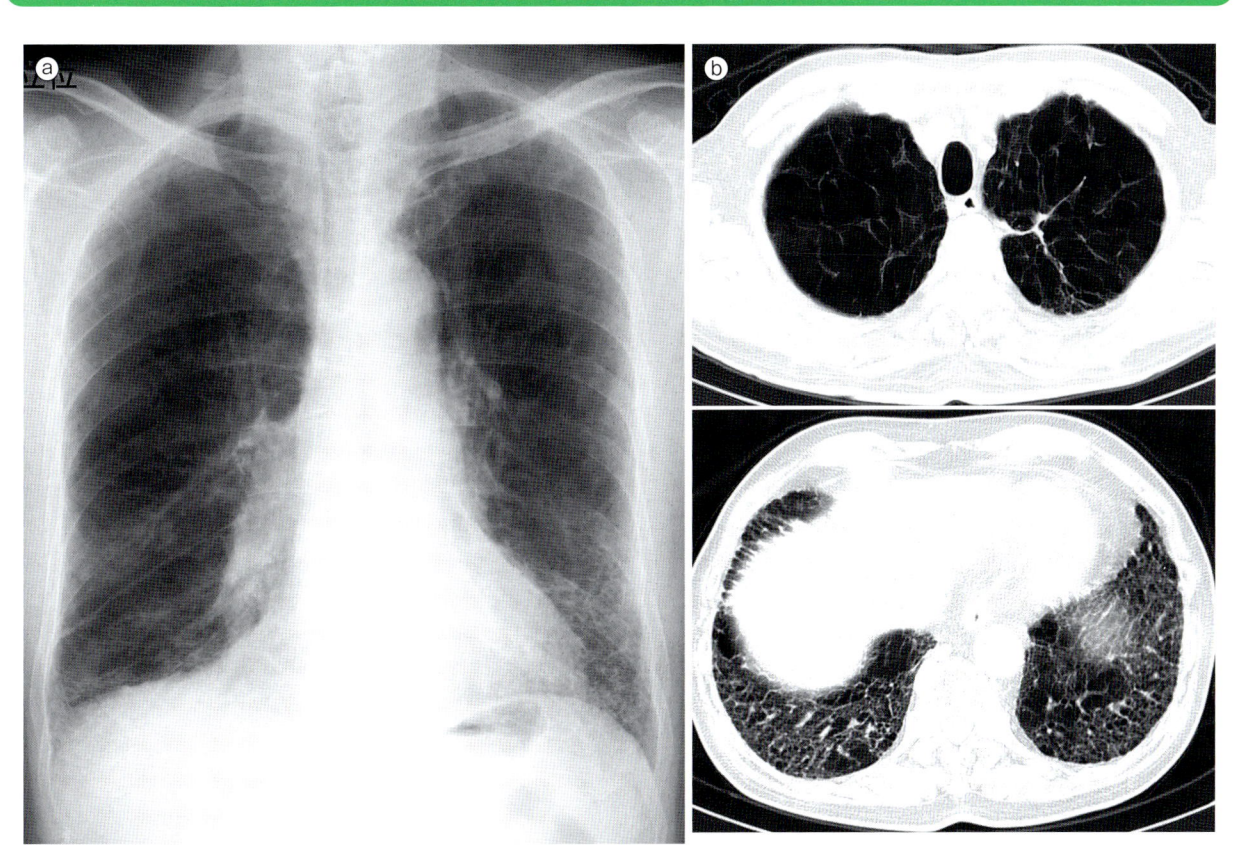

図1

Case 42 症例解説

図1-aでは上肺野の透過性亢進と下肺野の網状影，すりガラス影を認める。図1-b〜eでは上葉に肺気腫，下葉には線維化と網状影，牽引性気管支拡張を伴い背側に蜂巣肺を認め，通常型間質性肺炎（usual interstitial pneumonia：UIP）パターンである。

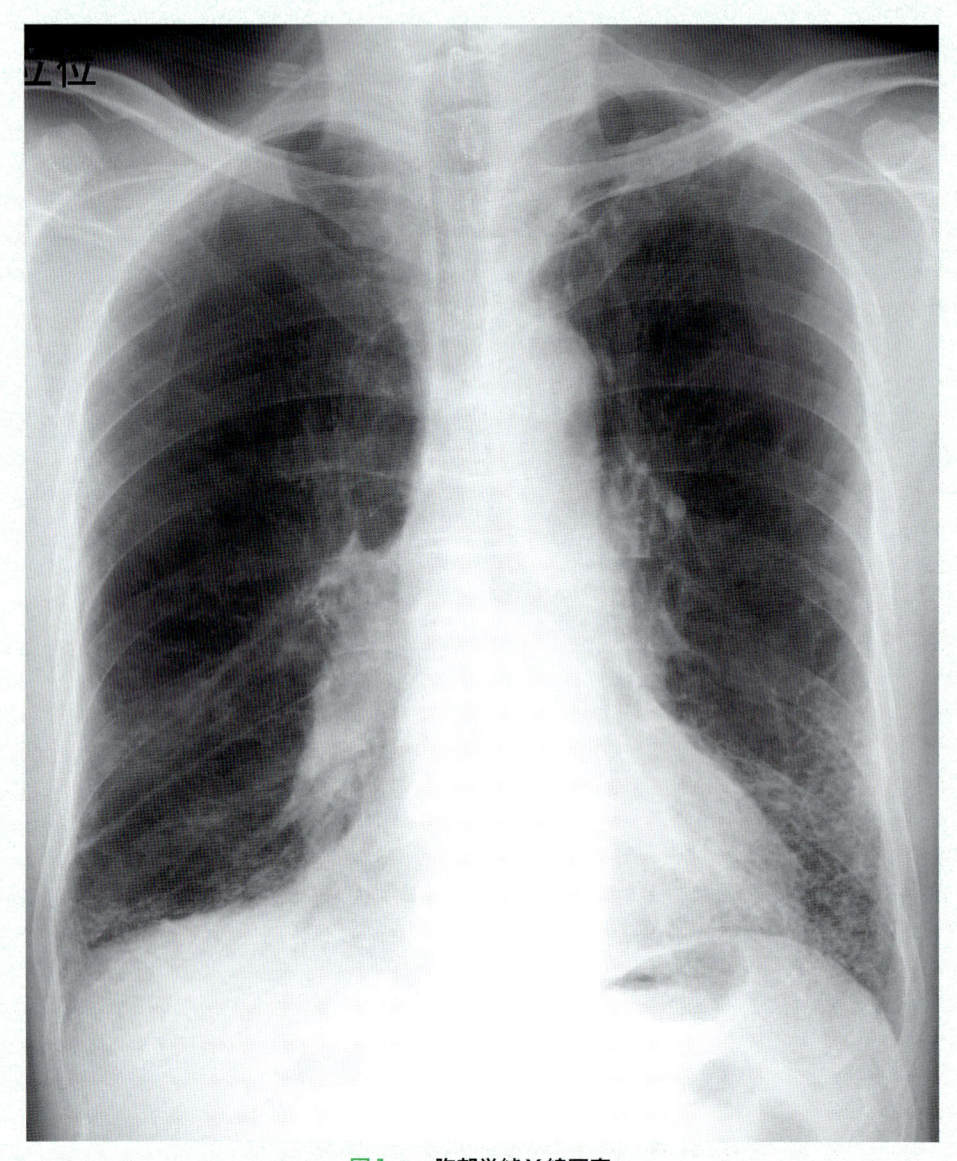

図1-a　胸部単純X線写真

図1-b 胸部CT

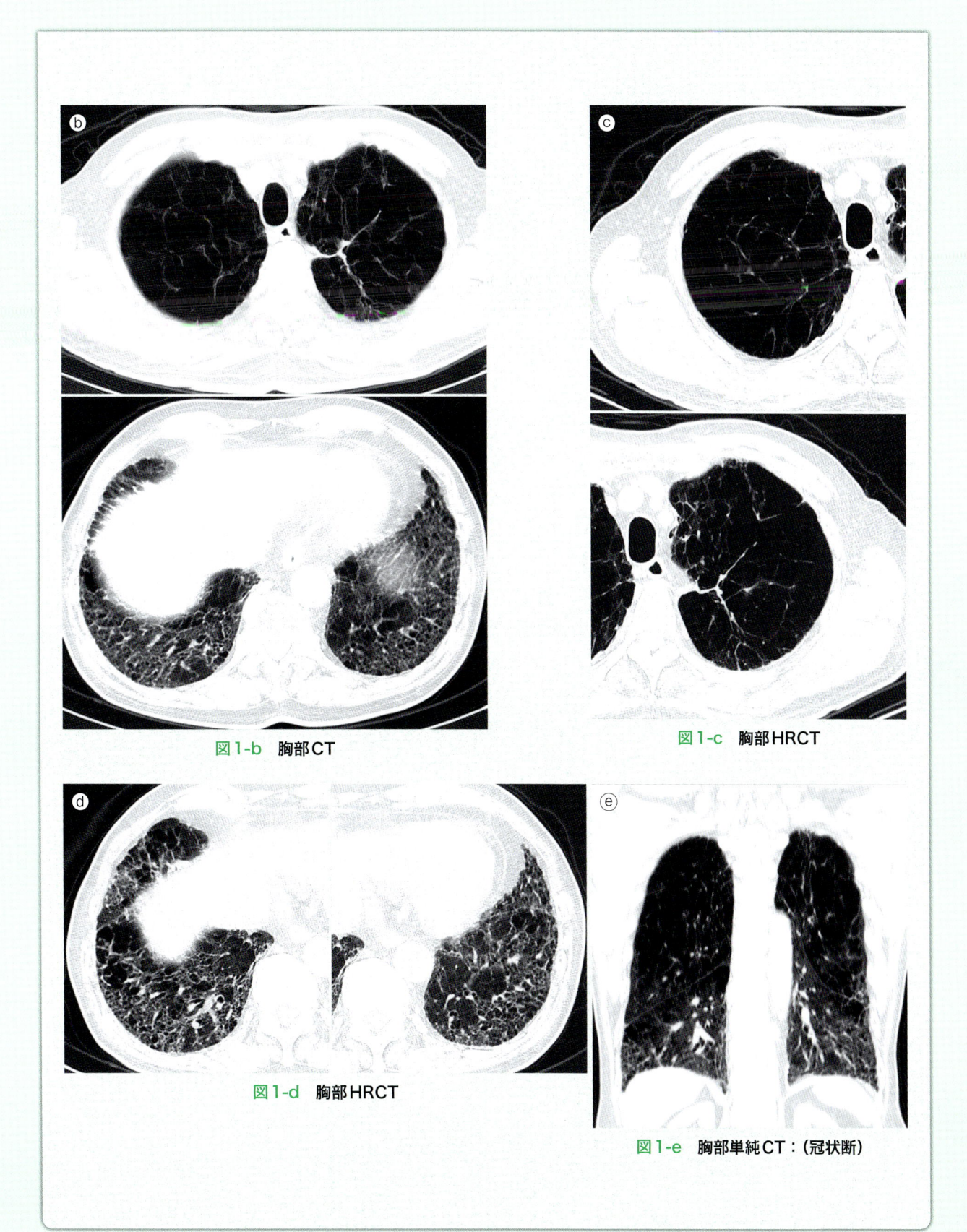

図1-c 胸部HRCT

図1-d 胸部HRCT

図1-e 胸部単純CT：(冠状断)

気腫合併肺線維症とは？

　間質性肺炎は肺胞壁への炎症性細胞浸潤と肥厚・線維化による肺気量の縮小を特徴とし，肺気腫は肺胞壁の破壊を伴って気腔が拡大し，肺気量が増大する。この2者はともに慢性炎症性呼吸器疾患であり，従来からまったく別の病態と想起されてきたが，背景に加齢と喫煙が共通するのみならず，おのおのの病態に重要な役割を果たす蛋白分解酵素，炎症性サイトカイン，増殖因子，酸化ストレスなど共通点が多い。従来から肺気腫には線維化を伴う慢性肺気腫という臨床病型が存在し，定義されていた。また特発性間質性肺炎においても非典型例と呼ぶ例が多数存在し，男性，高齢，喫煙指数が高いことが知られていた。2005年にCottinら[1]が上肺野優位に肺気腫，下肺野に間質性肺疾患を認める61症例を取り上げ，combined pulmonary fibrosis and emphysema（CPFE）というCT画像で定義される症候群を提唱したのを機に注目を集めるようになった。

　国内の小谷らの報告[2]で，胸部CTを撮影した149,000例の患者のうち，肺気腫を伴う特発性肺線維症（idiopathic pulmonary fibrosis：IPF）の頻度は31例（0.2％）であった。海外の報告ではHRCTで診断された，IPF患者における肺気腫合併例は30％程度（31/110例）に上るとされており[3]，実際には相当数の患者が未診断の状態であると推測される。当科の特発性間質性肺炎の連続108例の検討では54例（50％）に胸部CTで小葉中心性肺気腫を認め，喫煙例では62％に及んだ。一方，臨床的に，慢性閉塞性肺疾患（chronic obstructive pulmonary disease：COPD）と診断された例のCT画像を検討すると，ごく軽度のものを含めれば33％に線維化病変を認めた[4]。頻度の相違は疾患概念と定義がはっきりと定まっていないこと，そもそもこの疾患群が一部の呼吸器内科医のみの知るところであることに起因していると推測される。Cottinら[1]のCPFEの報告では診断時の平均年齢は65歳，性別は男性に多く，ほぼ全例が重喫煙者であった。国内の報告では肺線維症合併肺気腫患者は合併しない患者と比較してBMIの低下が少ない，喫煙以外の環境曝露（粉じん曝露，農薬[5]，アスベスト[6]）も報告されている。また国内の報告では線維化を伴わないCOPD患者と比較して，肺癌の合併率が有意に高いことが特徴づけられている。

　臨床像は非特異的であり，咳嗽，喀痰，胸痛，バチ指を認め，肺底部のラ音を認める患者が多く，喘鳴を聴取することもある。進行例では低酸素血症を呈し，労作時の呼吸困難が顕著であり，気管支拡張薬に対する反応性に乏しい。CPFEの患者の呼吸機能検査はIPF患者とも，COPD患者とも異なるとされ，ほぼ全例で肺拡散能（D_{LCO}）の低下が見られるのとは対照的に，1秒率（$FEV_1/FVC<70％$）が低下していたのは約半数，拘束性障害を呈していたのは約2割程度であった[1]。これは，肺気腫による閉塞性障害と線維化による拘束性障害が互いに相殺されるため，スパイロメトリーでは軽度の異常にとどまる一方，D_{LCO}の低下，ガス交換障害，特に労作時の低酸素血症に対しては相加的に作用するためと推測されている。

　Cottinらの報告[1]では61例のうち8例で開胸肺生検が施行されており，上葉に主に小葉中心性肺気腫が存在し，間質性肺炎はUIPが5例，剥離性間質性肺炎（desquamative interstitial pneumonia：DIP），器質化肺炎（organizing pneumonia：OP）が1例ずつ，分類不明の間質性肺炎が1例であった。

　現時点で肺気腫を伴う間質性肺炎に対する特定の治療法は確立していない。過去の報告においては吸入ステロイド，気管支拡張薬，ステロイドの内服治療，免疫抑制薬が行われているが反応は乏しいとされている。

生存期間については，IPF単独例に比べ予後不良であるとするものと[3]，差はみられないとするものがあり[8]，予後因子の評価を含めさらに検討が必要である。

文　献

1) Cottin V, Nunes H, Brillet PY, et al. Combined pulmonary fibrosis and emphysema：a distinct underrecognised entity. Eur Respir J 2005；26：586-93.
2) 小谷敬太，村田和子，吉田祥二，ほか．肺気腫と特発性肺線維症の併存症例における胸部CT像の評価．断層映像研会誌 2004；31：25-9.
3) Mejía M, Carrillo G, Rojas-Serrano J, et al. Idiopathic pulmonary fibrosis and emphysema：decreased survival associated with severe pulmonary arterial hypertension. Chest 2009；136：10-5.
4) 嶺崎祥平，臼井　裕，酒井文和，ほか．第2回呼吸機能イメージング研究会学術集会（2010年1月30日，那覇）にて発表．
5) Daniil Z, Koutsokera A, Gourgoulianis K. Combined pulmonary fibrosis and emphysema in patients exposed to agrochemical compounds. Eur Respir J 2006；27：434.
6) Copley SJ, Lee YC, Hansell DM, et al. Asbestos-induced and smoking-related disease：apportioning pulmonary function deficit by using thin-section CT. Radiology 2007；242：258-66.
7) Janson C, Gislasonb T, Ulrike CS, et al. Characteristics of hospitalised patients with COPD in the Nordic countries. Respir Med 2006；100：S10-6.

Case 43 超硬合金肺

Hard Metal Pneumoconiosis

岩澤多恵　小倉高志

症例提示：考えてみよう

50歳代，女性。
10年前よりドリル研磨に従事していた。咳があった。
図1-aに胸部単純X線写真正面像，図1-bに肺野条件のCTを示す。

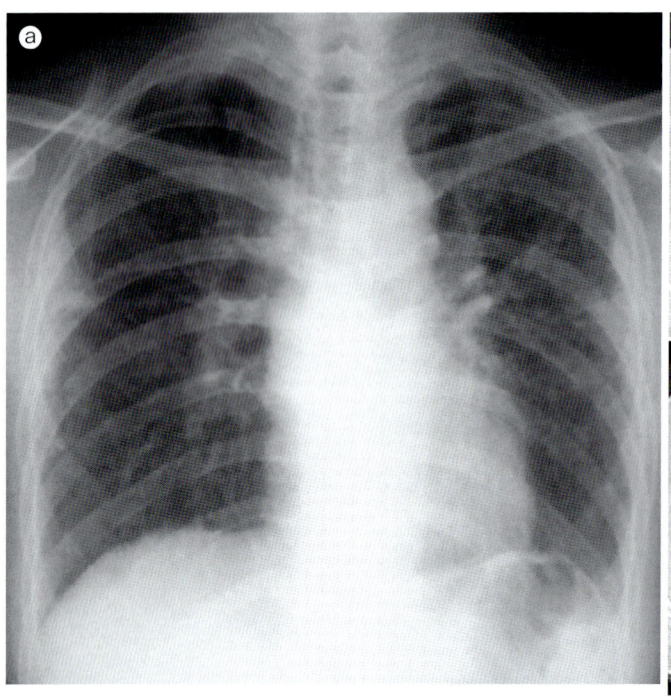

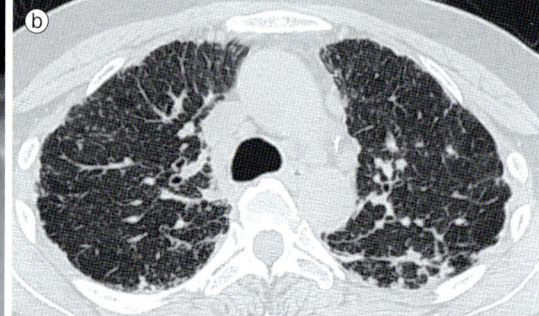

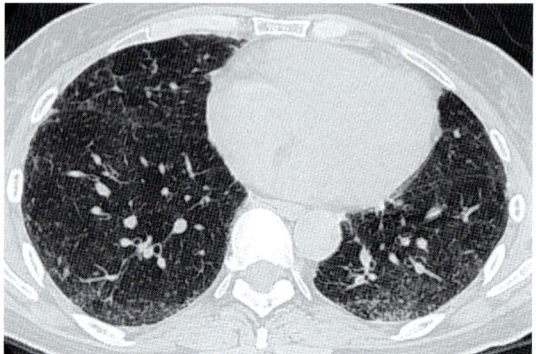

図1

Case 43 症例解説

　図1-aでは全体に肺容積が低下している。下肺野はむしろ保たれており，典型的な膠原病肺や特発性肺線維症などとは異なる。また上肺野を中心に粒状，網状陰影が見られる。

　図1-bでは上葉では末梢を中心に，線維化と思われる網状病変が見られる（▶）。また小葉中心性と思われる粒状病変が見られる（→）。下葉では末梢を中心に網状，すりガラス状病変が見られる。典型的な蜂窩肺は認められない。

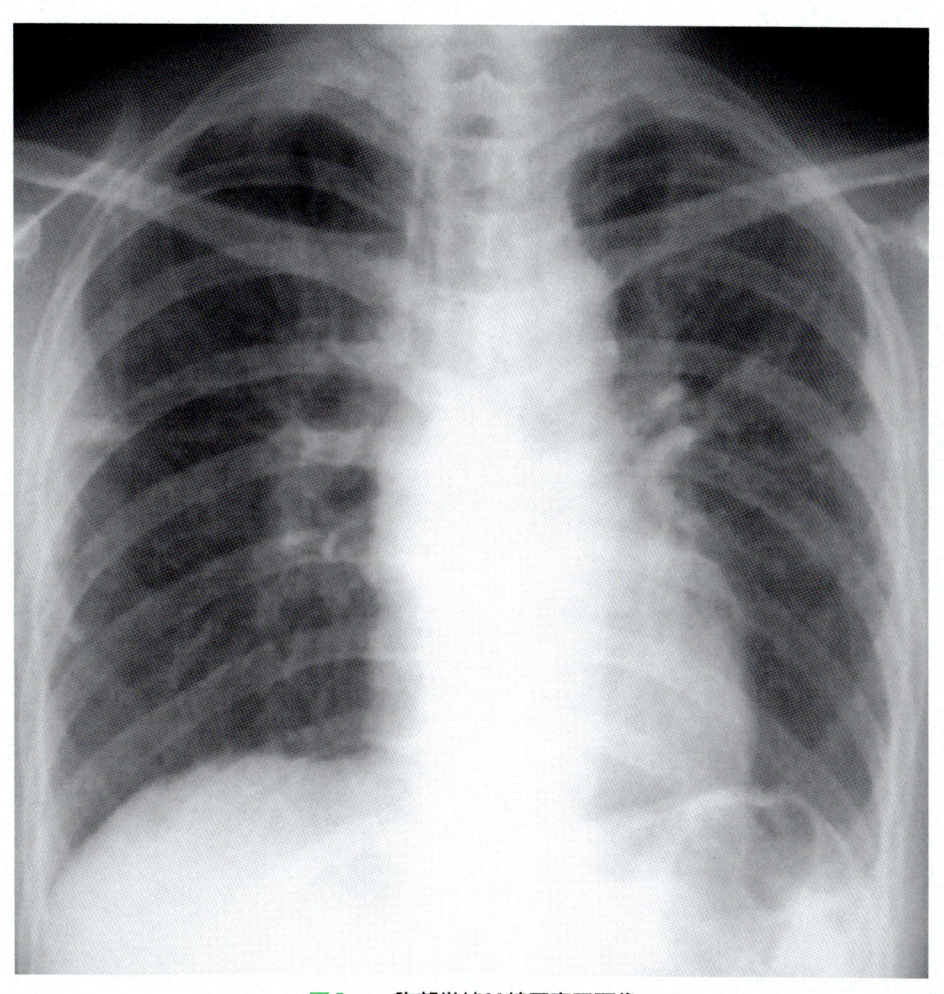

図1-a　胸部単純X線写真正面像

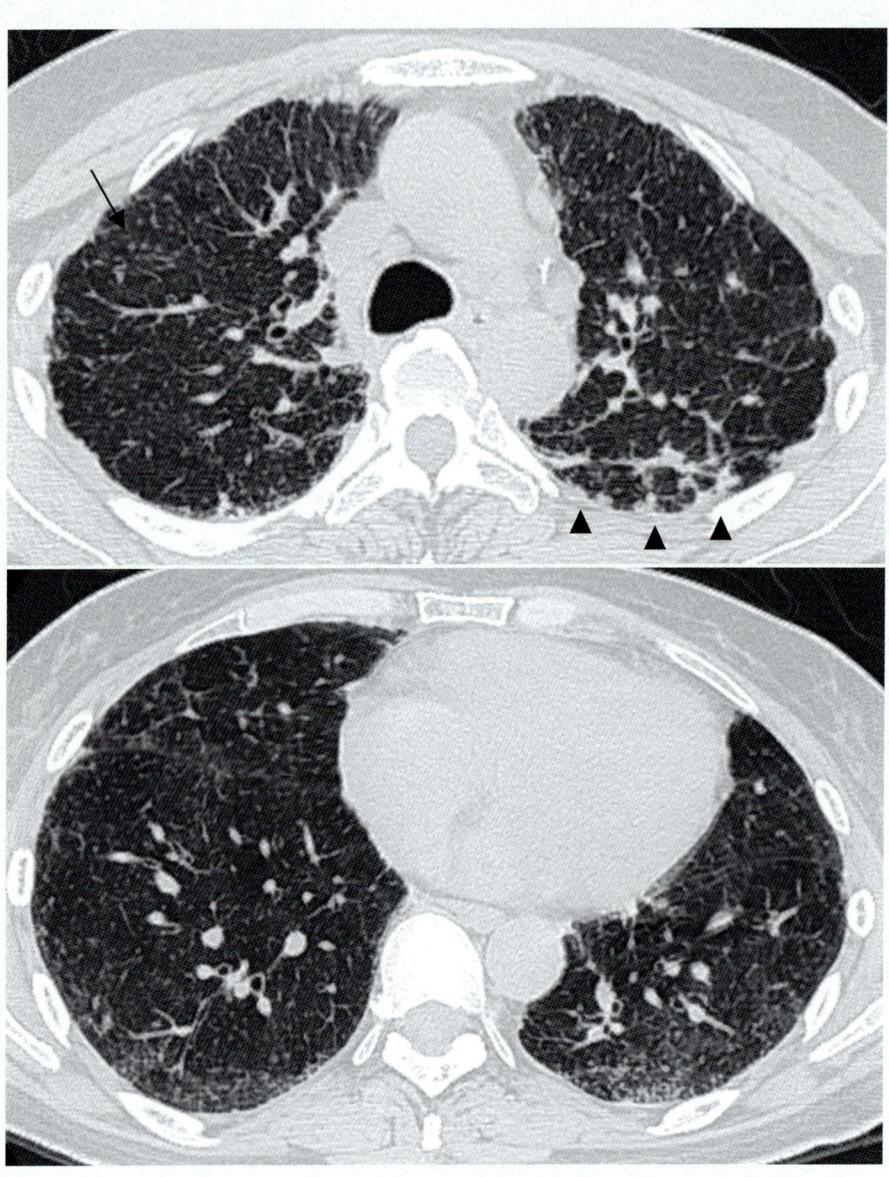

図1-b 肺野条件CT

超硬合金肺とは？

　超硬合金とはタングステンとコバルトを主成分として固めた合金で，炭化チタン，炭化タンタル，炭化バナジウムなどを含む場合もある。非常に固く，耐熱性に優れるため，工具としても広く用いられている。超硬合金肺は超硬合金を吸入することによって起こる職業性肺疾患で，職業曝露は，超硬合金の製造過程はもちろん，超硬合金工具を使用した研磨作業やダイヤモンドの加工などでも起こり得る。

　コバルトは，動物実験でそこから遊離する活性酸素によって細胞障害を起こすことが知られており，発癌物質でもある。タングステンについても，近年動物実験での毒性が証明されている。

　超硬合金肺は，比較的短い曝露で，過敏性肺臓炎のように亜急性に起こる場合が多いとされる。離職することで改善する場合があるが，死亡例も報告されている。同じ職場で同じように曝露しても超硬合金肺を起こす人と起こさない人があり，何らかの免疫反応が発症に関連している可能性がある。症状は，咳，息切れなどで，呼吸機能検査では拘束性障害を示し，胸部単純X線写真やCTで図に示したような所見が見られるが，特異的な所見ではない。十分な問診で職業歴からまず本疾患を疑うことが重要と思われる。

　病理学的には，多くの症例で，巨細胞性間質性肺炎（giant cell interstitial pneumonia：GIP）を示す。すなわち，細気管支周囲に細胞浸潤と線維化を認め，大きな多核の細胞（巨細胞）が見られる。この巨細胞は気管支洗浄液中でも見られることが知られており，診断に有用である。ただし，典型的なGIPパターンを示さない症例もあり，こうした症例ではUIPパターン（通常型間質性肺炎）と極めてまぎらわしく，肺の組織から，タングステンやコバルトなどの元素を証明することが診断の決め手となる。Moriyamaら[1]は，微量な元素を検出するためのelectron probe microanalyzerを用いて，17例の超硬合金肺を解析し，小葉中心性の線維化の部位に一致して，タングステンやコバルトなどの金属が見られたと報告している。タングステンが90％以上の症例で認められたのに対して，コバルトは10％にしか認められなかった。これはコバルトが水溶性であることに起因する可能性もある。

　超硬合金肺は極めてまれな疾患で，画像所見のまとまった報告は少ないが，CTでは，多くは，小葉中心性の粒状，すりガラス状病変を示すとされる[2]。ただし，本症例のように間質性肺炎のパターンを呈する症例も知られている。

　本症例はドリル研磨に従事しているが，同じ職場で，超硬合金肺になったのはこの症例だけで，当初は別の病院で特発性肺線維症（idiopathic pulmonary fibrosis：IPF）と診断され，経過観察されていた。当センターで胸腔鏡下肺生検を行い，組織からタングステン，コバルトの存在が証明され，超硬合金肺の診断が確定した。IPFは現時点では進行性で根本的治療法は確立されていないが，超硬合金肺は仕事をやめることで改善する場合がある。IPFでは通常，肺底部優位のパターンであり，本症例のように上肺野優位の肺容積の低下を認めた場合は，慢性過敏性肺臓炎や，じん肺を徹底的に除外する必要がある。胸腔鏡下肺生検など侵襲の高い検査を行っても診断を確定すべきである。

文 献

1) Moriyama H, Kobayashi M, Takada T, et al. Two-dimentional analysis of elements and mononuclear cells in hard metal lung disease. Am J Respir Crit Care Med 2007 ; 176 : 76-7.
2) Choi JW, Lee KS, Chung MP, et al. Giant cell interstitial pneumonia : high-resolution CT and pathologic findings in four adult patients. AJR 2005 ; 184 : 268-72.

Case 44 アミロイドーシス

Amyloidosis

酒井文和

症例提示：考えてみよう

60歳代，女性。
労作時呼吸困難を主訴に来院した。発熱や白血球の増加などはない。
図1-aに胸部単純X線正面像，図1-b，cに肺野条件CT像を示す。

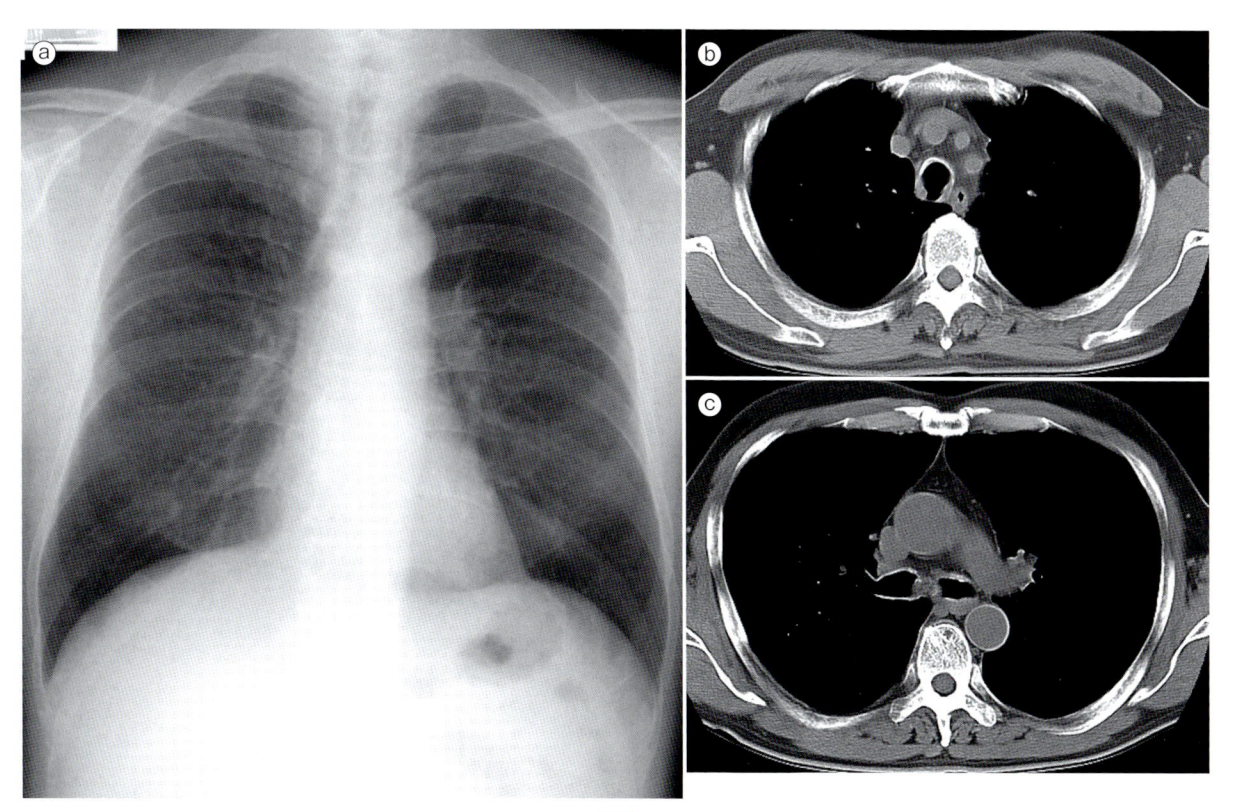

図1

Case 44 症例解説

　図1-aでは，気管の軽度狭窄がみられる（→）。肺野には異常陰影はみられない。CTでは気管と主気管支壁の肥厚が見られ，壁の石灰化も高度である。図1-bでは，気管壁の肥厚は，気管の前方部と側方部に高度であり，膜様部の中央部では，肥厚が軽度である（▷）。気管分岐部以下（図1-c）では膜様部と軟骨部の肥厚の差はみられない（▶）。両側の主気管支壁がほぼ全周性に肥厚している。気管気管支の肥厚した壁内には石灰化を認める。

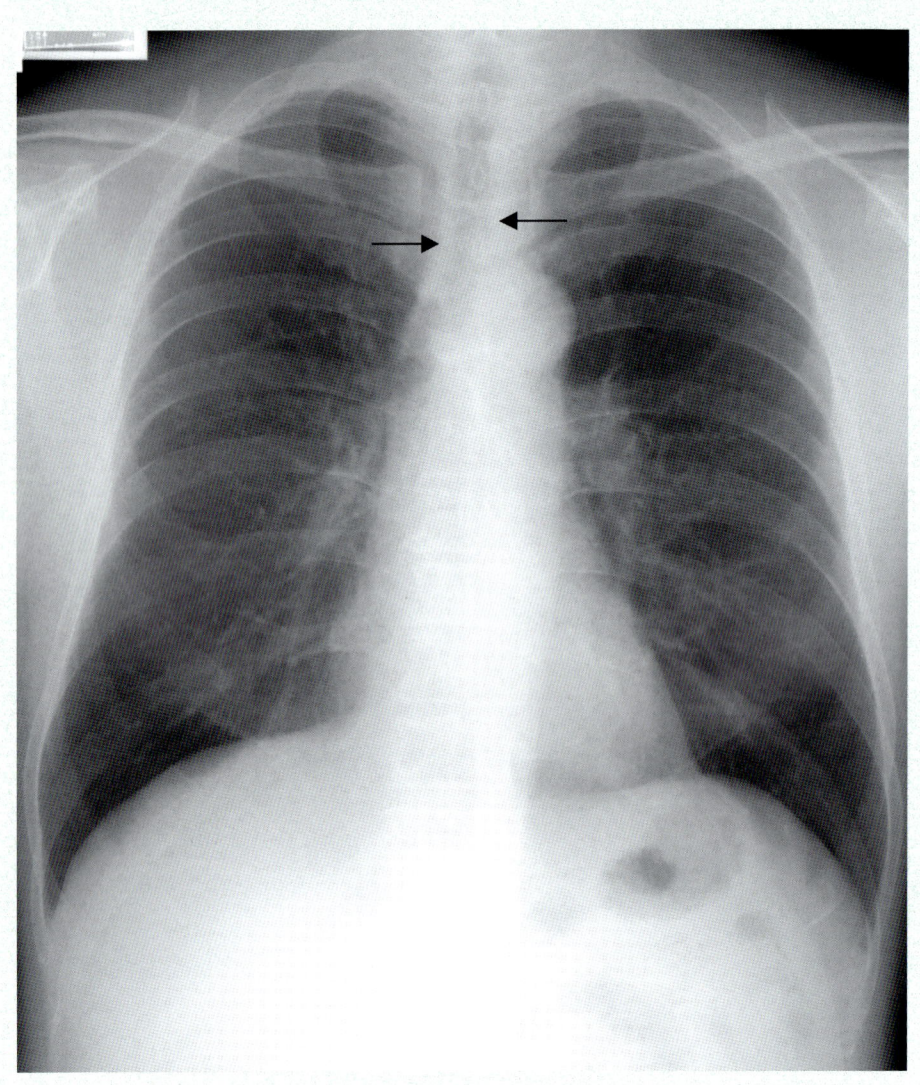

図1-a　胸部単純X線正面像

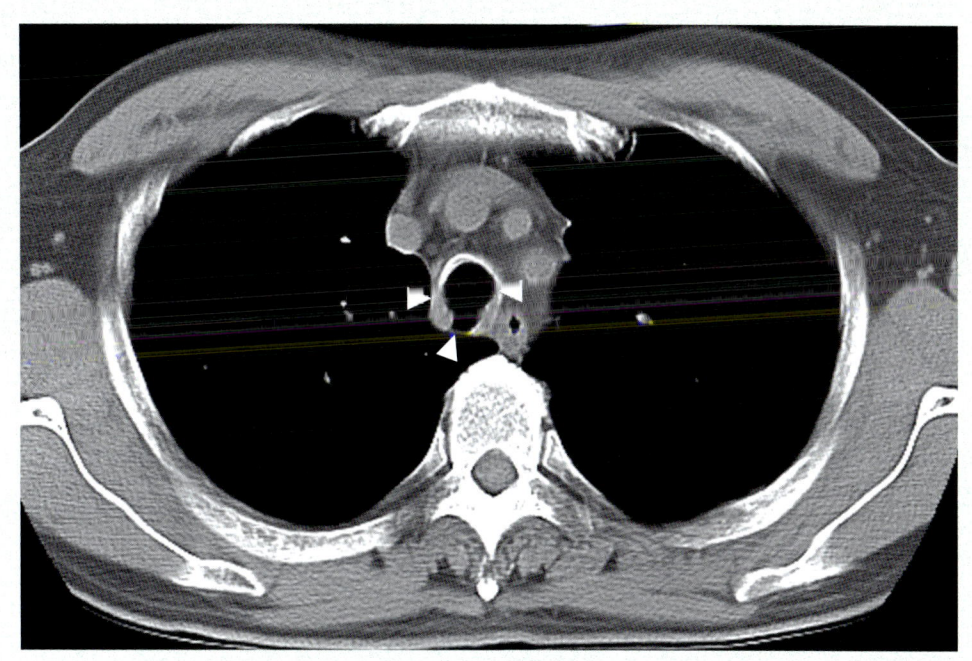

図1-b　胸部単純CT
気管壁の肥厚が見られる。

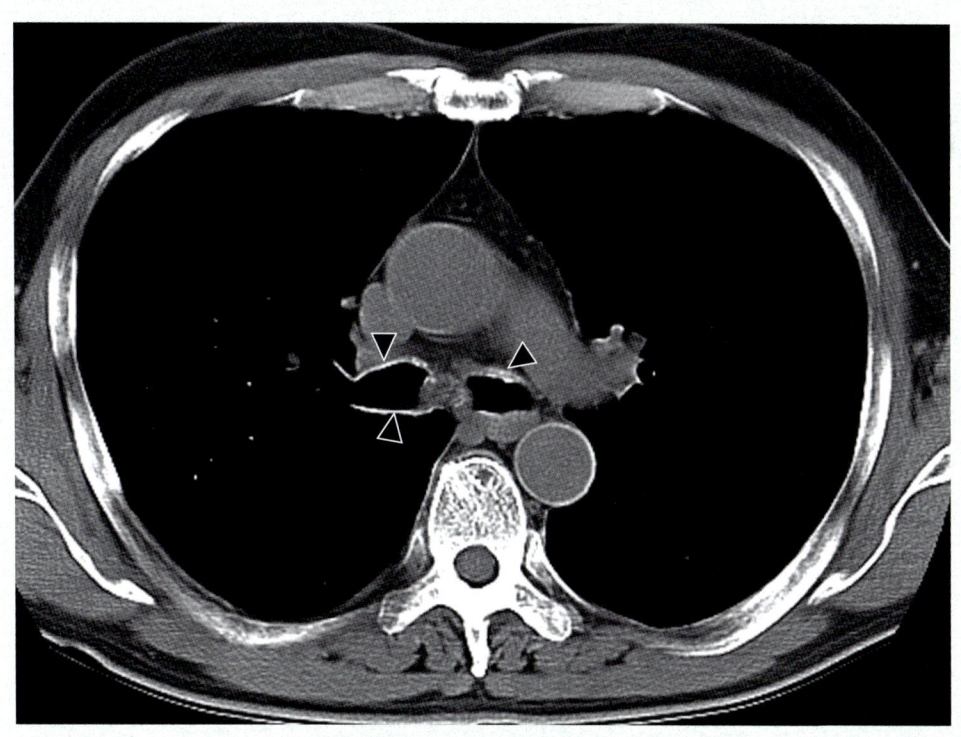

図1-c　胸部単純CT

アミロイドーシスとは？

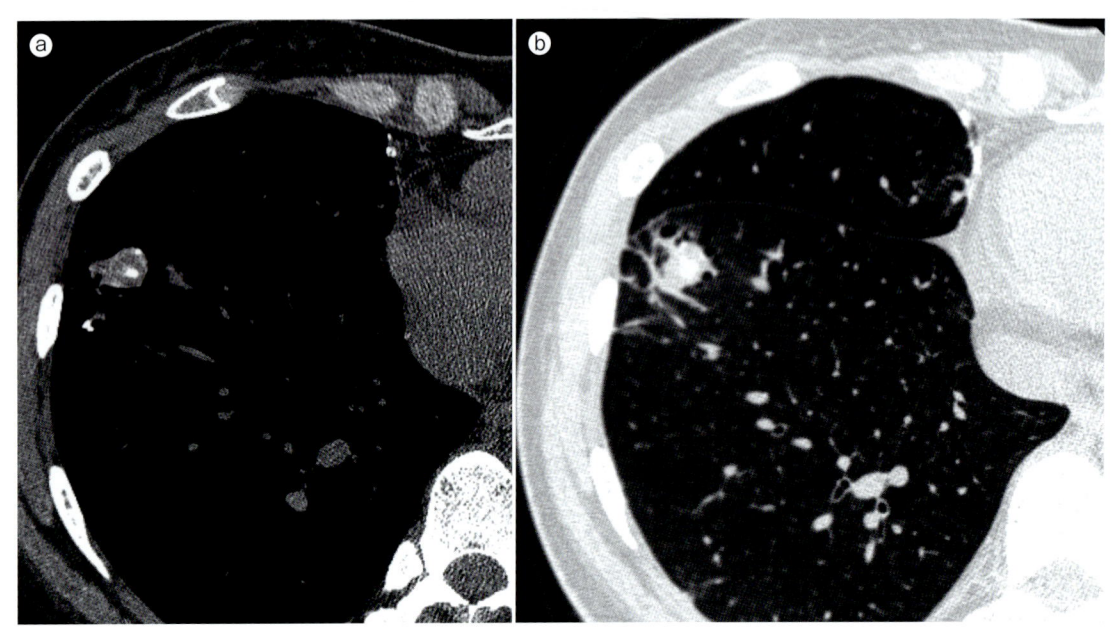

図2 結節型アミロイドーシス
a 胸部高分解能CT（縦隔条件表示）：結節内部に石灰化が含まれる。
b 胸部高分解能CT（肺野条件表示）：境界がやや直線状の辺縁をもつ結節陰影が右中葉にみられる。結節の周辺に囊胞陰影やすりガラス陰影を伴う。その他に肺野の多発粒状陰影がみられ，アミロイドーシスによる多発結節と考えられた。

　アミロイドーシス（amyloidosis）は，細胞外基質に特有の蛋白成分の沈着を認める疾患でありWHO分類では，沈着するアミロイド蛋白の種類により分類される[1]。免疫グロブリン軽鎖由来のアミロイドが沈着するAL amyloidosis（原発性アミロイドーシス）と慢性炎症性疾患に伴いamino acid terminus serum protein A由来のアミロイド蛋白が沈着するAA amyloidosis（2次性アミロイドーシス），transthyretine由来のATTRの沈着を来す老人性アミロイドーシス，透析を受けている慢性腎不全患者で$β_2$ microglobulin由来のA$β_2$-mが沈着する透析関連アミロイドーシスなどに分類される。これらのうちで圧倒的に多いものは，AL amyloidosisとAA amyloidosisであるが，AL amyloidosisの少なくとも30％に形質細胞の増殖異常plasama cell dyscrasiaを伴う。全身性アミロイドーシスの多くはAL amyloidosisである。また限局性アミロイドーシスも通常はAL amyloidosisである。全身性アミロイドーシスの約30～90％に気管支肺アミロイドーシスがみられるという。心アミロイドーシスはAA amyloidosisに多く，心筋の肥厚，心不全などの症状を示し，予後は不良である。

　胸部で，最もおかされやすい臓器は心臓である。しばしば胸膜アミロイドーシスや心不全による治療抵抗性の両側性胸水を示す。肺実質陰影は，さまざまなタイプを示す。肺気管支のアミロイドーシスは，肺の間質にびまん性にアミロイドが沈着するdiffuse interstitial type，肺内に単発または多発結節陰影の形成を認める結節型nodular type，気管気管支の粘膜下にアミロイドの沈着をみる気管気管支型tracheobronchial type

に分けられる[1)2)]。最も頻度が高いのは気管気管支型である。

1 気管気管支型アミロイドーシス（図1）

　胸部の限局性アミロイドーシスであり，多くはAL amyloidosisである。亜区域枝までの中枢部気道壁粘膜下にアミロイドの沈着を認める。多くはプラーク状のアミロイド沈着をみるが，時にポリープ状の腫瘤を形成することがある。CTでは，中枢気道壁の全周性肥厚を認める。またしばしば気道壁の石灰化を伴う。鑑別診断では，再発性多発軟骨炎，ウェゲナー肉芽腫，サルコイドーシスなどの中枢気道のびまん性あるいは限局性狭窄を示す疾患である[3)]。

2 肺結節型アミロイドーシス（図2）

　限局性肺アミロイドーシスの一形である。多くはAL amyloidosisである。シェーグレン症候群に合併するものの報告が多く，肺の多発石灰化結節，単発結節が報告される。結節は徐々に増大する。シェーグレン症候群では，壁の薄い囊胞性病変が形成される例があるが，その形成機序は解明されていない。多くの結節陰影を来す疾患が鑑別の対象になる。

3 びまん性胞隔型アミロイドーシス

　肺胞隔壁や血管気管支周囲の間質などにアミロイドの沈着を認めるものである。全身性AL amylodosisの部分症状であることが多い。CTでは，すりガラス陰影，網状陰影，気管支血管束の肥厚，小粒状陰影，小葉間隔壁の肥厚などを認める。所見は非特異的であり，多くのびまん性間質性疾患が鑑別の対象になる。

文　献

1) Georgiades CS, Neyman EG, Barish MA, et al. Amyloidodid : review and CT manifestations. Radiographics 2004 ; 24 : 405-16.
2) Pickford HA. Thoracic cross sectional imaging of amyloiodosis. AJR 1997 ; 168 : 351-8.
3) Webb EM, Elicker BM, Webb WR. Using CT to diagnose nonneoplastic tracheal anbnormalities : approach to tracheal wall. AJR 2000 ; 174 : 1315-21.

Case 45 肺胞蛋白症

Pulmonary Alveolar Proteinosis

小野修一

症例提示：考えてみよう

50歳代，男性。
労作時の呼吸困難を主訴として，前医を受診，加療目的に当院を紹介された。LDHの軽度上昇を有する。炎症反応はない。
図1-aに胸部単純X線写真正面像，図1-bに肺野条件表示のthin-slice CTを示す。

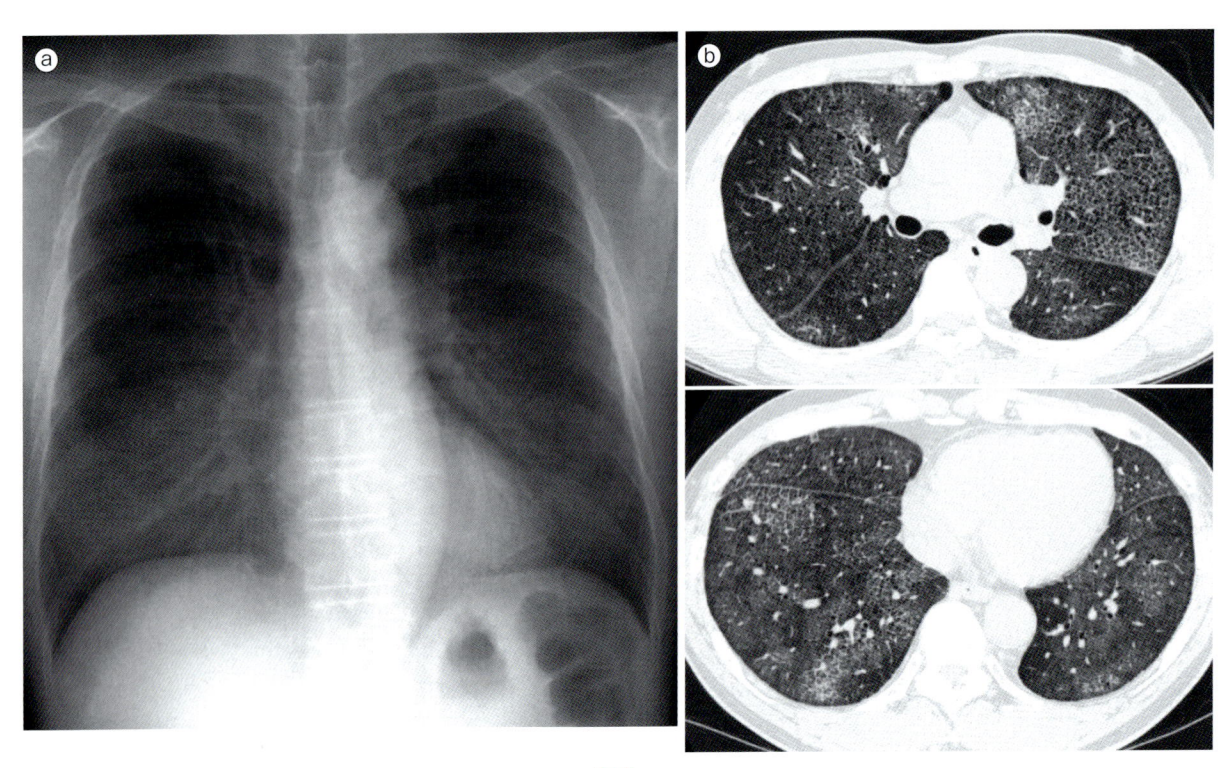

図1

Case 45 症例解説

　図1-aでは，両肺野中下肺野の中枢側を中心に，びまん性のすりガラス状影，軽度のコンソリデーションが見られる（⇨）。軽度の空気気管支像エアーブロンコグラムを伴う（▷）。肺門・縦隔のリンパ節腫大や胸水などの所見はない。

　図1-bでは，両肺野中枢側中心に拡がるすりガラス状影が見られる。胸膜下の変化は弱い。Crazy paving appearance，あるいはメロンの皮様と称される網状影が見られ（楕円内），小葉内の間質肥厚を反映する。

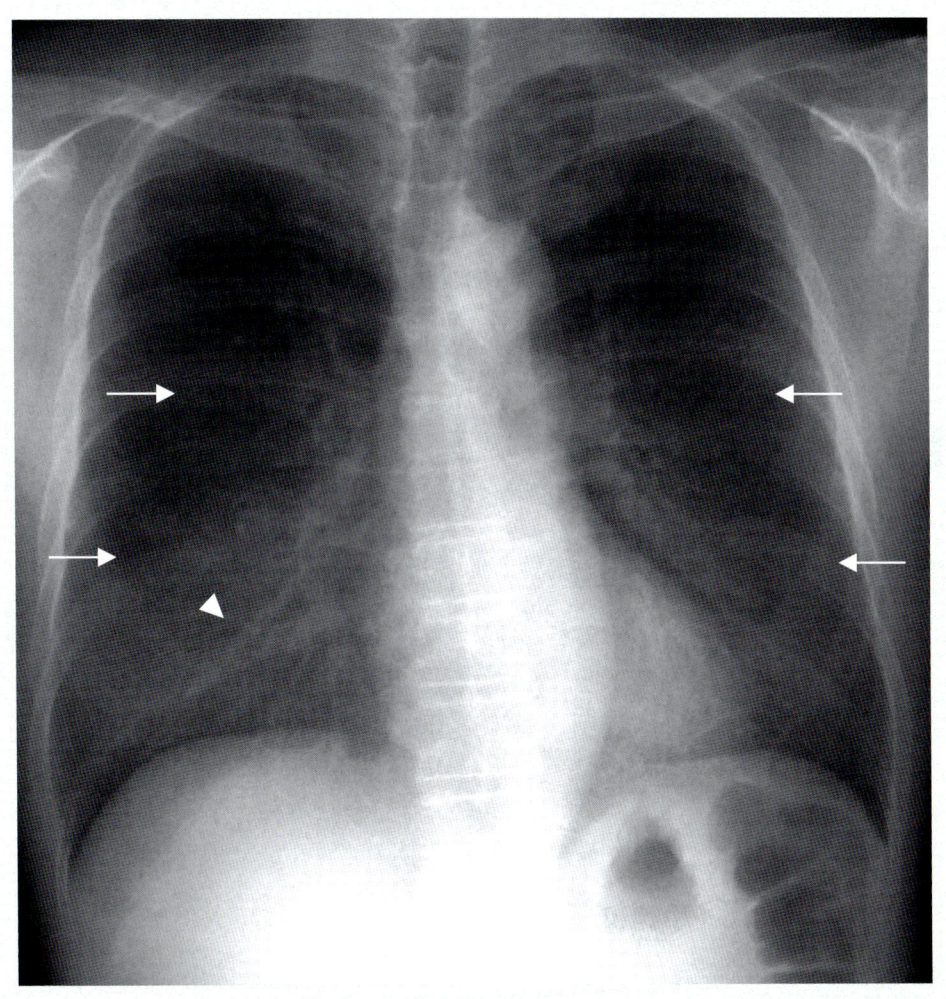

図1-a　胸部単純X線正面像

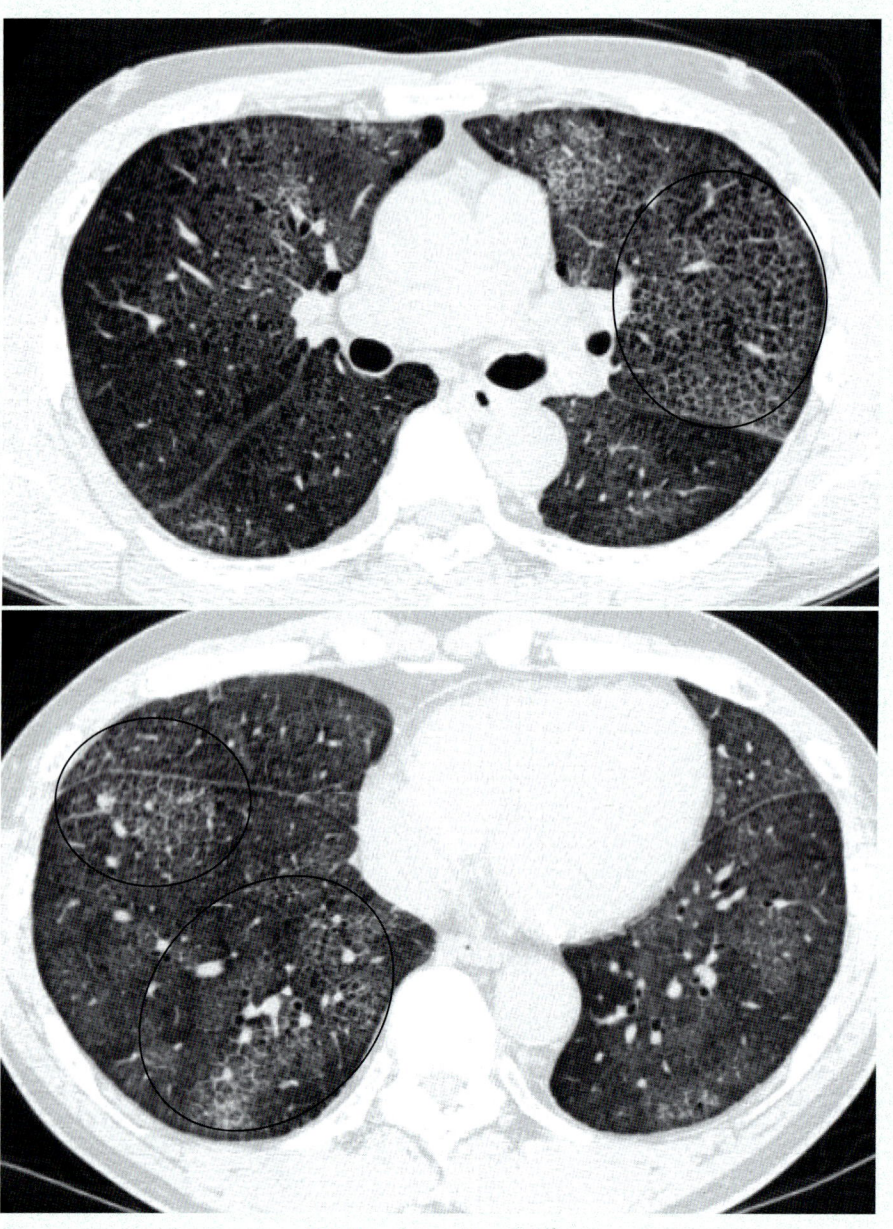

図1-b　thin-slice CT像

肺胞蛋白症とは？

　肺胞腔内に，好酸性，PAS陽性の界面活性蛋白類似物質が蓄積する原因不明の疾患である．疾患の本態は，肺胞II型上皮による表面活性物質の産生とマクロファージによる肺胞からの処理過程のアンバランスに起因すると考えられている．本症は，大きく先天性と後天性に分類される．また，後天性の肺胞蛋白症は特発性と続発性に大別される．続発性肺胞蛋白症は，免疫異常をもたらす白血病や骨髄異形成症候群，骨髄線維症などの血液疾患，HIVなどの感染症，粉じんや化学物質の吸入曝露などによって2次的に引き起こされる．本症の90％以上は，これらに続発しない特発性である[1]．特発性の原因は不明であるが，近年はその原因として，肺胞マクロファージの終末分化障害に起因するサーファクタント異化障害が想定されている[2]．罹患率は，人口10万人あたり0.37人と推定される．すべての年齢で発病し得るが，30〜50歳に多い．約3：1の割合で男性に優位で，ことに喫煙者に多く発症する[3]．症状は，無症状なものから，緩徐に進行する息切れ，乾性咳嗽がみられる．通常，合併症がなければ発熱や炎症反応はない．進行すると，呼吸不全を来すこともある．肺機能的には，拡散能の低下と拘束性換気障害を来す．血液生化学所見としては，LDH，SP-A，SP-D，KL-6，CEAなどが上昇し，PaO_2は低下する．気管支鏡検査で，気管支肺胞洗浄液（bronchoalveolar lavage fluid：BALF）を得ると，米の磨ぎ汁様の白濁した外観を呈し，PAS染色が陽性となる．合併症としては，肺胞マクロファージの機能異常，肺胞内の液体貯留などにより，易感染性となり，真菌症や，各種抗酸菌，ウイルス性肺炎などの感染症を合併しやすい．

　画像診断では，典型的には両側の肺野に中枢側中心のコンソリデーション，すりガラス状影と間質影の増強を示す．肺胞性陰影の性質を反映し，空気気管支像を伴う．典型的には肺野中枢側中心の蝶形陰影を呈するが，中枢側中心ではない症例，末梢優位の症例も時に存在する．Thin-slice CTでは，病変が小葉間隔壁で明瞭に境界される汎小葉性の濃度上昇を示す．その中に，小葉内間質の肥厚，顕在化が見られ，crazy paving appearance，またはメロンの皮様と称される．Crazy paving appearanceという言葉は，その様が不揃いな敷石を敷いた歩道に似ていることに由来する．当初は本症に特徴的と考えられていたが，ほかに各種肺炎（ニューモシスチス，サイトメガロウイルス，SARS，マイコプラズマなど）や，肺出血，COP，慢性好酸球性肺炎，ARDS，急性間質性肺炎などの多くの間質性肺炎や間質性肺水腫などでもみられることがあることがわかり，現在では非特異的な所見とされている[4〜7]．

　画像的な鑑別診断には，間質性肺水腫，ニューモシスチス肺炎，ウイルス性肺炎，マイコプラズマ肺炎などの感染症，COP，慢性好酸球性肺炎などの間質性肺炎，線維化の進んだものに関しては，ほかの原因の肺線維症などが挙げられる．これら，症状や経過，血液生化学所見，気管支鏡検査（BALF）などで，鑑別を進める．

文 献

1) Goldstein LS, Kavuru MS, Curtis-McCarthy P, et al. Pulmonary alveolar proteinosis. Clinical features and outcomes. Chest 1998 ; 114 : 1357-62.
2) 高田俊範, 中田 光. 肺胞蛋白症治療の進展. 呼吸 2007 ; 11 : 1008-12.
3) Seymour JF, Presneill JJ. Pulmonary alveolar proteinosis. Progress in the first 44 years. Am J Respir Crit Care Med 2002 ; 166 : 215-35.
4) Godwin JD, Müller NL, Takasugi JE. Pulmonary alveolar proteinosis : CT findings. Radiology 1988 ; 69 : 609-13.
5) Murch CR, Carr DH. Computed tomography appearance of pulmonary alveolar proteinosis. Clin Radiol 1989 ; 40 : 240-3.
6) Johkoh T, Itoh H, Müller NL, et al. Crazy-paving appearance at thin-section CT : spectrum of disease and pathologic findings. Radiology 1999 ; 211 : 155-60.
7) Rossi SE, Erasmus JJ, Volpacchio M, et al. "Crazy-Paving" pattern at thin-section CT of the lungs : radiologic-pathologic overview. Radiographics 2003 ; 23 : 1509-19.

Case 46　IgG4関連疾患

川上　聡　松下美奈　藤永康成

症例提示：考えてみよう

60歳代，男性。
主訴は咳嗽。その他涙腺腫脹，顎下腺腫脹が認められる。
図1-aに胸部単純X線正面像，図1-bに縦隔条件の胸部造影CT，図1-cに肺野高分解能CTを示す。

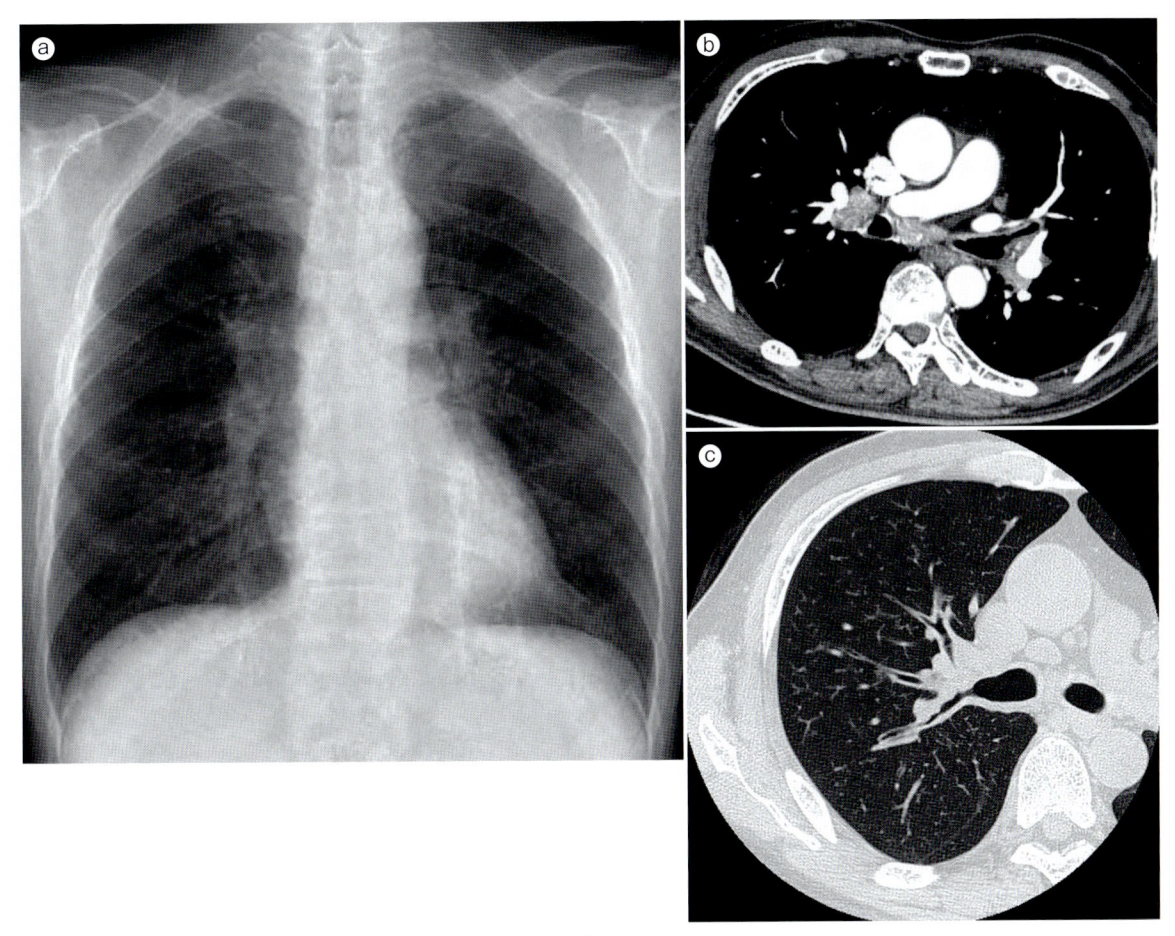

図1

Case 46 症例解説

図1-aでは両側肺門部腫大が認められ（→），いわゆるBHL（bilateral hilar lymphadenopathy）と考えられる像である。図1-bでは両側肺門と縦隔にリンパ節腫大が認められる（→）。図1-cでは気管支壁の著明な肥厚が認められる（○内）。

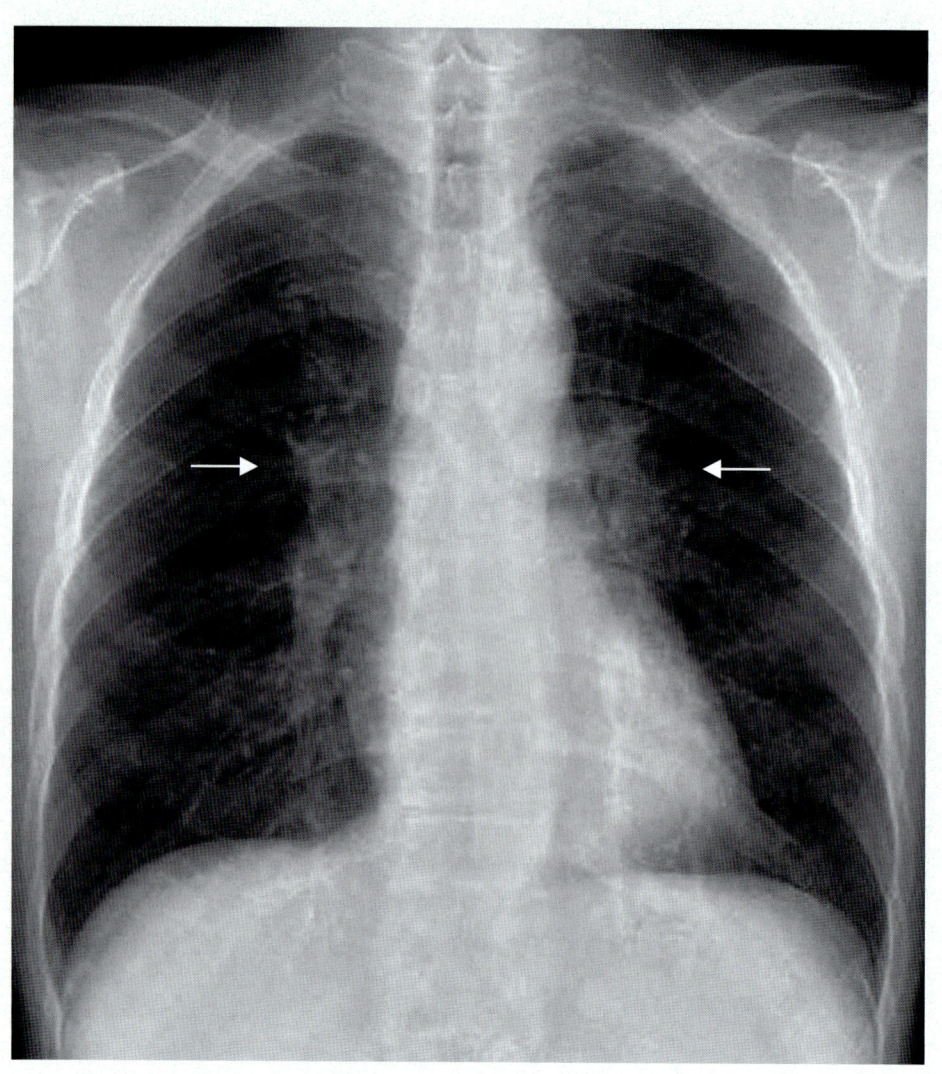

図1-a　胸部単純X線正面像

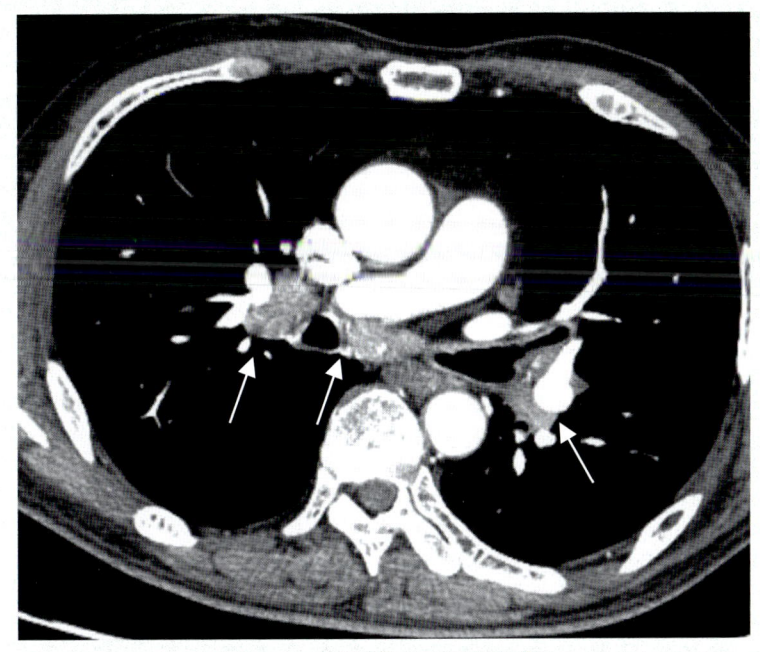

図1-b　胸部造影CT（縦隔条件）

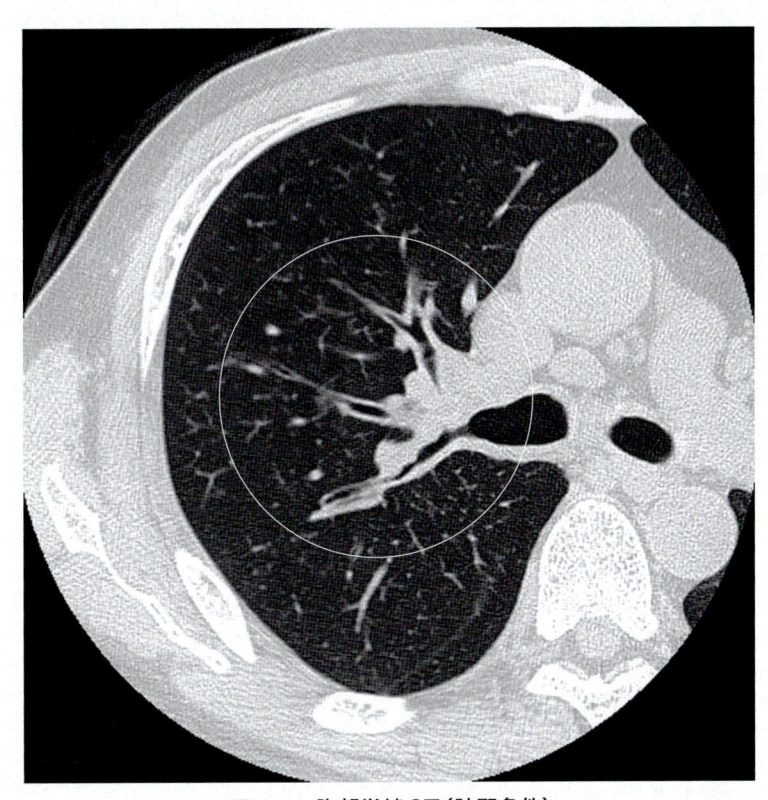

図1-c　胸部単純CT（肺野条件）

IgG4関連疾患とは？

　2001年，浜野らにより自己免疫性膵炎において血清中のIgG4が特異的に上昇することが報告された[1]。その後自己免疫性膵炎に合併する膵外病変の存在が報告され，さらに自己免疫性膵炎の有無にかかわらず膵臓以外のさまざまな全身臓器においてもIgG4の関与する病変が報告されるようになった。全身性疾患という観点からIgG4関連疾患，IgG4関連自己免疫性疾患，IgG4関連硬化性疾患など，さまざまな呼称が提唱されてきたが，現在，自己免疫性膵炎の研究班（岡崎班）とIgG4-MOLPSの研究班（梅原班）の合意で「IgG4関連疾患，IgG4-related disease」という名称に統一されるに至っている。代表的な膵外病変の臓器・部位として涙腺，唾液腺，肺・縦隔，胆管，腎，後腹膜などがある。また，従来からMikulicz病，Kuttner腫瘍と呼ばれている頭頸部の病変や，硬化性縦隔炎といわれている病変，原発性硬化性胆管炎の一部，後腹膜線維症といった疾患についてIgG4関連疾患との同一性が高いと考えられている。病理組織学的には上記のさまざまな臓器・部位に，IgG4陽性形質細胞やリンパ球の浸潤と線維化からなる硬化性炎症像を特徴とする。中高年の男性での発症が多く，血液学的には高IgG，IgG4血症を呈し，ステロイド治療に良好に反応する特徴がある。

　自己免疫性膵炎に合併する胸部病変としては肺門縦隔リンパ節腫大が最も頻度が高く約80％に認められ，肺病変としては結節影が約40％，気管支壁肥厚が30％，小葉間隔壁肥厚が15％，浸潤影が4％に認められるとの報告がある[2]。肺病変として最も多い結節影は5mm前後の三角状ないし多角状をした境界明瞭な結節であることが多い。ただし非特異的な結節であり，IgG4関連疾患として特異的，特徴的なものとはいえない。その他の気管支壁肥厚や小葉間隔壁肥厚，浸潤影も非特異的な所見であるが，いずれもステロイド治療により，改善ないし消失を認める。

　最も高頻度に認められる肺門縦隔リンパ節腫大は，両側対称性に見られることが多く，今回の症例のように単純写真の所見として，いわゆるBHL (bilateral hilar lymphadenopathy) を呈することがある。CTにおいても，ほぼ対称性の著明な肺門縦隔リンパ節腫大が特徴である。FDG-PETやガリウムシンチグラフィでは肺門縦隔への強い集積増加が認められる。したがって画像上で鑑別すべき重要な疾患としてサルコイドーシスが挙げられる。BHLの見られる自己免疫性膵炎患者とサルコイドーシス患者を比較したわれわれの検討においても，腫大リンパ節の部位や大きさ，形状などに差は認められず，画像上での両者の鑑別は難しいという結果であった。アンギオテンシン変換酵素（ACE）高値が見られず，ACE陰性のサルコイドーシスとして扱われているような症例の中には，このIgG4関連疾患が含まれている可能性があり，注意が必要と考えられる。また，BHLを呈する疾患としてマルチセントリックキャッスルマン病があるが，ステロイド治療に良好に反応したマルチセントリックキャッスルマン病として報告された症例の中には，このIgG4関連疾患が含まれている可能性も考えられる。サルコイドーシスの確定が難しい症例に対してはIgG4関連疾患の可能性を念頭に置き，血中のIgG4を測定してみることが大切である。一方，マルチセントリックキャッスルマン病では血清IgG4上昇が見られることも多く，病理組織検査においてIgG4染色を行い，IgG4陽性形質細胞浸潤増多の有無を検討してみる必要もある。

　IgG4関連疾患という名称に統一され，包括的診断基準が提唱されつつある現在，IgG4関連疾患の研究は

新たな段階に突入したといえる．しかし，胸部病変に関してはいまだ不明な点が多く，病因病態解明に向けて，今後ますますの症例の蓄積，検討が求められている．

文 献

1) Hamano H, Kawa S, Horiuchi A, et al. High serum IgG4 concentrations in patients with sclerosing pancreatitis. N Engl J Med 2001 ; 344 : 732-8.
2) Fujinaga Y, Kadoya M, Kawa S, et al. Characteristic findings in images of extra-pancreatic lesions associated with autoimmune pancreatitis. Eur J Radiol 2010 ; 76 : 228-38.

Case 47

閉塞性細気管支炎

Bronchiolitis Obliterans

高橋雅士

症例提示：考えてみよう

60歳代，女性。
関節リウマチで経過観察中，徐々に呼吸困難が増悪してきた。
図1-aに胸部単純X線写真正面像，図1-b，cに肺野条件CTを示す。

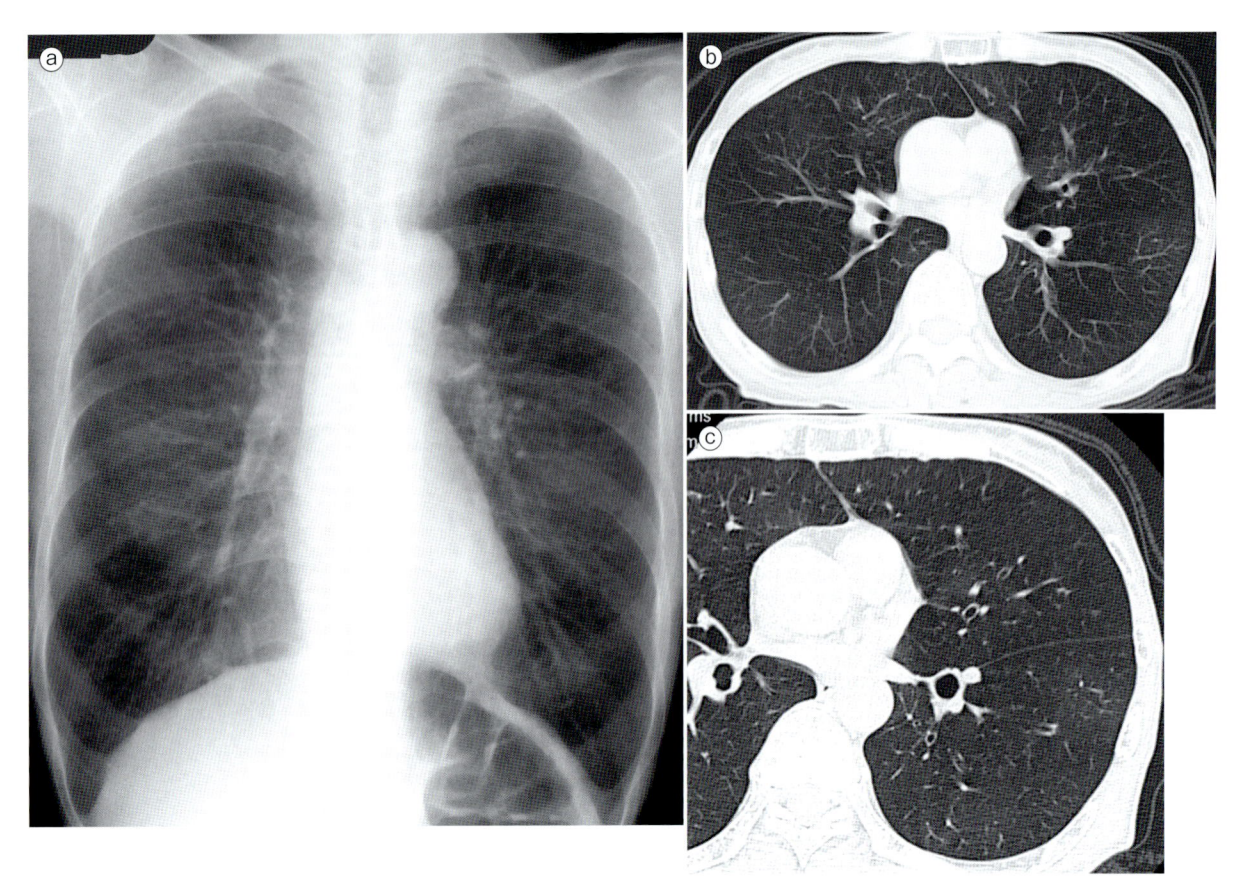

図1

Case 47 症例解説

図1-aでは，両側肺野の透過性が増強しており，肺野の過膨脹所見が認められる。図1-b，cでは，末梢肺血管は狭小化し，吸気のCTではあるが軽度のモザイクパターンも認められる（→）。中枢側の気管支は拡張している。

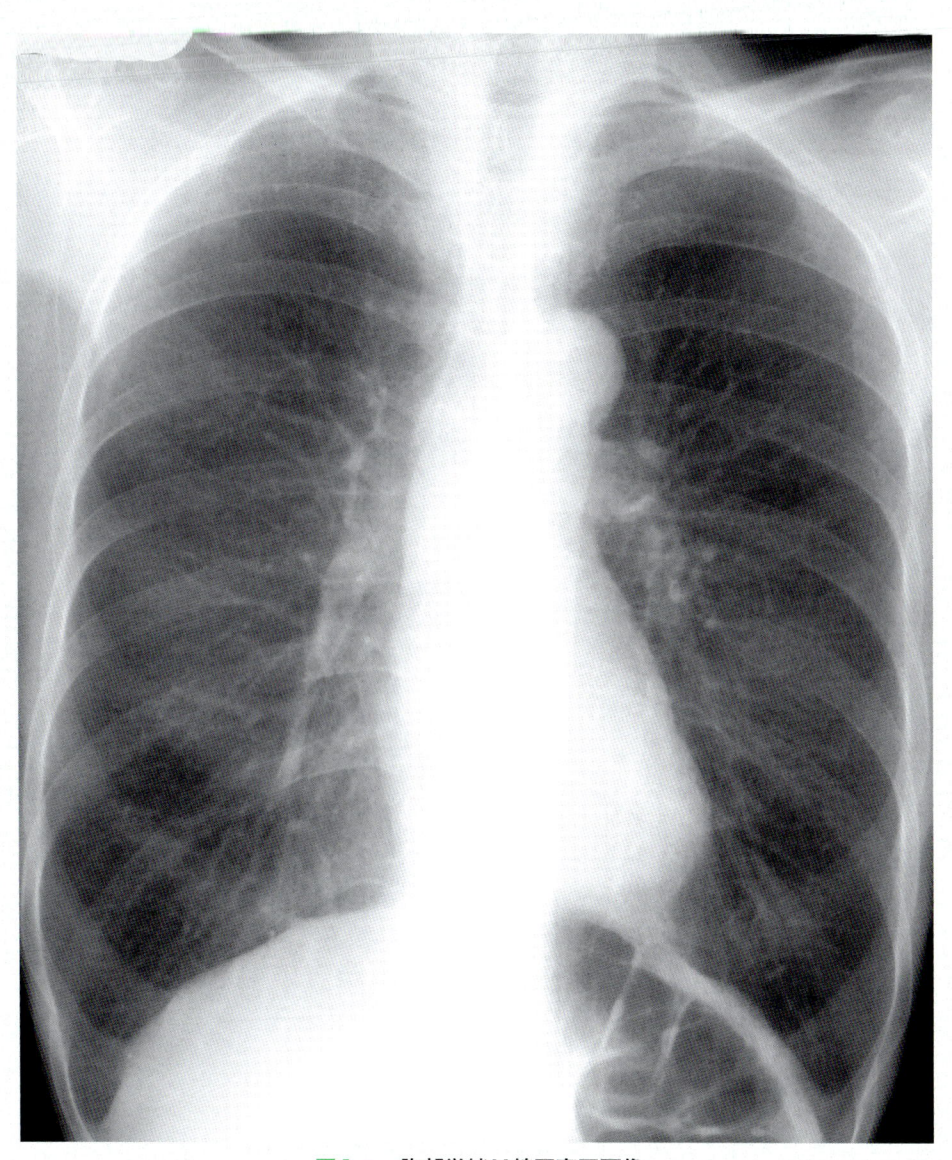

図1-a　胸部単純X線写真正面像

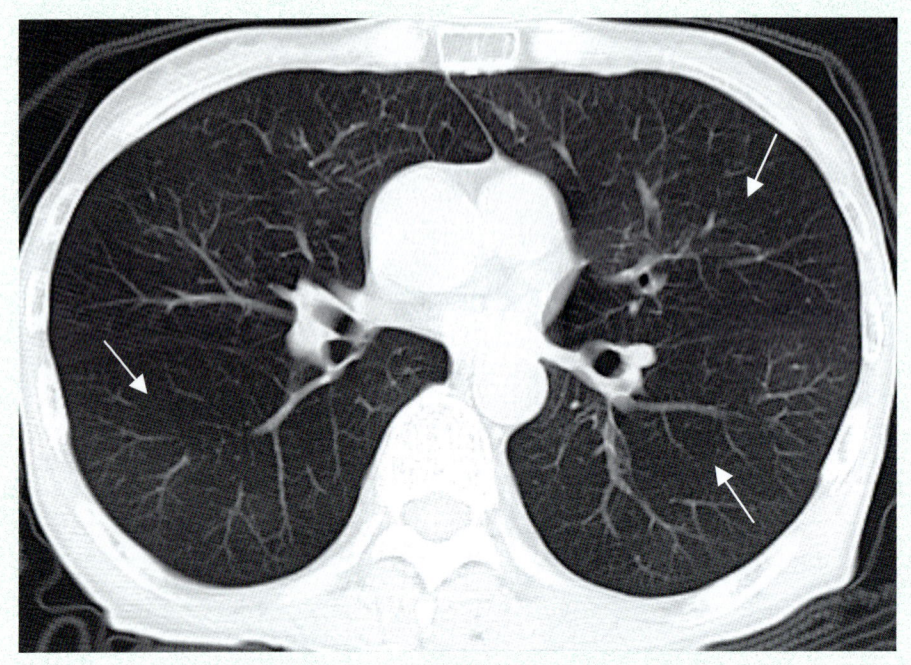

図1-b　胸部単純CT（7mm厚）

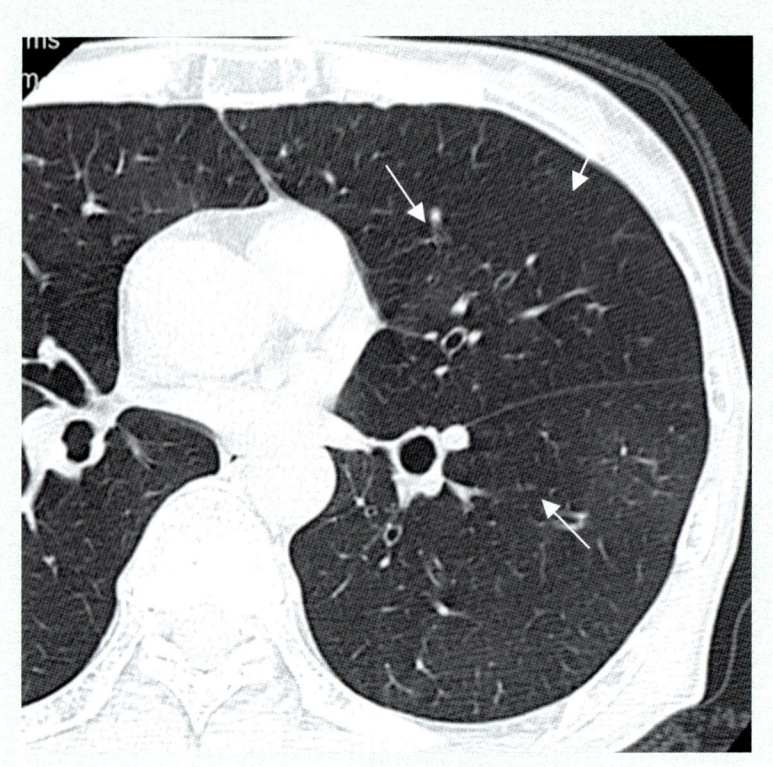

図1-c　胸部HRCT

閉塞性細気管支炎とは？

　閉塞性細気管支炎（bronchiolitis obliterans：BO）は，病理学的には，呼吸細気管支より中枢側の膜性細気管支を中心に生じる変化であり，粘膜下の細胞浸潤が初期病変であるが，進行すると新旧の肉芽組織が増生し，線維化が生じ，壁の著しい肥厚とともに内腔の狭窄を生じる。閉塞部位が呼吸細気管支であるびまん性汎細気管支炎（diffuse panbronchiolitis：DPB）とは病理学的に明瞭に鑑別される。

　臨床的には，進行性・不可逆性の閉塞性障害を特徴とし，予後は極めて不良である。咳嗽，喘鳴，呼吸困難などを主訴として発症することが多く，聴診上，小水泡音あるいは乾性ラ音を聴取する。

　特発性のBOは中年女性に多いとされるが，極めてまれである。多くのBOは，下記に示すようなさまざまな病態に2次的に生じる。この中でも，関節リウマチ（rheumatoid arthritis：RA）に伴うBOの頻度が比較的高く，ペニシラミンの内服歴のある女性に多いことが知られている。最近では，骨髄や肺移植後のBOが増加傾向にある。以下に各種BOの原因特徴について列記する。

- 膠原病（RA）：50〜60歳。女性。ペニシラミン内服歴のある患者で多い。
- 感染：マイコプラズマ，アデノウイルス7，百日咳，麻疹。Swyer-James（MacLeod）症候群の原因となり得る。小児に多い。
- 吸入：二酸化窒素（silo filler's lung），二酸化スズ，アンモニア，細粒炭。9.11（2001）Ground Zeroにおける粉じん吸引。
- 薬剤：ペニシラミン，コカイン，金，アマメシバ（sauropus androgynus），ポップコーン肺（microwave-popcorn工場従事者，ジアセチル：人工バター風味）。
- 臓器移植（骨髄，心肺）：心肺移植後9〜15カ月後，骨髄移植後18カ月以内に発症する。病変が散在性のため組織診断が難しい。「臨床的に」FEV_1が20％以上低下したものを，"bronchiolitis obliterans syndrome (BOS)"と診断。
- その他：炎症性腸疾患（クローン，UC），diffuse idiopathic pulmonary neuroendocrine cell hyperplasia (DIPNECH)，multiple carcinoid tumorlets，HIV感染症，ataxia telangiectasia，GERD，腫瘍随伴性天疱瘡。

　胸部写真は血管の狭小化，過膨張を示し，気管支の肥厚はある場合とない場合がある。しかし，臨床的にBOの診断がついていても胸部単純X線写真は正常の場合もある。CT像は，さまざまな拡がりを有する肺野の低吸収が主体で，同部の血管は狭小化し，残存する正常肺野と，いわゆるモザイクパターンを形成する。モザイクパターンが吸気で明らかではない場合には，呼気CTが有用である。当初，BOの早期診断に呼気CTが有用であるという報告が相ついだが，近年，必ずしも呼気CTの診断能が高いとは限らないという報告もなされている。中枢側の気道は末梢の気道抵抗を反映して拡張する。

Case 48 Hepatopulmonary Syndrome

肝肺症候群

長沢研一　高橋康二

症例提示：考えてみよう

70歳代，女性。
C型肝硬変で経過観察中，呼吸困難が出現した。図1-aに胸部単純X線写真正面像，図1-bに胸部CT（肺野条件），図1-cに腹部造影CT，図1-dに肺血流シンチグラムを示す。

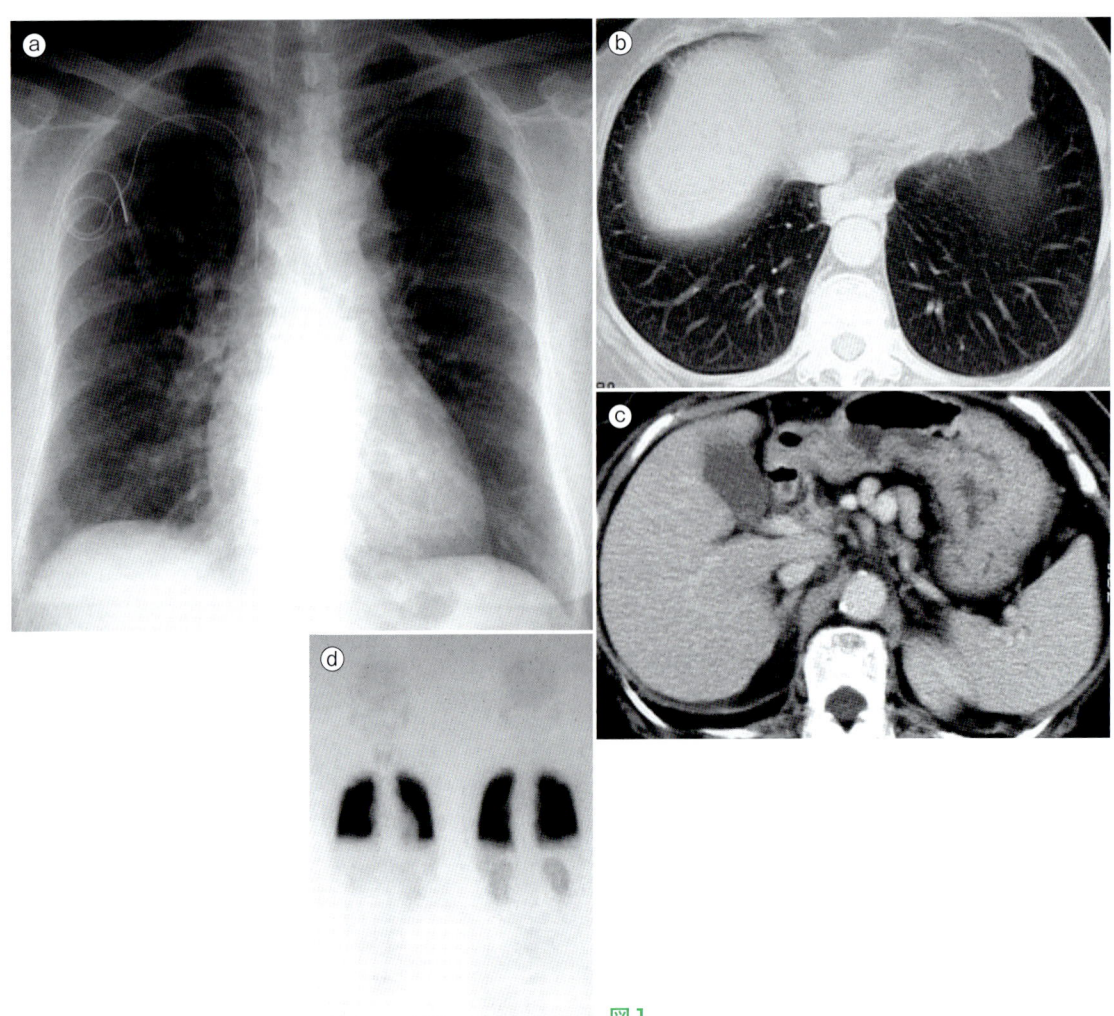

図1

Case 48 症例解説

　図1-aでは，肺底部の網状・結節状陰影を認める。図1-bでは胸膜直下の末梢血管の拡張が認められる（→）。図1-cでは肝辺縁の鈍化を認める。胃小弯側に遠肝性門脈側副路と思われる静脈拡張を認める（→）。脾腫も認められ，門脈圧亢進症が示唆される。図1-dでは肝，腎，甲状腺などの肺外分布が認められ，右左シャントの存在が示唆された。低酸素血症，肝障害の存在，肺内血管の拡張，肺野に器質的異常がないことから，肝肺症候群と診断された。

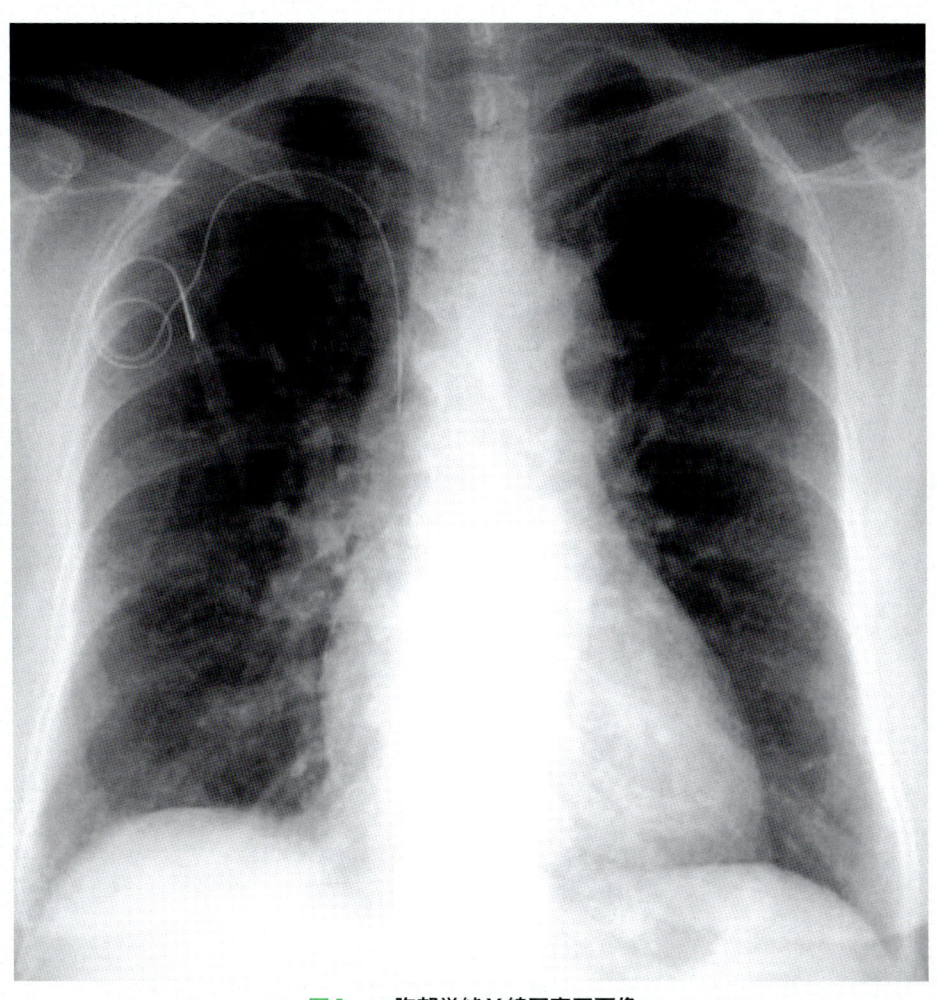

図1-a　胸部単純X線写真正面像

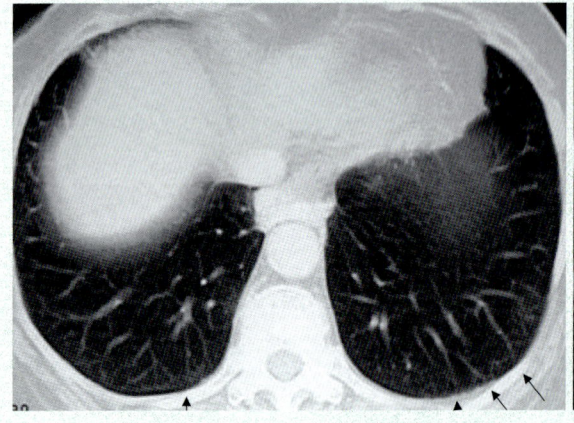

図1-b 胸部CT（肺野条件）

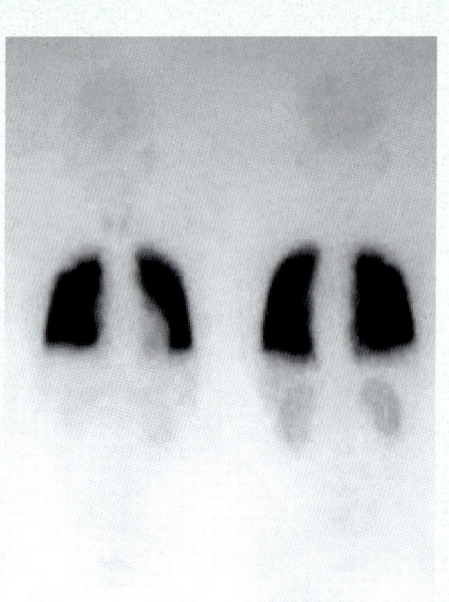

図1-c 腹部造影CT

図1-d 肺血流シンチグラム

肝肺症候群とは？

　慢性肝疾患において低酸素血症が認められることは古くから知られており，数多く報告されている。これらの中に門脈圧亢進症に伴う肺血管障害があり，肺内血管拡張による肝肺症候群（hepatopulmonary syndrome）と血管収縮による門脈肺高血圧（portopulmonary hypertension）が知られている[1]。

　肝肺症候群は，肝疾患，低酸素血症（動脈血酸素分圧 Pa_{O_2} ＜70 Torr）あるいは肺胞気-動脈酸素分圧較差の上昇（A-aD_{O_2} ＞20 Torr），肺内血管の拡張を3徴とする症候群である[1,2]。頻度は報告によりさまざまで，肝疾患全体あるいは肝硬変全体に占める頻度は不明であるが，慢性肝障害の終末期では5～30%との報告がある[3]。肝肺症候群の低酸素血症の原因は毛細血管の拡張により，肺胞と毛細血管内の血液との距離が拡大，酸素が十分に血管内に拡散しないまま血液が肺を通過することと考えられている[1,2,4]。肺内血管拡張の原因は確立されていないが，腸管由来の血管拡張物質が門脈-体循環短絡を通りあるいは障害肝で代謝されず肺に流入するため，障害肝で血管拡張物質が産生されるため，血管収縮性物質が障害肝で阻害されるためなどの説がある。血管拡張を来す血管作動性物質としてはnitric oxide（NO）が有力視されており，その他グルカゴン（glucagon），プロスタグランジン（prostaglandin），血管作動性腸管ペプチド（vasoactive intestinal peptide：VIP）など考えられているも確定されていない[1,2,4,5]。

　肺内血管の拡張の存在を確認するためのゴールデンスタンダードは造影心エコーであるが，^{99m}Tc-MAA肺血流シンチも肺内血管の拡張に伴う右左シャントを確認する有用な手段である。感受性は造影心エコーよりやや劣るとされるも，右左シャント率も計算でき，肝肺症候群の診断に必須である。

　肝肺症候群の画像所見に関してはMcAdamsらの報告があり[5]，胸部単純X線写真での肺底部での結節影，網状結節影，CTでの肺血管の拡張がみられるとされている。またLeeら[6]はCTで特に末梢の血管拡張が特徴的であるとしている。末梢の血管拡張は本症での基本的な病態であり，胸部単純X線写真，CT所見もこれを反映したものと思われる。

　また肝肺症候群の腹部CTでは肝脾腫や門脈側副路の描出など，門脈圧亢進症を示唆する所見が高率で認められる[7]。本疾患は原因不明の低酸素血症として検査されることも多く，肝疾患との関連が想定されていないことも多い。肺所見と腹部での門脈圧亢進症の所見がそろう場合は積極的にこれらの疾患を考慮する必要があると思われる。

文　献

1) 荒牧琢己, 勝田悌実, 張　雪国. 肝肺症候群. 肝臓2002 ; 43 : 94-100.
2) Krowka MJ, Cortese DA. Hepatopulomnary syndrome : current concepts in diagnostic and therapeutic considerations. Chest 1994 ; 105 : 1528-37.
3) Castro M, Krowka MJ. Hepatopulomnary syndrome. A pulmonary vascular complication of liver disease. Clin Chest Med 1996 ; 17 : 35-48.
4) 松田　充, 小林健一. Hepatopulomnary syndrome. 肝臓1997 ; 38 : 531-4.
5) McAdams HP, Erasmus J, Crockett R, et al. The hepatopulmonary syndrome : radiologic findings in 10 patients. AJR 1996 ; 166 : 1379-85.
6) Lee KM, Lee HJ, Shin WW, et al. Hypoxemia and liver cirrhosis (hepatopulmonary syndrome) in eight patients : comparison of the central and peripheral pulmonary vasculature. Radiology 1999 ; 211 : 549-53.
7) 長沢研一, 高橋康二, 古瀬　信, ほか. 門脈圧亢進症に伴う画像所見の検討. 日医放会誌2004 ; 64 : 294-9.

Case 49 傍隔壁性肺気腫

Paraseptal Emphysema

丸山雄一郎

症例提示：考えてみよう

60歳代，男性。
胸痛を主訴に来院した。
図1-aに胸部単純X線正面像，図1-bに肺野条件CT像，図1-cに肺野高分解能CT像を示す。

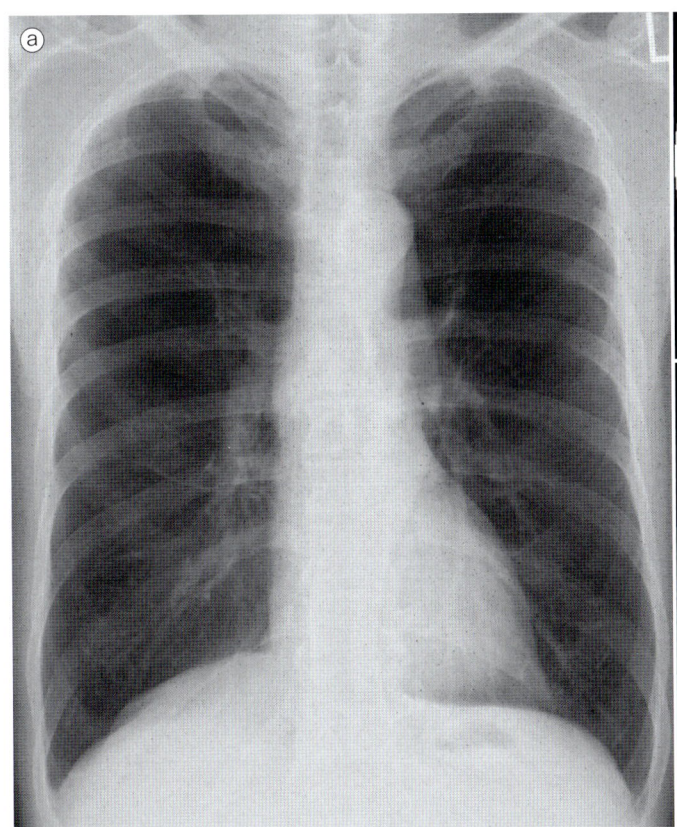

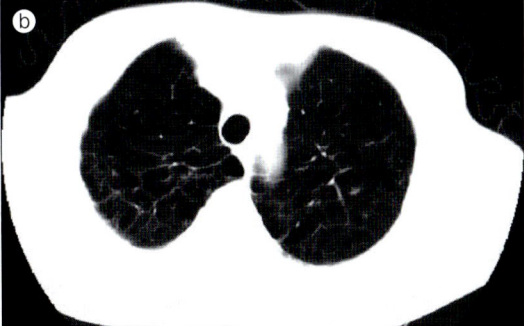

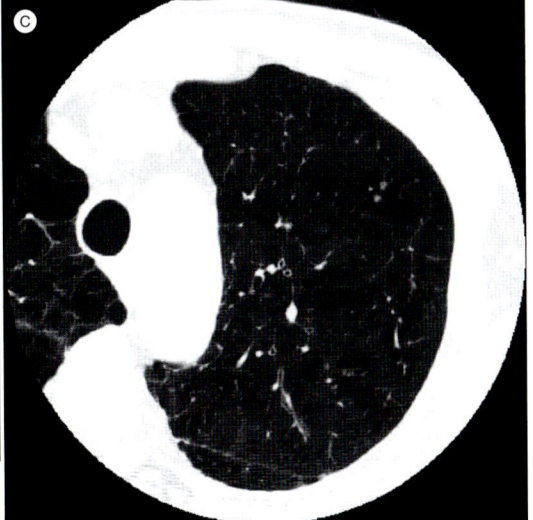

図1

Case 49 症例解説

　図1-aでは，両側上肺野の透過性は亢進し，血管影は狭小化している（→）。両側横隔膜は低位で，平坦化している（▲）。図1-bでは，両肺野に中等度の気腫性変化（＊）が認められる。図1-cでは，小葉中心性の気腫性変化が主体であるが，汎小葉性に透過性が亢進しているところや，胸膜下にブラ様の気腫性変化も認められる。さらに，肺の中間層において，小葉間隔壁を挟むように帯状に広がる気腫性変化（→）も認められ，小葉間隔壁直下にみられる傍隔壁性肺気腫像と思われる。中枢側の気管支壁は肥厚（△）している。

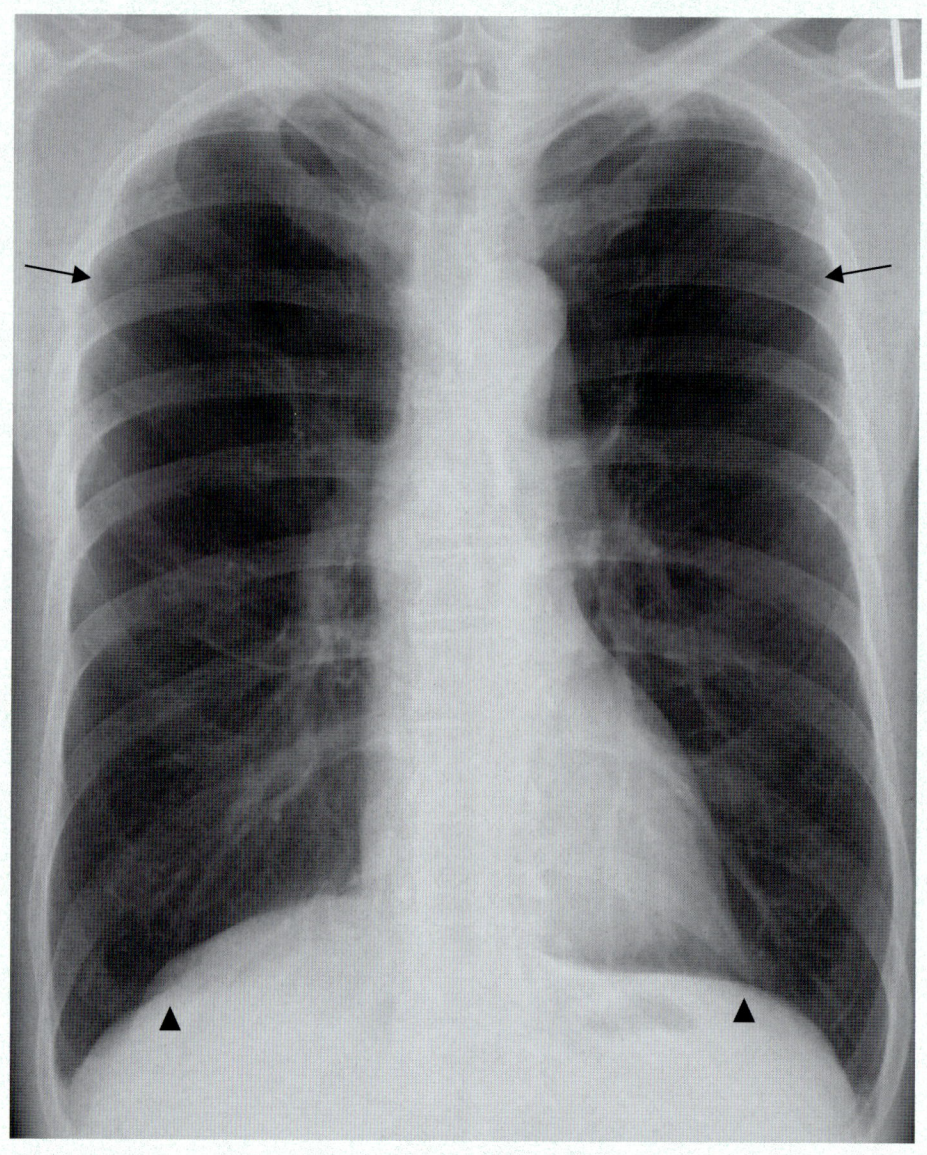

図1-a　胸部単純X線正面像

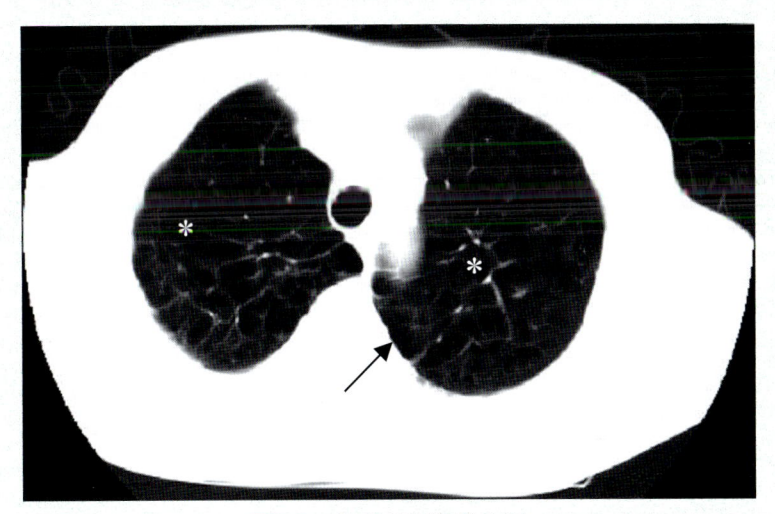

図1-b 胸部CT（肺野条件）

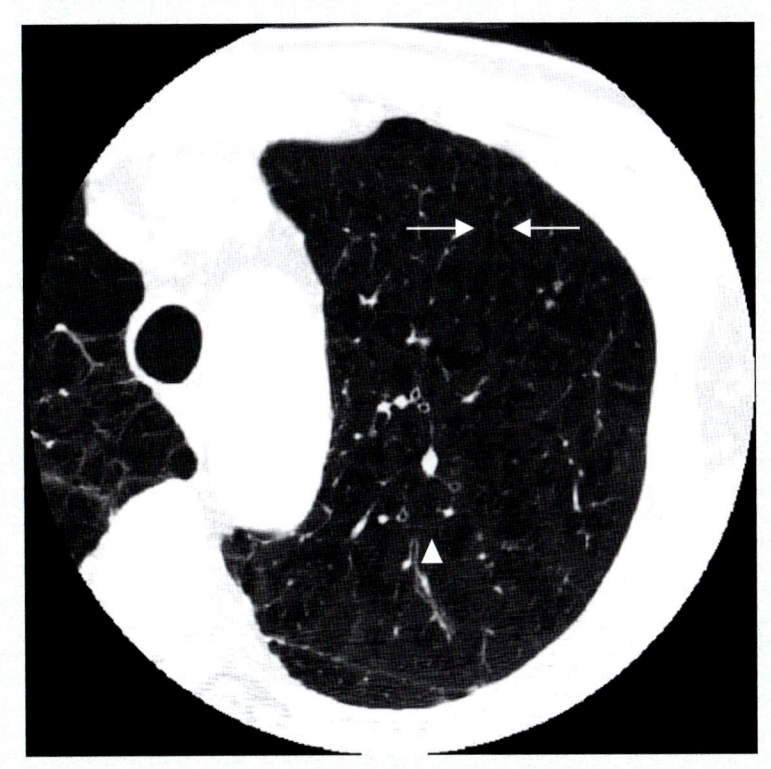

図1-c 胸部高分解能CT（肺野条件）

傍隔壁性肺気腫とは？

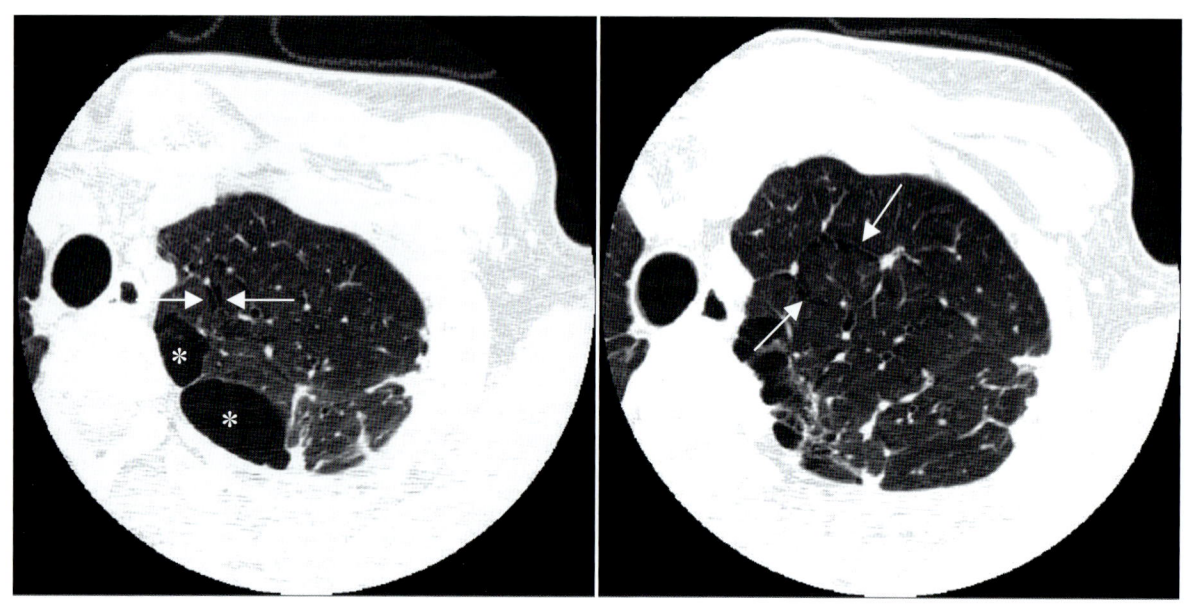

図2 胸部高分解能CT（肺野条件）
40歳代，女性，喫煙者：主訴；胸部異和感，画像診断；傍隔壁性肺気腫。左上葉肺尖部内側部の胸膜下に大きな気腔が認められ（＊），傍隔壁性肺気腫と思われる。さらに，小葉間隔壁の直下に帯状に広がる気腔が認められ（→），この所見も傍隔壁性肺気腫の一形態と考えられる。

　傍隔壁性肺気腫（paraseptal emphysema）は，遠位細葉性肺気腫（distal acinar emphysema）や小葉間性肺気腫（interlobular emphysema）とも呼ばれ，二次小葉辺縁である小葉間隔壁や胸膜直下に気腫性変化が生じるものである。臨床現場において実際に多くみられるのは，胸膜直下にブラ様の気腫性変化が帯状に広がる病変であるが，高分解能CT像では，肺内の広義間質である小葉間隔壁や気管支血管周囲間質周囲にも帯状の低吸収域を確認することができる。小葉間隔壁直下にみられる傍隔壁性肺気腫の別の症例を図2に示す。Heard[1]は，1958年に病理組織の検討で，小葉間隔壁や肺血管に沿っても肺気腫が起こることを初めて報告し，paraseptal emphysemaと記載している。傍隔壁性肺気腫の形態とCT像を対比させた報告は少ないが，広義間質周囲に広範囲に生じ得る病態と考えられる。Thurlbeck[2]や，Correnら[3]は肺気腫を小葉中心性肺気腫，汎小葉性肺気腫，傍隔壁性肺気腫，不規則性肺気腫の4型に分類しているが，Travisら[4]はAFIPのnon-neoplastic disorders of the lower respiratory tractの中で，肺気腫を，proxiaml acinar (centrilobular, centriacinar) emphysema, panacinar (panlobular) emphysema, distal acinar (paraseptal) emphysemaの3型に分類し，不規則性肺気腫に該当する病態は，air space enlargement with fibrosis（AEF）として分けている。これは，不規則性肺気腫が，小葉や細葉といった肺の既存構造と関連なく，肺の線維性瘢痕に続発して生じた終末細気管支より末梢の気腔拡張が本態であることから，「終末細気管支より末梢の気腔の壁破壊を伴う異常な拡張で，明らかな線維化を伴わない」とする今日の肺気腫の定義に照らし，除外したためである[5]。

　傍隔壁性肺気腫は，上葉の胸膜下でブラやブレブと混在して，自然気胸の原因となることがよく知られて

いる。西野ら[6]は，ほとんどが上葉の胸膜直下で，縦隔側と前方外側に多く認められたと報告している。一方で，小葉中心性肺気腫や汎小葉性肺気腫に比べ，CT像におけるLAA（low-attenuation area）の範囲の割に，肺機能が低下しないことも特徴である。ブレブには，喫煙とは無関係に若年者の肺尖部に発症する例があり，気胸で切除された肺標本で，嚢胞状に拡張した胸膜の弾性線維が断裂しており，肺気腫類似の病態であることが示唆されている[7]。気腫性変化とくに小葉中心性肺気腫の発生には喫煙が深く関与していることがわかっているが，喫煙と傍隔壁性肺気腫との関連性については十分に解析されておらず，病因や病態もあまりよくわかっていない。喫煙に関連した肺病変の一つとしてAEFが注目されている[8]が，AEFと胸膜直下の傍隔壁性肺気腫は，類似したCT像を呈することがあり，病態の関連性の有無など興味深い。病理学的には小葉間隔壁や気管支血管周囲間質直下の傍隔壁性肺気腫は古くから知られていたが，CT所見としては，これまであまり着目されてこなかった。胸膜直下には著明な傍隔壁性肺気腫があっても小葉間隔壁直下にはみられないことが多く，病因や臨床的な意義の検討，病態について今後の解明が待たれる。

　小葉間隔壁直下に局在する傍隔壁性肺気腫の鑑別疾患としては，間質性肺気腫や特発性縦隔気腫でみられる気管支血管周囲間質内の空気の貯溜などが挙がる。

文　献

1) Heard BE. A pathological study of emphysema of the lungs with chronic bronchitis. Thorax 1958 ; 13 : 136-49.
2) Thurlbeck WM. Classification of emphysema. In : Thurlbeck WM, editor. Pathology of the lung, 2nd ed. New York : Thieme, 1995 : 783-93.
3) Corren B, Nicholson AG. Occupational, environmental and iatrogenic lung diseases. In : Pathology of the lung. Philadelphia : Churchill Livingstone Elsevier, 2006 : 340-44.
4) Travis WD, Colby TV, Koss MN, et al. Non-neoplastic disorders of the lower respiratory tract. Washington DC : Armed Forces Institute of Pathology, 2002 : 435-71.
5) 渡辺憲太朗．閉塞性肺疾患：肺気腫症．別冊日本臨牀 2008 ; 8 : 665-8.
6) 西野雅彦，小場弘之，斉藤　司，ほか．肺気腫亜型の病変分布に関する検討．臨放 1998 ; 43 : 113-9.
7) 福田　悠．肺気腫　COPDの病理と病態．病理と臨床 2006 ; 24 : 957-62.
8) Kawabata Y, Hoshi E, Murai K, et al. Smoking-related changes in the background lung of specimens resected for lung cancer : a semiquantitative study with correlation to postoperative course. Histopathology 2008 ; 53 : 707-14.

Case 50 慢性出血性膿胸

Chronic Expanding Hematoma

加藤勝也

症例提示：考えてみよう

70歳代，男性。
アスベスト曝露歴がある。かなり以前に結核性胸膜炎の既往がある。慢性膿胸を指摘されているが，咳嗽，血痰を認めるようになったため紹介受診となった。
図1-aに胸部単純X線写真正面像，図1-b，cに縦隔条件造影CTを示す。

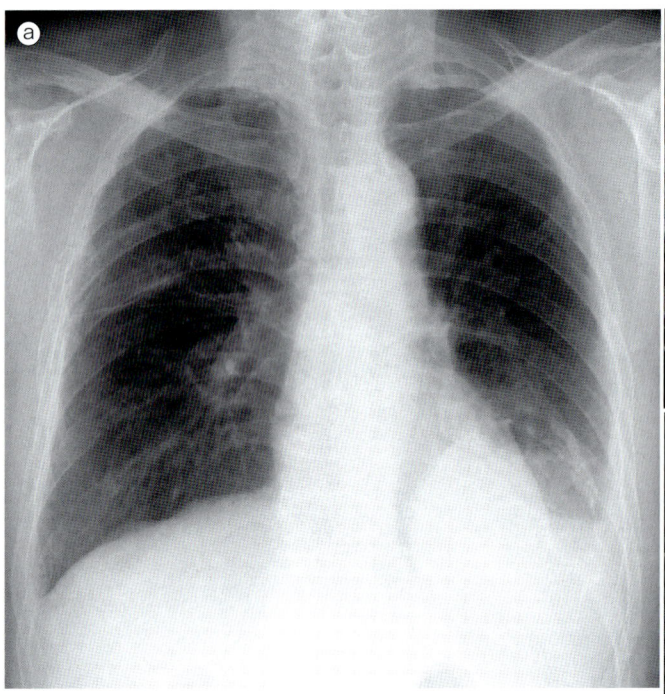

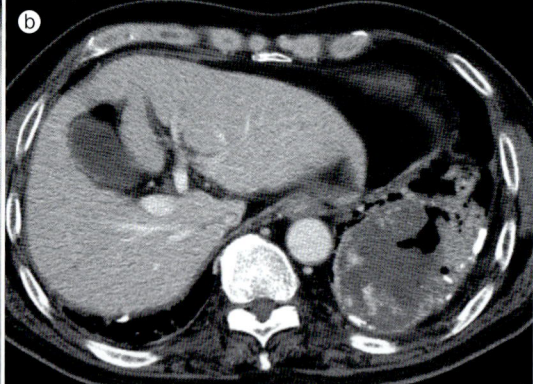

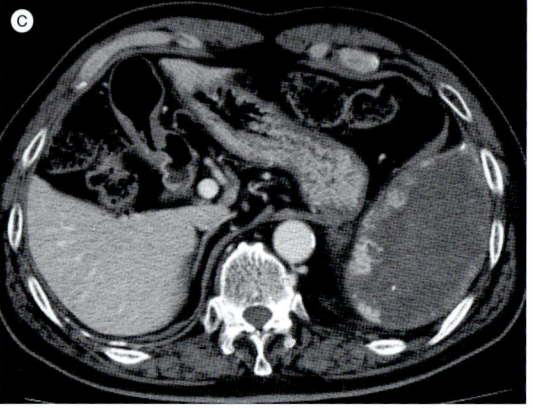

図1

Case 50 症例解説

　図1-aでは，左下肺に腫瘤影を認める。この腫瘤は，心陰影とシルエット陰性，横隔膜とシルエット陽性で背側胸壁に接する位置にあると考えられる。また右側胸部には板状の石灰化像を認め，アスベスト関連石灰化胸膜プラークの所見である。

　造影CTでは被包化胸水を認め，慢性膿胸の所見であるが，辺縁部からの結節状・車軸状の造影効果が特徴的で，chronic expanding hematoma（CEH）の所見である。本例では血痰を生じているが，図1-bで内部に空気像を認めており，気道との交通を生じている（気管瘻）所見である。図1-cは尾側のスキャンである。内部空気像がなく腫瘤自体の性状がより評価しやすくなっているが，やはり辺縁部からの結節状・車軸像の造影効果を認める。壁構造を破壊するような腫瘤形成所見は認めない。

　図1-dのMRIでは出血の繰り返しを反映して，さまざまな時相の血腫の信号を認める。特に時間が経過した血腫に認められる，ヘモジデリンによるT2強調像での著明な低信号域が特徴的である。図1-eのPET/CTでは圧排された周囲肺組織への集積は認めるものの，本腫瘤自体には集積は認めなかった。まだ報告は少ないが，集積が弱い場合，慢性膿胸合併悪性腫瘍や中皮腫との鑑別に有用であると考える。

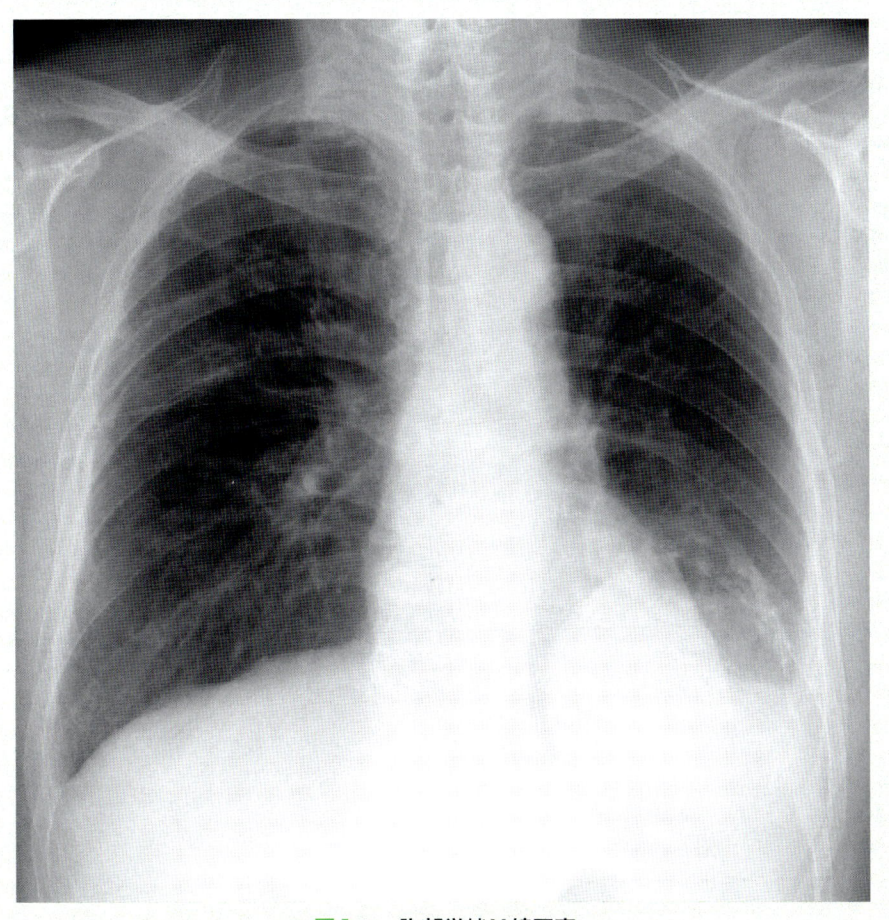

図1-a　胸部単純X線写真

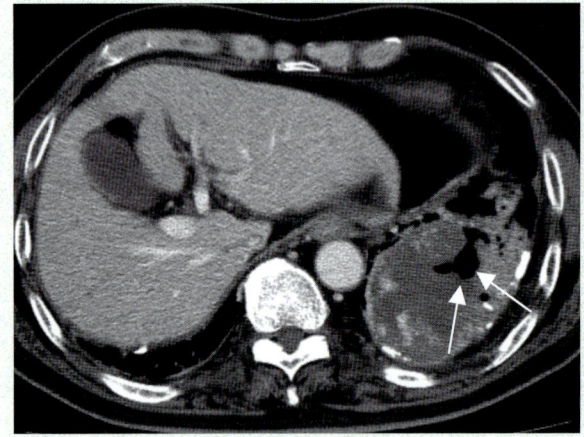

図1-b 胸部造影CT

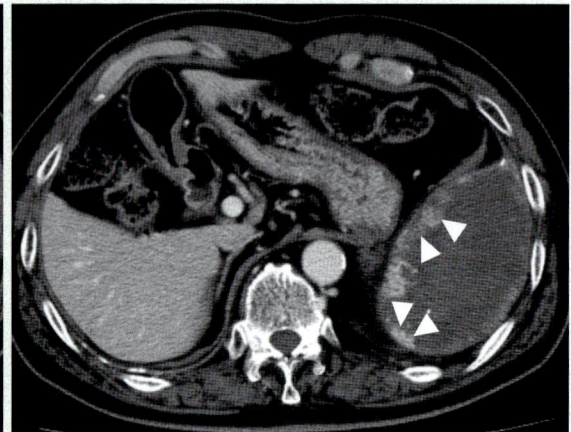

図1-c 胸部造影CT

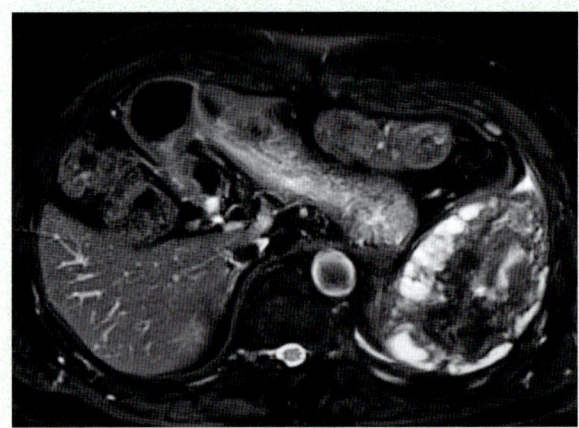

図1-d MRI T2強調像

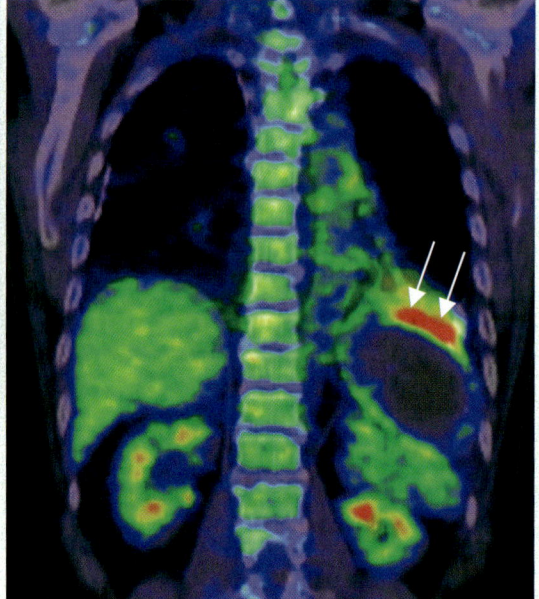

図1-e FDG-PET

慢性出血性膿胸とは？

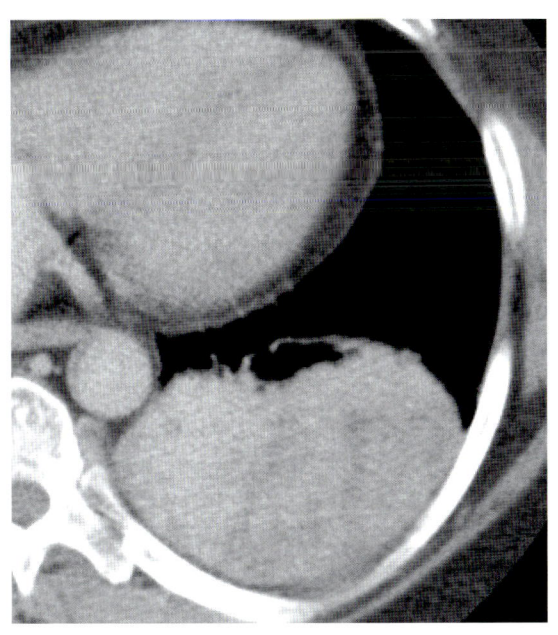

図2　胸部造影CT縦隔条件
Solitaly Fibrous Tumor（SFT）症例である。腫瘤全体にやや不均一な造影効果を認め，被包化している胸膜自体ははっきりしない。ちなみにSFTはアスベスト曝露とは関連がないとされている。

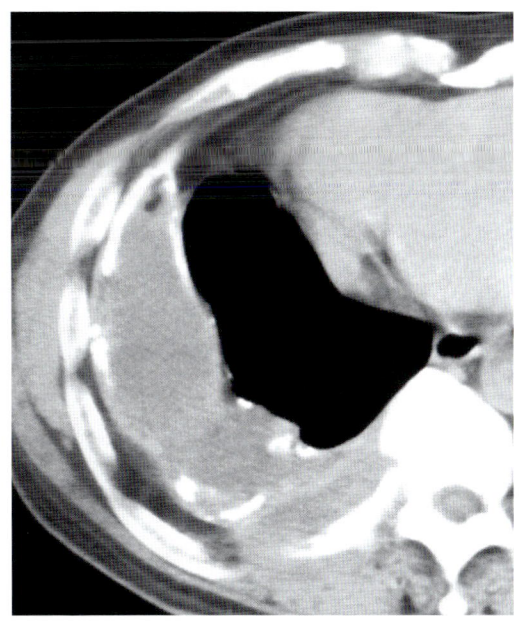

図3　胸部単純CT縦隔条件
慢性膿胸合併悪性リンパ腫症例である。背側縦隔よりの膿胸壁が断裂し，そこに軟部腫瘤を形成し，縦隔へと広範囲に浸潤する所見を認める。

　慢性出血性膿胸は，chronic expanding hematoma（CEH），慢性血腫性胸膜炎，進行性出血性膿胸とも呼ばれる。通常の膿胸とは異なり，内腔に出血を繰り返し血液または壊死物質が充満する特殊型の膿胸である。胸部外傷，胸郭形成術，結核関連の慢性膿胸などの後に合併することが多く，20～30年の長期の経過を経て発症する。胸部領域以外に腹部，軟部などさまざまな領域に発生し，頭部の慢性硬膜下血腫もこの範疇に入る[1]。病理組織学的には炎症性に肥厚した胸膜内腔に出血と器質化を繰り返すことによりさまざまな時期の血腫が存在し，さらに多数の新生血管を認める。これらの血管に胸腔内であることによる陰圧と呼吸運動が加わり，出血が繰り返し起こると考えられている[2]。

　CEHの画像所見であるが，CTでは肺外の軟部濃度腫瘤として認められる。壁には陳旧性結核に関連した石灰化を認めることが多いが，石灰化のない症例もある。造影CTでは辺縁部から内部に及んでいく結節状の造影効果を複数認めることが多く，車軸様ともいわれCEHに特徴的所見である[2]。MRIでは繰り返す出血のため，特にT2強調像で内部は不均一になり，さらに時間が経過した血腫に含まれるヘモジデリンに特徴的なT2低信号域を認める[3]。また本例では気管瘻を合併していたが，そのような場合内部に空気像を含むこともある。FDG-PETの診断に際する役割はまだ報告が少ないため不明な点が多い。辺縁部に集積を認めるという報告もある[4]が，本例ではほとんど集積を認めなかった。

　鑑別診断に際しては，腫瘍性病変か否かが重要となってくるが，上述したような，車軸様の構造，MRI

での時相の異なる出血所見（特にヘモジデリンによるT2低信号所見）により，画像のみで鑑別はほぼ可能である。鑑別すべき腫瘍性疾患として胸膜原発腫瘍（図2）と慢性膿胸に合併する悪性リンパ腫（図3）やその他癌腫が挙がる。これら悪性腫瘍合併時には慢性膿胸壁が破壊され軟部腫瘤構造に置き換わることが多く，さらに周囲へと浸潤する所見があればより鑑別が容易となる。また，多くの慢性膿胸合併悪性腫瘍は，FDG-PETで高集積を認めると考えられる。まだCEH自体のFDG-PETに関する報告が少なく今後の検討課題ではあるが，鑑別の一助となると思われる。加えて注意しておきたいのは，生検が禁忌であることである。穿刺による止血困難な大出血を来したという報告がある。

　治療に関しては，腫瘍が増大し，圧迫症状を呈したり，気管瘻を形成し喀血を繰り返すような症例では手術が施行される。ただし，通常の膿胸のように胸膜剥皮術を施行すると大出血を来すことがあり，手術による死亡例の報告もある。このため，術前の動脈塞栓術が有用との報告もある。

文 献

1) Reid JD, Kommareddi S, Lankerani M, et al. Chronic expanding hematomas. A clinicopathologic entity. JAMA 1980 ; 244 : 2441-2.
2) Hanagiri T, Muranaka H, Hashimoto M, et al. Chronic expanding hematoma in the chest. Ann Thorac Surg 1997 ; 64 : 559-61.
3) Akata S, Ohkubo Y, Jinho P, et al. MR features of a case of chronic expanding hematoma. Clin Imaging 2000 ; 24 : 44-6.
4) Hamada K, Myoui A, Ueda T, et al. FDG-PET imaging for chronic expanding hematoma in pelvis with massive bone destruction. Skeletal Radiol 2005 ; 34 : 807-11.

索 引

■欧 文■

A

AA amyloidosis	230
adenoid cystic carcinoma(ACC)	155, 159
AL amyloidosis	230
amyloidosis	230
anti-neutrophil cytoplasmic antibody(ANCA)	112
atypical adenomatous hyperplasia(AAH)	52

B

Behçet disease	126
Birt-Hogg-Dubé(BHD)症候群	54, 55, 57
black pleural line	62
bonchus associated lymphoid tissue(BALT)	177
bronchiolitis obliterans(BO)	245
bronchopulmonary foregut malformation	21
bronchopulmonary sequestration	16

C

caseous pneumonia	91
chronic expanding hematoma	256, 257, 259
Churg-Strauss syndrome	112
congenital cystic adenomatoid malformation(CCAM)	9, 11, 17
congenital pulmonary airway malformation(CPAM)	9
CPFE	217
crazy paving appearance	235

D

desquamative interstitial pneumonia(DIP)	202
distal acinar emphysema	254

E

Ehlers-Danlos syndrome(EDS)	67
Eosinophilic granulomatosis with polyangiitis	114
Epstein-Barr virus(EBV)	192
Erdheim-Chester disease(ECD)	207
Erdheim-Chester病	204, 207

F・G

fibrofolliculoma	57
giant cell interstitial pneumonia(GIP)	225
Goodpasture's syndrome	112

H

hepatopulmonary syndrome	249
Hermansky-Pudlak syndrome(HPS)	73
HHV8	167
histiocytosis X	202
HPS-1	73
human herpesvirus type 8	167

I

idiopathic plasmacytic lymphaadenopathy with polyclonal hyperimmunoglobulinemia(IPL)	188
IgG4関連疾患	237, 240
Immotile cilia症候群	85
interlobular emphysema	254
intravascular lymphomatosis(IVL)	182

K

kaposi sarcoma	167
Kartagener syndrome	85
Klippel-Feil syndrome	42

L

langerhans cell histiocytosis(LCH)	202
large cell neuroendocrine carcinoma(LCNEC)	143
larva migrans	136
lymphangioleiomyomatosis(LAM)	47, 52, 202
lymphocytic interstitial pneumonia(LIP)	187

M

malignant lymphoma of the lung	175
MALToma	184
MALTリンパ腫	187
marginal zone B-cell lymphoma of the mucosal-associated lymphoid tissue type	175
micronodular pneumocyte hyperplasia(MNPH)	49, 50, 52
microscopic polyangitis(MPA)	112
Möbius syndrome	42
MPO-ANCA関連血管炎	109, 112
MTX	197
MTX関連リンパ増殖症	197
mucoid impaction	5
multicentric Castleman's disease(IPL/MCD)	188
multifocal micronodular pneumocyte hyperplasia(MMPH)	47

N・O

nidus	31
oncocytoma	58

P

paraseptal emphysema	254
pleomorphic carcinoma	153
pleuropulmonary blastoma(PPB)	11
Poland syndrome	42
portopulmonary hypertension	249
primary ciliary dyskinesia(PCD)	85
primary Sjögren's syndrome(SS)	187
Pryce Ⅰ型	17
Pryce Ⅱ型	14, 17, 21
Pryce Ⅲ型	17
PTTM	159, 162
pulmonary alveolar microlithiasis	62
pulmonary arteriovenous fistula(PAF)	31
pulmonary arteriovenous malformation(PAVM)	31
pulmonary tumor thrombolic microangiopathy (PTTM)	182, 162
pyothorax-associated lymphoma(PAL)	192

R

relapsing polychondritis	101
Rendu-Osler-Weber病	29, 32
respiratory bronchiolitis(RB)	202

S

scimitar	26
silicone granuloma	131
silicone lymphadenopathy	131
snow storm appearance	62
stand storm appearance	62
sternocostal head of the pectoralis major muscle	42
subclavian artery supply disruption sequence	42

T・W

tuberculous pneumonia	91
Wegener's granulomatosis	112

■和文■

あ・い

悪性リンパ腫	187
アミロイドーシス	227, 230
イヌ回虫	136

う・え

ウェゲナー肉芽腫症	104, 107, 112
エーラス・ダンロス症候群	67
遠位細葉性肺気腫	254

か

顎口虫	136
カポジ肉腫	164, 167
カルタゲナー症候群	85
カルチノイド	148
肝肺症候群	246, 249
乾酪性肺炎	91

き

気管気管支型アミロイドーシス	231
気管支閉鎖	17
気管支閉塞症	2, 4
気腫合併肺線維症	217
胸膜肺芽腫	11
巨細胞性間質性肺炎	225

く・け

グッドパスチャー症候群	112
結核性肺炎	88, 91
血管型エーラス・ダンロス症候群	64, 67
血管内リンパ腫症	179, 182
結節性硬化症	50, 52
原発性シェーグレン症候群	187
原発性線毛運動機能異常症	82, 85
原発性肺癌	140
顕微鏡的多発血管炎	112

こ

硬化性血管腫	169
好酸球性肉芽腫	202

さ

再発性多発軟骨炎	98, 101
細葉性結節性病変	97
左肺底区動脈大動脈起始症	18

し

自己免疫性膵炎	240
シミター	26
シミター症候群	21, 23
小葉間性肺気腫	254

せ

先天性頸椎癒合症	42
先天性嚢胞状腺腫様奇形	8, 9, 11
線毛不動症候群	85
腺様嚢胞癌	148

た

大胸筋の胸肋部	42
大細胞神経内分泌癌	140, 143
体動脈肺静脈瘻	21
多発性微小結節性肺胞上皮細胞過形成	47
多発性毛細血管拡張型	31
多発の異型腺腫様過形成	52
短絡部分	31

ち・と

チャーグ・ストラウス症候群	112, 114
超硬合金	225
超硬合金肺	222, 225
動静脈瘤型	31

ね・の

粘液栓子	3, 5
粘表皮癌	145, 148
嚢胞性線維症	77, 80

は

肺MALTリンパ腫	174
肺結節型アミロイドーシス	231
肺血栓塞栓症	182
肺原発性悪性リンパ腫	184
肺多形細胞癌	150, 153
肺底区動脈大動脈起始症	17, 21
肺動静脈奇形	31
肺動静脈瘻	28, 29, 31
肺動脈欠損症	33, 36
肺分画症	13, 14, 16, 21
肺胞蛋白症	232, 235
肺胞微石症	59, 62
肺リンパ脈管筋腫症	44, 47, 202
剥離性間質性肺炎	215
剥離性間質性肺炎DIP	212

ひ・ふ

ヒトアジュバント病	128, 131
非ホジキンリンパ腫	184
びまん性胞隔型アミロイドーシス	231
非ランゲルハンス細胞組織球症	207
ブタ回虫	136

へ

閉塞性細気管支炎	242, 245
ベーチェット病	124, 126
ヘルマンスキー・パドラック症候群	70, 73

ほ

傍隔壁性肺気腫	251, 254
ポーランド症候群	40, 42
ポリマーヒューム熱	120, 123

ま

慢性細葉性散布肺結核症（岡病型ⅡB）	93, 96
慢性出血性膿胸	256, 259
慢性膿胸続発悪性リンパ腫	189, 192
マンソン孤虫症	136

め・も・よ

メトトレキサート	197
メトトレキサート関連リンパ増殖症	194, 197
メロンの皮様	235
門脈肺高血圧	249
幼虫移行症	133, 136

ら・り

ランゲルハンス細胞組織球症	199, 202
ランゲルハンス細胞肉芽腫症	202
流出静脈	31
流入動脈	31
リンパ球性間質性肺炎	187
リンパ脈管筋腫症	52

知っておくと役に立つ
まれな呼吸器関連疾患ケースファイル50 〈検印省略〉

2012年12月25日　第1版第1刷発行

定価(本体9,000円＋税)

編　集　　酒井文和

発行者　　今井　良

発行所　　克誠堂出版株式会社
　　　　　〒113-0033　東京都文京区本郷3-23-5-202
　　　　　電話03-3811-0995　振替00180-0-196804
　　　　　URL　http://www.kokuseido.co.jp

印刷・製本　株式会社シナノパブリッシングプレス

ISBN 978-4-7719-0403-3 C3047 ￥9000E
Printed in Japan ©Fumikazu Sakai, 2012

- 本書の複製権・翻訳権・上映権・譲渡権・公衆送信権(送信可能権を含む)は
克誠堂出版株式会社が保有します。

- JCOPY 〈(社)出版者著作権管理機構　委託出版物〉
本書の無断複写は著作権法上での例外を除き禁じられています。複写される場合は、
そのつど事前に(社)出版者著作権管理機構(電話03-3513-6969, FAX 03-3513-6979,
e-mail : info@jcopy.or.jp)の許諾を得てください。